The IOC Manual of Emergency Sports Medicine

国际奥林匹克委员会运动应急医学手册

International Olympic Committee

原著 [瑞士] David McDonagh

　　　[英] David Anthony Zideman

主译　潘　菲　刘海洋

主审　黎檀实　周建新

中国科学技术出版社

·北 京·

图书在版编目（CIP）数据

国际奥林匹克委员会运动应急医学手册 / （瑞士）大卫·麦克唐纳，（英）大卫·安东尼·齐德曼原著；潘菲，刘海洋主译 . — 北京：中国科学技术出版社，2022.1

书名原文：The IOC Manual of Emergency Sports Medicine

ISBN 978-7-5046-9384-6

Ⅰ. ①国… Ⅱ. ①大… ②大… ③潘… ④刘… Ⅲ. ①奥运会—医疗卫生服务—手册 Ⅳ. ① R197.1-62

中国版本图书馆 CIP 数据核字（2021）第 247572 号

The IOC Manual of Emergency Sports Medicine
by David McDonagh, David Anthony Zideman
ISBN：978-1-118-91368-0
This edition first published 2015
© 2015 by the International Olympic Committee

策划编辑	王久红　焦健姿
责任编辑	黄维佳
文字编辑	方金林　汪　琼　史慧勤
装帧设计	佳木水轩
责任印制	李晓霖

出　　版	中国科学技术出版社
发　　行	中国科学技术出版社有限公司发行部
地　　址	北京市海淀区中关村南大街 16 号
邮　　编	100081
发行电话	010-62173865
传　　真	010-62179148
网　　址	http://www.cspbooks.com.cn

开　　本	787mm×1092mm　1/32
字　　数	424 千字
印　　张	13.5
版　　次	2022 年 1 月第 1 版
印　　次	2022 年 1 月第 1 次印刷
印　　刷	天津翔远印刷有限公司
书　　号	ISBN 978-7-5046-9384-6/R·2821
定　　价	198.00 元

译者名单

主 译 潘 菲 刘海洋

副主译 刘 亮 陈 威

主 审 黎檀实 周建新

译校者 (以姓氏汉语拼音为序)

陈 威 中国人民解放军总医院第三医学中心

樊 庆 首都医科大学附属北京世纪坛医院
　　　　北京冬奥组委运动会服务部

冯 聪 中国人民解放军总医院第一医学中心

郭程娱 中国人民解放军总医院第一医学中心

何 璇 首都医科大学附属北京天坛医院
　　　　北京冬奥组委运动会服务部

靳 衡 天津医科大学总医院

康 帅 首都医科大学附属北京天坛医院
　　　　北京冬奥组委运动会服务部

黎檀实 中国人民解放军总医院第一医学中心

凌 琳 国家体育总局反兴奋剂中心
　　　　北京冬奥组委运动会服务部

刘 亮 中国人民解放军总医院第一医学中心

刘宝戈 首都医科大学附属北京天坛医院

刘海洋 北京市红十字会 999 急救中心
　　　　北京冬奥组委运动会服务部

娄　靖　北京急救中心
　　　　北京冬奥组委运动会服务部
卢　兵　中国人民解放军总医院第一医学中心
潘　菲　中国人民解放军总医院第一医学中心
史　迪　北京协和医院
　　　　北京冬奥组委运动会服务部
王　岩　首都医科大学附属北京天坛医院
　　　　北京冬奥组委运动会服务部
王俊康　中国人民解放军总医院第一医学中心
杨　丽　中国人民解放军总医院第一医学中心
杨士田　陆军军医大学士官学校
杨亚东　北京大学口腔医院
　　　　北京冬奥组委运动会服务部
张红亮　中国人民解放军总医院第一医学中心
张琳琳　首都医科大学附属北京天坛医院
张睿智　中国人民解放军总医院第一医学中心
周建新　首都医科大学附属北京天坛医院
　　　　北京冬奥组委运动会服务部

内容提要

　　本书由国际奥林匹克委员会组织编著，并授权中国科学技术出版社出版发行中文版。著者在概要介绍体育赛事医疗保障基本原则的基础上，按照不同器官系统分类，详细介绍了在赛场、场边、运动员医疗站和转运过程中需要的设备和药品，以及实施应急医疗处置的流程。书中所述为医疗专业团队在赛场和场边进行医疗处置提供了基本建议，这些建议均来源于编著者在夏季和冬季奥运会进行医疗服务时的实践经验。本书不仅能作为参与奥运会及其他大型体育赛事医疗保障服务的医务工作者的指导用书，还可作为随队医务人员的日常参考书。

原著编者名单

Kathryn E. Ackerman
USA Rowing, Boston, MA, USA
Female Athlete Program, Division of
   Sports Medicine Boston Children's
   Hospital, Boston, MA, USA
Sports Endocrine Research
   Lab, Neuroendocrine Unit
   Massachusetts General Hospital,
   Boston, MA, USA
Harvard Medical School, Boston, MA,
   USA

Glenn Brown
Supreme Court of Queensland,
   Brisbane, Australia
High Court of Australia, Kingston,
   ACT, Australia

Mark Brown
Sports Medicine Australia, Oceania
   National Olympic Committee
   Medical Commission,
   Griffith University Centre of
   Musculoskeletal Research,
   Southport, QLD, Australia

Richard Budgett
International Olympic Committee,
   Lausanne, Switzerland

Brian Carlin
UCD Centre for Emergency Medical
   Science School of Medicine,
   University College, Dublin,
   Ireland

Michael R. Carmont
Gloucester Rugby, Gloucester,
   England
Princess Royal Hospital, Telford,
   Shropshire, England
Orthopedic Department, Shrewsbury
   and Telford, Shrewsbury, UK

Anthony Clough
Eastman Dental Institute, University
   of London, London, UK

Joseph Cummiskey
Faculty of Sports and Exercise
   Medicine, Royal College of
   Surgeons and Royal College of
   Physicians of Ireland, Dublin,
   Ireland

Lars Engebretsen
Oslo Sports Trauma Research Center,
   Department of Sports Medicine,
   Norwegian School of Sport
   Sciences, Oslo, Norway
Medical & Scientific Department,
   IOC, Lausanne, Switzerland

Uğur Erdener
Department of Ophtalmology,
   Hacettepe University Faculty of
   Medicine, Ankara, Turkey
IOC Member, Chairman IOC Medical
   Commission

Éanna Falvey
Ireland Rugby Team, Dublin, Ireland
Sports Surgery Clinic, Dublin, Ireland

Mark Faulkner
Major Trauma and Legal Services,
   London
Ambulance Service NHS Trust,
   London, UK

Geraint Fuller
Department of Neurology, Gloucester
   Royal Hospital, Gloucester, UK

Gordon Giesbrecht
Kinesiology and Recreation
   Management, Departments of
   Anaesthesia and Emergency
   Medicine, University of Manitoba,
   Winnipeg, Canada

Marie–Elaine Grant
IOC Medical Commission (Games
   Group)
Institute of Sport and Health,

University College Dublin,
   Dublin, Ireland

Jonathan Hanson
Broadford Hospital, Skye, Scotland
Department of Sport and Exercise
   Medicine Musgrave Park Hospital,
   Belfast, UK
Scottish Rugby Football Union

Hiu Fai Ho
Accident and Emergency Department,
   Queen Elizabeth Hospital, Hong
   Kong, Chin

Michael Kenihan
Sports Medicine Australia, Albert
   Park, Victoria, Australia

Sibel Kocabeyoglu
Department of Ophtalmology,
   Hacettepe University Faculty of
   Medicine, Ankara, Turkey

Ruth Löllgen
Emergency Medicine, Children's
   Hospital at Westmead, Sydney,
   Australia

Herbert Löllgen
German Federation of Sports
   Medicine, Remscheid, Germany

Mike Loosemore
English Institute of Sport, The
   Institute of Sport, Exercise and
   Health, University College
   London, London, UK
Medical Committee International
   Bobsleigh and Skeleton
   Federation, Lausanne,
   Switzerland.

Dara Lundon
Surgical Laboratory, School of
   Medicine and Medical Sciences,
   University College Dublin,

Dublin, Ireland

Saul Marks
Department of Psychiatry, University of Toronto, Toronto, ON, Canada

Paul McCrory
The Florey Institute of Neuroscience, Melbourne Brain Centre – Austin Campus, University of Melbourne, Parkville, Australia

David McDonagh
Emeregency Deptartment, St.Olavs Hospital, Trondheim, Norway
Faculty of Medicine, NTNU – National University of Science and Technology, Trondheim, Norway
Medical Commission, AIBA – International Boxing Association, Lausanne, Switzerland.

Lyle J. Micheli
Division of Sports Medicine, Boston Children's Hospital, Boston, MA, USA
Orthopaedic Surgery, Harvard Medical School, Boston, MA, USA

Fionna P. Moore
London Ambulance Service NHS Trust, London, UK
Emergency Medicine, Imperial Healthcare NHS Trust, London, UK

Margo Mountjoy
M.G. DeGroote School of Medicine, McMaster University, Kitchener, ON, Canada

João Grangeiro Neto
Brazilian Olympic Committee and Olympic Games Rio 2016, Brazil
Sports Medicine Department, INTO-MS, Rio de Janeiro, Brazil

Jerry Nolan
Anaesthesia and Intensive Care Medicine, Royal United Hospital, Bath, UK

Mike Nolan
Emergency Services, County of Renfrew, ON, Canada

Paul Piccinini
Dental Department, York University, Toronto, ON, Canada

Craig Roberts
South Africa Rugby Team, Cape Town, South Africa

Eduardo de Rose
Brazilian Olympic Committee, Rio de Janeiro, Brazil

Padraig B. Sheeran
Department of Paediatric Anaesthesia and Paediatric Critical Care, Our Lady's Children's Hospital Crumlin, Dublin, Ireland
Connacht Rugby, Ireland
Faculty of Sports & Exercise Medicine, Royal College of Surgeons in Ireland, Dublin, Ireland

Eunice M. Singletary
Department of Emergency Medicine, University of Virginia, Charlottesville, VA, USA

Andy Smith
Yorkshire Ambulance Services, Leeds Medical School, Leeds, UK

Torbjørn Soligard
Medical & Scientific Department, IOC, Lausanne, Switzerland

Kathrin Steffen
Oslo Sports Trauma Research Center, Department of Sports Medicine, Norwegian School of Sport Sciences, Oslo, Norway
Medical & Scientific Department, IOC, Lausanne, Switzerland

Michael Turner
British Horseracing Authority, London, United Kingdom

Alan Vernec
World Anti–Doping Agency, Montreal, Quebec, Canada

Peter Van de Vliet
International Paralympic Committee, Bonn, Germany

Lisa M. Vopat
Childrens Hospital, Harvard University, Boston, MA, USA

David Whitmore
London Ambulance Service NHS Trust, London, UK

Sally Whitmore
District Nursing, UK

Mike Wilkinson
Department of Sports Medicine, University of British Colombia, Vancouver, Canada
Sports Medicine and Human Performance, Vancouver Canucks, Vancouver, Canada
FISA Medical Commission, Canada

Kenneth Wing Cheung Wu
Accident and Emergency Department, Queen Elizabeth Hospital, Hong Kong, China

Ken Zafren
Emergency Programs, State of Alaska, Anchorage, Alaska, USA
Division of Emergency Medicine, Stanford University Medical Center, Stanford, CA, USA
Alaska Native Medical Center, Anchorage, Alaska, USA

David Anthony Zideman
Anaesthesia, Imperial College Healthcare NHS Trust, London, UK
London Ambulance Service NHS Trust, London, UK
Emergency Medical Services, London Organising Committee of the Olympic and Paralympic Games, London 2012, London, UK

著者简介

David McDonagh 博士

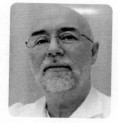

医学博士，医学学士，外科学士，产科学士，运动与运动医学学院成员，爱尔兰皇家外科医学院成员，爱尔兰皇家内科医师学会会员，马来西亚运动与运动医学学会会员，持有热带医学文凭。

David 是位于瑞士洛桑的世界体育总会医学部门的医疗主任，挪威特隆赫姆大学医院灾难与急诊医学科的主任和会诊医师，特隆赫姆的挪威科技大学的高级讲师，挪威急救论坛的创始人之一。目前担任国际拳击总会医疗委员会秘书，曾是冬奥会在国际运动医学联合会的代表，曾任国际雪车雪橇联合会医学委员会成员和主席，以及欧洲运动医学联合会科学与教育委员会主席。著有多部出版物和论文，包括 *FIMS Event Management and Emergency Care Manual* (《运动医学联合会赛事管理和应急救治手册》)。曾在超过 15 个国家开设运动应急医学课程，并应邀在世界各地的大会上发言。David 是挪威拳击队、北欧两项、雪橇和无舵雪橇队的队医，挪威橄榄球联盟高级顾问，挪威中部地区奥林匹克运动员计划的医生。现在是他担任挪威拳击联盟医疗委员会主席的第三个任期。他还曾是挪威反兴奋剂法庭和国际板球理事会反兴奋剂法庭的成员。David 是 1994 年利勒哈默尔冬季奥运会的副首席医疗官，也是世界冰球锦标赛、世界北欧两项滑雪锦标赛，以及多个国家超过 100 项其他世界杯和世界锦标赛的首席医疗官或副首席医疗官。他曾任 5 届奥运会组委会的顾问。

David Anthony Zideman 博士

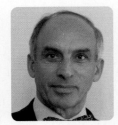

皇家维多利亚勋章获得者，合格医疗专业人员认证，理学学士，内外全科医学学士，皇家麻醉师学院成员，皇家内科医师协会成员，即时医疗救治协会成员，欧洲复苏委员会委员。

David 自 1980 年起担任伦敦帝国学院医疗保健 NHS 信托公司哈默史密斯医院的顾问麻醉医师，自 1981 年起担任伦敦大学荣誉高级讲师。他是英国复苏委员会的创始成员之一，2003—2008 年担任欧洲复苏委员会主席。David 也是国际复苏联合委员会的创始成员之一，于 2000 年和 2005 年担任儿科工作组的联合组长。2010 年，担任国际复苏联合委员会科学共识会议联合主席。2010 年，美国心脏协会授予 David "伟大复苏者" 称号，以表彰他对复苏医学的贡献。2003—2007 年，David 担任英国即时医疗救治协会主席。他是伦敦救护车服务 NHS 信托公司的荣誉医疗顾问，曾任伦敦空中救护队的直升机紧急医疗服务医生。最近担任东安格利亚空中救护队临床运营主任，现为泰晤士河谷和奇尔顿空中救护队的直升机紧急医疗服务医生。2012 年，获得皇家医师学院荣誉研究员称号，并获得皇家麻醉师学院的金质奖章（表彰其对麻醉学的贡献）。作为英国女王御用医师，David 因其对王室的贡献被列入 2009 年英国女王寿辰授勋名单，成为皇家维多利亚勋章中尉。2008 年，David 被任命为 2012 年伦敦奥运会和残奥会应急医疗服务的临床负责人，现为位于瑞士洛桑的世界体育总会医学部的科学主任。

中文版序一

北京2022年冬奥会和冬残奥会是我国重要历史节点的重大标志性活动，北京携手张家口申办2022年冬奥会和冬残奥会，是以习近平同志为核心的党中央着眼于我国改革开放和现代化建设全局，做出的重大决策。筹办好北京冬奥会和冬残奥会医疗服务保障工作，责任重大，使命光荣。

从历届冬奥会的伤病情况看，受伤人员比例大，伤情重，救援难度高。北京冬奥会医疗服务保障尊重国际惯例，尊重医疗保障规律，按照国际奥委会要求制订了科学合理的各类保障规范、方案、标准，在各场馆设置了规范的运动员医疗站、赛场医疗站、观众和工作人员医疗站、媒体医疗站、贵宾医疗站。并从北京市、河北省41家冬奥定点医院选拔了精明强干的医疗保障队伍以承担冬奥医疗保障任务。

冬奥医疗服务保障必须按照国际标准进行筹备，必须掌握国际急救前沿的理论和要求。国际奥委会出版的 *The IOC Manual of Emergency Sports Medicine* 是国际奥委会对急救水平的基本要求，其中文版的出版，将会为我们的医务人员提供专业的运动医学指导和帮助。在此，我要感谢黎檀实教授、周建新教授为此书出版所做出的努力，感谢中国人民解放军总医院科技冬奥项目组的支持。

让我们按照精彩、非凡、卓越的办赛目标，按照简约、安全、精彩的办赛要求，精心组织，团结奋斗，扎实筹办，圆满完成北京冬奥会医疗服务保障工作！

让我们携手，"一起向未来"！

北京冬奥组委运动会服务部部长

中文版序二

The IOC Manual of Emergency Sports Medicine 是国际奥委会编写的一本非常适用于大型体育赛事医疗救治的技术手册。该手册为北京2022年冬奥会和冬残奥会医疗服务保障工作提供了重要的参考依据，可供在北京冬奥会场馆承担医疗服务保障任务的医务人员及时、准确地开展医疗救援工作参考使用，是方便医务人员在医疗保障现场与外国运动员、队医交流沟通的参考依据。

近年来，我国体育运动蓬勃发展，大型赛事活动日益增加，赛事相关伤病的风险也在增加。运动应急医学的蓬勃兴起对保障参赛运动员的身体健康、保障赛事安全举办起到了非常重要的作用，对于推动全民体育运动、3亿人参与的冰雪运动，保障运动爱好者的身体健康也愈发重要。该手册可让参与医疗服务保障的医务人员快速掌握赛场伤病的应急处置方式和流程，便于在各种体育赛事中提供更加快速、规范和安全的医疗服务。

感谢国际奥委会精心编著了这本医疗技术手册，感谢以中国人民解放军总医院、首都医科大学附属北京天坛医院、北京冬奥组委运动会服务部为主的翻译团队。相信 The IOC Manual of Emergency Sports Medicine 中文版的出版，必将对做好北京冬奥会等大型体育赛事医疗服务保障工作起到积极的指导作用。

同事们，朋友们！让我们携起手来为北京冬奥会的成功举办而努力，为创造北京冬奥会一流的医疗服务环境、展示举办城市的新风采、实现伟大的中国梦而奋斗！

北京冬奥组委运动会服务部医疗服务处处长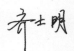

原书序一

运动相关损伤是世界范围内的重要健康危害。编写本书的目的在于为医学生和临床医生提供翔实的、基于循证医学证据的赛场损伤救治，特别是那些与运动相关的损伤，并提供了面对患者的临床场景。临床医生在预防运动损伤中扮演多种角色，包括在损伤发生时进行恰当的评估，培训队医和教练员掌握损伤的紧急救治，评估损伤的风险和机制，以及设计和实施适当的保护措施。

我们相信，本书将为运动相关损伤和急症的恰当评估及处理提供方法与依据。每个医学图书馆都应收藏本书，所有参与处理损伤的临床医生都应将本书作为案头常备资料。及时掌握准确的信息已成为应急医学实践的基本要求。

Prof. Dr. Uğur Erdener
President IOC Medical Committee
IOC Executive Committee Member
President World Archery (FITA)

原书序二

祝贺 McDonagh 博士和 Zideman 博士的新作出版。各类体育运动都需要由专业人士帮助其进行规划，并提供高效服务，以确保所有运动员的安全，特别是在重伤发生时。作为国际单项体育联合会和世界体育总会的主席，我最关心的是运动员的安全和健康。只有这样，国际单项体育联合会才能在世界各地举办安全有趣的体育赛事。因为我们能够确定，运动员在有需要时将能得到妥善处置。

本书是第一部介绍在赛场治疗严重损伤或患病运动员的著作。它提供了一套实用且颇有条理的管理方法，以应对极其棘手的情况。对医学专业人员来说，本书是非常有价值的工具书，可以帮助他们在各种体育赛事中提供最优质的救治服务。

国际柔道联合会和世界体育总会很高兴能参与推动体育赛事成为卓越和最佳的实践，以及进一步为国际单项体育联合会运动员提供更多的关怀做出努力。

Marius Vizer
President International Judo Federation
President SportAccord

译者前言

在奥运会和其他大型体育赛事中，保证以运动员为主的各利益相关方的健康和安全是非常重要的。国际奥林匹克委员会组织具有丰富实践经验的专家，共同编写了这部 *The IOC Manual of Emergency Sports Medicine*，为体育赛事的医疗保障提供了指导。本书在概述体育赛事医疗保障基本原则的基础上，按照不同器官系统分类，详细介绍了在赛场、场边、运动员医疗站和转运过程中实施应急医疗处置的流程。同时，还针对重点内容采用特殊颜色底纹标注，便于查找和记忆。

由于不同体育赛事的身体对抗性、人员聚集性，以及不同天气和地理环境的特殊性，医疗保障服务面临着巨大挑战。正是由于这些挑战，赋予了竞技体育应急医学更鲜明的特点。因此，需要在赛前精心筹备、赛时确切执行、赛后认真总结，以便为之后的赛事保障提供改进的依据。本手册不仅能为参与奥运会及其他大型体育赛事医疗保障服务的医务工作者提供指导，也可以作为随队医务人员的日常参考书。

本手册的编译者主要来自中国人民解放军总医院、首都医科大学附属北京天坛医院和北京冬奥组委。其中既有急诊医学、外科学和重症医学的医护专家，也有反兴奋剂和奥运会医疗保障组织管理的专家，他们大部分直接参与了北京 2022 年冬奥会和冬残奥会的医疗保障服务。中文版尽可能保留了原著的风格，以示对奥林匹克精神和国际奥委会的尊重。完成翻译初稿后，我们又对所有章节进行了反复审校，力求既忠实于原著，又符合中文的阅读习惯。由于中外术语规范及语言表述习惯有所不同，中文版中可能存在一些欠妥之处，敬请各位读者不吝赐教。此外，本书英文版于 2015 年首次出版，之后部分相关政策和法规有所更新，如反兴奋剂条例，目前应按照最新指南执行。

在此，我们还要感谢国家科技部五项科技冬奥重点研发计划项目，包括冬奥会运动创伤防治和临床诊疗安全保障技术体系的建立与应用研究（2018YFF0301100）、冬奥会应急医学保障技术与装备研究（2019YFF0302300）、冬奥会冻伤及颌面创伤综合防治及关键技术研究（2019YFF0302401）、冬奥会智慧医疗保障关键技术（2020YFF0305100）、跨区域一体化核生化应急医学救援体系研究（2021YFF0307300），以及中国红十字会总会事业发展中心冬奥项目秘书处，对本译著的出版给予的大力帮助和支持。

目前，北京 2022 年冬奥会开幕已进入倒计时，本书的中文版也即将付梓。在此，我们要感谢所有参与冬奥医疗保障的同事，让我们携手为举办一届给全世界留下深刻印象和美好回忆的冬奥盛会贡献力量！

中国人民解放军总医院第一医学中心　潘菲

北京冬奥组委运动会服务部　刘海洋

原著前言

夏季与冬季奥运会和残奥会以 2 年为间隔交叉举行，为世界顶尖运动员提供了一个正规的竞技平台，竭力发挥其能力和技巧。赛场医务人员在赛前、赛时和赛后都应提供优质、高效、先进的医疗服务。

本书介绍了针对参加夏季和冬季奥运会、夏季和冬季残奥会的所有运动员在赛场和场边提供的医疗服务。虽然书中所述重点关注了奥运会的医疗服务，但也可用于所有大型体育赛事的医疗服务。赛场不仅是运动员的竞技场，也是医疗团队的竞技场。在大多数运动项目中，赛场医疗队是运动员、队医和国际单项体育联合会医疗专家之间的桥梁。此外，赛场医疗队也受到成千上万观众、媒体和媒体受众的密切关注。这是一个复杂困难的局面，需要时刻保持警觉。赛场医疗队必须快速识别损伤和疾病，按照最新的诊疗标准，迅速、安全地抢救和有效治疗伤病员。这一任务并不简单，需要适当的知识、经验和技能，必须通过反复的训练和实践才能获得最佳效率。

世界各地的赛事保障医学专家为编写本书提供了资料。个别章节介绍了应急医学和系统损伤管理的前沿知识，对于重点推荐的阅读内容，采用了颜色底纹显示。此外，处理危及生命的情况的应急医学国际规范已列入书末附录，以便读者查阅。

我们还列明了两个更有用的附录，即"运动性损伤简况"（概述了每项运动最常见的损伤类型，以及治疗所需的相关技能和设备）、"医疗专业人员技能库"（赛场响应团队需掌握的技能），同时还附录了"奥林匹克运动医学准则"，以供参考。

本书为医疗专业团队在赛场和场边进行医疗处置提供了基本建议，以及所需的设备和药品介绍。这些建议均来源于编著者在夏季和冬季奥运会进行医疗服务时的亲身经历。

希望本书能够有利于构建基本知识和技能，以确保在未来的奥运会、残奥会和重要体育赛事中为运动员提供最佳的医疗服务。

David McDonagh
David Anthony Zideman

致 谢

感谢 Lesley Zideman 为本书出版付出的努力和时间。

目　录

第1章　奥运会应急医学

Emergency Care at the Olympic Games

Richard Budgett　**著**

陈　威　**译**

周建新　黎檀实　**校**

一、概述

在任何大型综合赛事中，医疗救治的首要任务是确保所有客户群体的安全。赛事规模越大，准备工作开始得越早。对于奥运会（世界上最大的综合赛事），医疗准备工作至少在奥运会前5年开始。在奥运会上，通常由首席医疗官（Chief Medical Officer，CMO）负责准备和提供医疗服务（包括急救）。CMO负责为每一个场馆（包括奥运村）中的所有参赛人员提前制订治疗战略计划。除观众外，客户群体还包括运动员、即时支持人员、国际单项体育联合会（International Federation，IF）工作人员、裁判和技术官员、奥林匹克大家庭成员［由国际奥林匹克委员会（International Olympic Committee，IOC）、IF高级成员和赞助商组成］、媒体工作人员、出版社工作人员和奥运会工作人员（合同工、志愿者和组委会工作人员）。

奥运会是一项庞大而复杂的工程，医疗服务只是其中的一小部分，需要与其他职能部门整合，包括安保、仪式、清洁、废物管理和认证。奥运会是一场大型集会，需要做好公共卫生和灾害规划的准备工作。CMO在规划初期需要一名经验丰富的项目经理（医疗服务经理）提供支持。

二、前期准备

CMO和医疗服务经理必须回顾历届奥运会的数据，以便与IOC和IF合作确定和规划服务水平。该团队必须确保从一开始便记录相关数据和活动，并为未来的奥运会组织者提供信息。所有医疗交流、成果和资源使用的详细信息，将有助于为未来的奥运会制订更好的医疗救治计划，并有望防止所有客户群体受伤和生病。

应尽早成立高级别医疗咨询组（Medical Advisory Group，MAG），让专家和重要利益相关方参与项目，确保政府、国家和区域卫生服务、紧急情况和医院服务机构提供基本支持。该咨询组为 CMO 和医疗管理人员提供后援；需要与卫生当局、相关医院和救护车服务部门达成框架协议或谅解备忘录；需要确定是否使用私人或国家公共卫生服务，以及如何支付这些服务（国家供资、直接支付、个人医疗保险），可能需要为不同的客户群体提供混合支付方式。应送返重伤或生病的运动员。奥运会组委会（Organizing Committee for the Olympic Games，OCOG）应建立紧急服务机构，将当地医疗服务机构的压力降至最低，当地医疗服务机构也必须在奥运会期间发挥作用。

应尽早招募特定临床领域的专家。他们可能是急救医学、牙科、药学、理疗、影像学、运动医学和综合诊所（管理）服务方面的专家。设备采购也应在这个阶段开始。需要以销售、退还或租借的方式，从赞助商或商业供应商处采购数以千计的医疗服务项目。此外，还必须制订奥运会后已购设备的分销和转售计划。

应单独审查每项运动，因为每项运动都有独特的规则、风险、装备和文化。应仔细规划应急保险，以涵盖 IF 规则下的风险（视运动和运动员的需要而定）。场馆就像一个鱼缸，医疗队的行动最明显；尽管在大多数运动项目中，医疗队进行全赛场（field of play，FoP）疏散的情况并不多见，但仍需仔细练习和准备赛场疏散。

提供场馆医疗的人员和设备必须在发生重大灾害时随时可用。场馆规划必须与更大规模的应急响应相整合，并应制订适当的计划来利用这些重要的资源。应鼓励有关当局在赛事之前举行针对奥运会的演习，包括所有紧急服务。做好整合准备是很重要的。

三、最后准备

在初期招募和战略规划之后，还需要进行进一步的详细规划，如关注患者流向，从赛场撤离，将运动员紧急转运至运动员医疗站、奥运村综合诊所或当地指定医院。

在奥运会前，至少需要1名全职人力经理来管理医疗志愿者的招募工作。这项工作应在奥运会前2年开始，最好在奥运会前1年完成。这是一支专业队伍，应及时指定成员，以便他们参加测试活动，并接受充分的培训。对人力经理而言，安排轮班和制订场馆值班表是一项艰巨而复杂的任务。重要的是，在招募和培训过程中为志愿者设定合乎实际的期望。医疗志愿者需要时间来计划何时离开他们的工作地点。

在奥运会期间，临床工作量可能不是很大，但有能力和训练有素的工作人员在场，对于提供安全保障和在需要时立即做出专家响应至关重要。许多志愿者不会一直在赛场工作。场馆医疗经理（venue medical manager，VMM）须在临床专家的协助下组织和确保对志愿者队伍进行特定角色的培训。应尽早确定 VMM。VMM 应在奥运会开始前几周到岗（全职），以便做好场馆准备工作。VMM 的任务极其重要，任务包括场馆内的所有医疗活动，将医疗服务与赛场内的所有其他服务整合，就任何严重事件与医疗总部协调。场馆准备工作应包括确定运动员医疗站、所有赛场医疗队和救护车的位置，以及确定赛场和场馆的出口路线。

对大多数运动项目而言，医务人员的培训通常可以在2天内完成，一次在奥运会前完成，另一次在赛事开始前1天。对于复杂的赛场（如高山滑雪、雪橇比赛和自行车越野赛），必须给救援工作更多的时间。以上赛事必须每天进行现场排练和团队建设，以确保成员能相互协作、快速并高效地组织从赛场撤离。每支赛场医疗队都应有一名队长，最好是医生，队长应具有领导能力，并具备与所负责的运动相关的知识和经验。根据 IF 的规定，在大多数运动项目中，每个场馆至少需要1辆救护车。在一些冬季运动项目中，如果条件允许，可以考虑使用救护飞机（直升机）。救护车上的医疗人员应纳入场馆医疗队，以便以在发生事故时提供更好的无缝医疗服务。

与救护车服务机构、医务人员和医院达成的谅解备忘录需要转换为详细的合同，以便保证提供服务。场馆紧急服务机构和居民区诊所（奥运村综合诊所）应防止当地医院在奥运会期间人满为患或超负荷工作。在现实中，医院很少受到重大事件的严重影响（除非发生大规模伤亡事件）。与医院的协议需要包括一名联络官，以确保任何经鉴定的患者能有效地通过入院系统获得其所需的医疗建议、服务和治疗。

由于场馆需要大量的救护车，确保奥运会救护车服务不以任何方式削弱现有的市政救护车服务是极其重要的。通常需要及时提供额外的救护车（购买或从国内其他地区调集），并配备合格的工作人员。推迟旧救护车退役和取消奥运会期间的服务培训也是明智的，这可以减轻培训员和学员的负担。其他策略有为距离较近且重伤可能性较低的场馆提供共用救护车，这必须得到有关运动项目 IF 的同意。可在适当情况下使用非应急车辆，并就必须离开场馆的车辆与救护车服务机构达成"快速返回"协议，以减少额外补充（替补已离开场馆的救护车）的需要。

在大多数运动项目中，人员禁止进入赛场。通常情况下，具体的运动规则会说明队医、团队理疗师、IF 医生和组织委员会工作人员何时能进入赛场。协调各人员的响应工作是非常重要的，因为现场观众和世界各地上百万的电视观众都可能看到事件发生。赛场医疗队队长和场馆医疗经理必须与 IF 医生、技术代表和随队医生密切合作，以避免任何可能的混淆。在现实中，很少在赛场或赛场周围进行治疗。运动员的治疗一般在运动员医疗站进行（或由队医和理疗师在其队内进行）。运动员医疗站至少包括 1 名医生和 1 名理疗师，并有护理人员提供支持。建议在运动员医疗站留出特定空间，方便团队医务人员治疗运动员。非运动员通常在另外的医疗中心接受治疗，这些医疗中心通常由 1 名医生和 1 名护士负责，提供紧急治疗，处理轻伤和不严重的疾病。

在场馆内传播的经验和专业知识（院前急救人员、运动医生、急诊医生、理疗师、国家队医生、IF 医生、VMM）是很好的资源，但需要与商定的指挥结构仔细协调。VMM 是负责人，但应与 IF 任命的医务专员和国家队医生密切合作。在赛场上，权力一般下放给当地的赛场医疗队队长。赛场医疗队队长应确保团队成员了解自己的角色，并进行演习，从而了解特定体育场馆中的挑战和各种医疗治疗。医疗专家不一定熟悉所使用的设备，当务之急是将赛场医疗队整合为一个整体。在团队中轮换角色可以提高医疗队的士气，有助于开展工作，从而增加学习机会，鼓励持续的专业发展。

VMM 负责协调将运动员从场馆送往综合医院或指定医院的工作。指定医院必须能够提供综合治疗，配有相关诊断设施及重大创伤、血管创伤、神经创伤和矫形外科的专科病房。需要指定心脏病和脑卒中病房。必须在奥运会的前 1 年与提供服务的医院达成协议。对于指定医院，通常需要有一系列的测试活动，这是测试系统、人员、设备和合作伙伴的绝佳机会。然而，不应低估在这些测试活动中计划和提供医疗服务所需的时间。还需要准备额外的资源，而且必须就此进行协商。通常情况下，只优先考虑一部分测试活动，例如组委会提供完整医疗服务项目的测试活动。其他测试活动可作为观察机会。

四、队医和 IF 医生

客队国家队医生在奥运会前需要做好准备，包括检查药品、为团队成员定期体检、检查治疗用药豁免是否有效并已更新、做好出国的准备。客队队医（在东道国可能没有行医执照）通过临时注册在有限范围内执业，包括按有限的处方集开处方，以及请求实验室取样和影像学检查。执业的权利通常仅限于队医自己的团队。应鼓励客队队医生自带药品，并且当地需要为药品进口提供便利。有关医疗设备的使用和进口可能有特殊的规则和限制，并且可能有针头政策，必须向所有相关人员通报相关政策。队医的专业知识水平和经验必然有所不同，这可能让组委会很难确保不可预测、具有挑战性的环境中具备适当、特定的医疗能力水平。因此，组委会和 IF 医生必须通力合作，确定适当的响应和权限等级。特别是，有必要明确在赛场上每个阶段由谁负责，在运动员医疗站由谁负责，紧急运送期间由谁负责，在医院由谁负责。

五、总结

在多项目的赛事中，场馆和运动项目的差异增加了赛事的复杂性，因此必须尽早开始医疗规划。

与现有的组织和机构合作，使新制订的计划尽可能简单。尝试提高现有组织中的服务和技能。在奥运会上，医务人员通常是专家和专业人士，他们的专业意见必须得到尊重。然而，根据 IOC、IF 和队医的意见，在训练阶段和实际赛事期间，可能会调整针对特定运动项目和特定场馆的响应。

在奥运会筹备期间，计划甚至场馆可能有变，因此必须不断检查和更新有关医疗服务的所有安排或决定。

需要仔细协调患者流向，并根据认证类型、场馆和患者最终目的地的不同进行调整。除了努力提供最佳、有效的医疗服务外，组委会的医疗服务部门应避免使当地现有的医疗服务机构负担过重。除专项运动技能培训外，还应开展测试活动，以确保医务人员熟悉场馆。管理层必须利用这些活动来确定需要解决的问题，以确保奥运会开幕后，工作人员的表现最佳。

奥运会期间，队医（特别是 IF 医生）往往是所有客户中最有经验和最敏锐的，与他们协调互动可能会使其他客户群体也对医疗服务感到满意。

确保所有服务群体的健康是医疗服务的核心，必须优先照顾好运动员。

第2章 2008年夏季奥运会和2010年冬季奥运会期间的伤病情况

Injury and Illness During the 2008 Summer and the 2010 Winter Olympic Games

Kathrin Steffen Torbjørn Soligard Lars Engebretsen **著**

刘 亮 **译**

何 璇 黎檀实 **校**

在第 29 届夏季奥运会和第 21 届冬季奥运会期间，参赛国家 / 地区奥委会及不同奥运场馆的运动医学诊所的医务人员所做的综合伤病记录显示，在奥运会期间，7%～11% 的运动员曾受伤或至少患病一次。这两届奥运会的总体受伤率相似，大约 10% 的注册运动员至少受伤一次（表 2–1），温哥华奥运会的受伤率略高于北京奥运会（每 1000 名运动员中分别有 111.8 人和 96.1人受伤）。不同运动类型的伤病发生率有很大差异。在大型体育赛事中进行持续的伤病监测将为损伤预防方案的制订提供依据。

如果一名运动员接受了医疗治疗（无论其后果是否为缺席比赛或训练），则定义该运动员受伤或患病。根据国际奥委会的损伤监测系统，应上报符合以下标准的损伤。

- 肌肉骨骼疾病或脑震荡。
- 新发生的损伤（无须上报未完全康复的旧伤）或再次受伤（运动员在上次受伤后已经完全回归比赛）。
- 在比赛或训练中受伤。
- 在 2008 年第 29 届夏季奥运会（2008 年 8 月 9 日至 24 日）和 2010年第 21 届冬季奥运会（2010 年 2 月 12 日至 28 日）期间受伤。

　　疾病是指在奥运会期间新出现的、需接受医疗治疗的任何身体不适（与受伤无关，无论其后果是否为缺席比赛或训练）。

表 2-1　**2008 年北京夏季奥运会和 2010 年温哥华冬季奥运会受伤风险比较**

	2008 年北京夏季奥运会	2010 年温哥华冬季奥运会
参赛运动员	10 977	2567
受伤人数（每 1000 名运动员）	1055（96.1）	287（111.8）
最常见的诊断	足踝扭伤（7%）、大腿拉伤（7%）	脑震荡（7%）
最常受伤的部位	躯干（13%）、大腿（13%）、头 / 颈（12%）、膝（12%）	头 / 颈（16%）、 膝（14%）、大腿（7%）
最常见的损伤机制	非碰撞性创伤（20%）	碰撞其他运动员（15%）
	过度使用（22%）	碰撞静止物体（22%）
	碰撞其他运动员（33%）	非碰撞性创伤（23%）
预计导致时间损失的损伤比例	50%	23%[a]
比赛损伤	73%	46%
训练损伤	27%	54%
高风险运动（每 100 名运动员）	足球、跆拳道、陆上曲棍球、手球、举重	单板滑雪障碍追逐、自由式滑雪空中技巧和障碍追逐、雪车、冰球
低风险运动（每 100 名运动员）	皮划艇、跳水、赛艇、帆船、花样游泳、击剑	北欧滑雪、冰壶、速滑

a. 数据可能低估了预计导致时间损失的损伤比例，因为这一信息的回复率很低，并且导致较严重后果的损伤没有登记预计的时间损失（详见温哥华奥运会相关文献）
引自 Junge et al.（2009）and Engebretsen et al.（2010）.

一、2010 年温哥华冬季奥运会

超过 2500 名运动员参加了 2010 年在温哥华举行的第 21 届冬奥会。在温哥华奥运会的 17 天里，33 个参赛国家 / 地区的国家奥委会（NOC）（超过 10 名运动员）提交了 461 份表格（共 561 份，回收率 82%）。

在本届冬奥会中，无论性别，面部、头部和颈椎（女性 20%，男性 21%）及膝部（女性 16%，男性 11%）是最主要的损伤部位。在高山滑雪、自由式滑雪和单板滑雪比赛中，102 例损伤中有 22 例（22%）发生在头部 / 颈椎，1/4 的损伤发生在膝盖（24%）。共报告了 20 例脑震荡，即 7% 的注册运动员报告了脑震荡。雪橇比赛中有 1 名运动员死亡。

值得注意的是，1/5 的损伤发生在头部、颈部和颈椎，主要诊断为擦伤、皮肤损伤、挫伤、骨折或脑震荡。发生脑震荡的数据是夏季奥运会的 2 倍。

受伤风险最高的项目是雪车、冰球、短道速滑、高山滑雪、自由式滑雪和单板滑雪障碍追逐（每种项目都有 15%～35% 的注册运动员受伤）。

冰球、雪车、滑雪和单板滑雪项目是受伤风险极高的运动。与高山滑雪、自由式滑雪和单板滑雪运动员相比，参加北欧滑雪项目的运动员受伤风险较低，这并不奇怪，因为在冰面上高速滑行且保护措施较少时风险较高。

据报道，3 种最常见的损伤机制为非碰撞性创伤（23%）、碰撞静止物体（22%）和碰撞其他运动员（15%）（表 2-1）。除此之外，许多其他冬季项目也涉及高速运动。

例如，在自由式和单板滑雪障碍追逐中，运动员在比赛时要应对转弯、跳跃点和波浪道等挑战。结合速度因素，滑行轮次的竞争可能会激起运动员的冒险态度。在官方训练（54%）和比赛（46%）中受伤的比例是相当的。在 287 例损伤中，65 例（23%）损伤导致运动员损失时间（表 2-2）。

温哥华奥运会中，在 2567 名运动员中有 173 名（7%）总计报告了 185 种疾病，即每 1000 名运动员中有 72.1 名患病。各种运动项目中都有报告疾病，它们主要影响呼吸系统（63%）。最常见的诊断为上呼吸道感染（咽炎、鼻窦炎和扁桃体炎，54%）。

表 2-2　**2008 年夏季奥运会（*n*=1055 例损伤）和 2010 年冬季奥运会（*n*=287 例损伤）选定运动项目的损伤分布**

奥运会项目	注册运动员	受伤人数	占总受伤人数百分比（%）	占参赛运动员百分比（%）
高山滑雪	308	46	3.5	14.9
射箭	128	9	0.7	7.0
田径运动	2132	241	18.3	11.3
羽毛球	172	8	0.6	4.7
棒球	189	21	1.6	11.1
篮球	287	38	2.9	13.2
沙滩排球	96	8	0.6	8.3
冬季两项	202	3	0.2	1.5
雪车	159	32	2.4	20.0
拳击	281	42	3.2	14.9
皮划艇	324	4	0.3	1.2
越野滑雪	292	9	0.7	3.1
冰壶	100	4	0.3	4.0
自行车	518	30	2.2	5.8
跳水	145	3	0.3	2.1
马术	193	10	0.8	5.2
击剑	206	5	0.4	2.4

（续　表）

奥运会项目	注册运动员	受伤人数	占总受伤人数百分比（%）	占参赛运动员百分比（%）
陆上曲棍球	382	78	5.9	20.4
花样滑冰	146	21	1.6	14.3
自由式滑雪空中技巧项目	47	9	0.7	19.1
自由式障碍追逐项目	68	13	1.0	19.0
自由式滑雪雪上技巧	57	1	0	1.8
体操	318	24	1.8	7.5
手球	334	58	4.4	17.4
冰球	444	82	6.2	18.5
柔道	385	53	4.0	11.2
雪橇	108	2	0.1	1.9
现代五项	71	4	0.3	5.6
北欧两项	52	1	0	1.9
赛艇	548	10	0.8	1.8
帆船	400	3	0.2	0.8
射击	386	3	0.2	7.8
短道速滑	109	5	0.4	9.0
钢架雪车	47	3	0.3	6.4
跳台滑雪	67	3	0.3	4.5

（续 表）

奥运会项目	注册运动员	受伤人数	占总受伤人数百分比（%）	占参赛运动员百分比（%）
单板滑雪障碍追逐	57	20	1.5	35.0
单板滑雪 U 型场地技巧	69	9	0.7	13.0
单板滑雪平行大回转	59	4	0.3	6.8
足球	496	156	11.8	31.5
垒球	119	16	1.2	13.4
速滑	176	5	0.4	2.8
游泳	1046	36	2.7	3.4
花样游泳	104	2	0.1	1.9
乒乓球	172	9	0.7	5.2
跆拳道	126	34	2.6	27.0
网球	168	10	0.8	5.9
三项全能	109	10	0.8	9.2
排球	287	23	1.7	8.0
水球	259	25	1.9	9.7
举重	255	43	3.3	16.9
摔跤	341	32	2.4	9.4
总计	13 544[a]	1320[b]	100.0	10.8

a. 22 类伤病导致比赛缺席
b. 20 名运动员比赛缺席

温哥华奥运会的患病率与田径（7%）、水上项目（7%）和足球（12%）的数据相当。近2/3的疾病（患病率64%）影响呼吸系统，其中62%由感染引起，高于游泳项目中报告的患病率（呼吸系统患病率50%，其中感染占49%）。顶尖的游泳运动员、冰球运动员和越野滑雪运动员通常患呼吸道炎症性疾病。有记录表明，良好的卫生条件、及时发现和隔离患病运动员可以有效减少团队中的感染和疾病。

二、2008年北京夏季奥运会

在北京奥运会上，损伤的分布情况如下。

- 大约一半（54%）的诊断与下肢有关。
- 20%与上肢有关。
- 13%与躯干有关。
- 12%与头/颈有关。

大腿（13%）和膝部（12%）是最常见的受伤部位，其次是小腿、踝关节和头部（9%）。

在北京奥运会上，1055例损伤中有1/3是由于接触其他运动员造成的。非接触性创伤（20%）和过度使用（包括9%慢性发病与13%急性发病）也是受伤的常见原因。73%的损伤发生在比赛期间。约有50%的损伤使运动员无法继续训练或比赛。医生评估，1/3的损伤会使运动员缺席运动长达1周。

在预计造成时间损失的损伤中，11例损伤（17%）的预计缺席训练或比赛时长超过1周（表2-1）。

不同运动项目的受伤率差异较大，其中足球、跆拳道、陆上曲棍球、手球、举重和拳击的受伤风险最高（均≥15%的运动员比例）。据观察，水上运动的受伤风险最低，如帆船、皮划艇、赛艇、花样游泳、跳水和游泳。

参考文献

[1] Alonso, J.M., Junge, A., Renström, P. *et al.* (2009) Sports injuries surveillance during the 2007 IAAF World Athletics Championships. *Clinical Journal of Sport Medicine*, **19**, 26–32.

[2] Alonso, J.M., Tscholl, P.M., Engebretsen, L. *et al.* (2010) Occurrence of injuries and illnesses during the 2009 IAAF World Athletics Championships. *British Journal of Sports Medicine*, **44**, 1100–1105.

[3] Arnason, A., Andersen, T.E., Holme, I. et al. (2008) Prevention of hamstring strains in elite soccer: an intervention study. Scandinavian Journal of Medicine and Science in Sports, 18, 40–48.

[4] Bahr, R. (2009) No injuries, but plenty of pain? On the methodology for recording overuse symptoms in sports. British Journal of Sports Medicine, 43, 966–972.

[5] Bahr, R. & Reeser, J.C. (2003) Injuries among world-class professional beach volleyball players. The Federation Internationale de Volleyball beach volleyball injury study. American Journal of Sports Medicine, 31 (1), 119–125.

[6] Bakken, A., Bere, T., Bahr, R. et al. (2011) Mechanisms of injuries in World Cup Snowboard Cross: a systematic video analysis of 19 cases. British Journal of Sports Medicine, 45, 1315–1322.

[7] Bere, T., Flørenes, T.W., Krosshaug, T. et al. (2011a) Mechanisms of anterior cruciate ligament injury in World Cup Alpine Skiing: a systematic video analysis of 20 cases. American Journal of Sports Medicine, 39, 1421–1429.

[8] Bere, T., Flørenes, T.W., Krosshaug, T. et al. (2011b) Events leading to anterior cruciate ligament injury in World Cup Alpine Skiing: a systematic video analysis of 20 cases. British Journal of Sports Medicine, 45, 1294–1302.

[9] Chumanov, E.S., Schache, A.G., Heiderscheit, B.C. et al. (2012) Hamstrings are most susceptible to injury during the late swing phase of sprinting. British Journal of Sports Medicine, 46, 90.

[10] Clarsen, B., Krosshaug, T. & Bahr, R. (2010) Overuse injuries in professional road cyclists. American Journal of Sports Medicine, 38, 2494–2501.

[11] Dvorak, J., Junge, A., Derman, W. et al. (2011) Injuries and illnesses of football players during the 2010 FIFA World Cup. British Journal of Sports Medicine, 45, 626–630.

[12] Engebretsen, L., Steffen, K., Alonso, J.M. et al. (2010) Sports injuries and illnesses during the Winter Olympic Games 2010. British Journal of Sports Medicine, 44, 772–780.

[13] Finch, C. (2006) A new framework for research leading to sports injury prevention. Journal of Science and Medicine in Sport, 9, 3–9.

[14] Fitch, K.D. (2012) An overview of asthma and airway hyper–responsiveness in Olympic athletes. British Journal of Sports Medicine, 46, 413–416.

[15] Flørenes, T.W., Bere, T., Nordsletten, L. et al. (2009) Injuries among male and female World Cup alpine skiers. British Journal of Sports Medicine, 43, 973–978.

[16] Flørenes, T.W., Heir, S., Nordsletten, L. et al. (2010a) Injuries among World Cup freestyle skiers. British Journal of Sports Medicine, 44, 803–808.

[17] Flørenes, T.W., Nordsletten, L., Heir, S. et al. (2010b) Injuries among World Cup ski and snowboard athletes. Scandinavian Journal of Medicine and Science in Sports, 22, 58–66.

[18] Fuller, C.W., Laborde, F., Leather, R.J. et al. (2008) International Rugby Board Rugby World Cup 2007 injury surveillance study. British Journal of Sports Medicine, 42, 452–459.

[19] Greene, J.J. & Bernhardt, D. (1997) Medical coverage analysis for Wisconsin's Olympics: the Badger State Games. Wisconsin Medical Journal, 96, 41–44.

[20] Hanstad, D.V., Rønsen, O., Andersen, S.S. et al. (2011) Fit for the fight? Illnesses in the Norwegian team in the Vancouver Olympic Games. British Journal of Sports Medicine, 45, 571–575.

[21] Junge, A., Dvorak, J. & Graf–Baumann, T. (2004a) Football injuries during the World Cup 2002. American Journal of Sports Medicine, 32 (1 Suppl), 23S–27S.

[22] Junge, A., Dvorak, J., Graf–Baumann, T. et al. (2004b) Football Injuries During FIFA Tournaments and the Olympic Games, 1998–2001: development and implementation of an injuryreporting system. American Journal of Sports Medicine, 32 (1 Suppl), 80S–89S.

[23] Junge, A. & Dvorak, J. (2007) Injuries in female football players in top–level international tournaments. British Journal of Sports Medicine, 41 (Suppl 1), i3–i7.

[24] Junge, A. & Dvorak, J. (2010) Injury risk of playing football in Futsal World Cups. British Journal of Sports Medicine, 44, 1089–1092.

[25] Junge, A., Engebretsen, L., Alonso, J.M. et al. (2008) Injury surveillance in multi–sport events: the International Olympic Committee approach. British Journal of Sports Medicine, 42, 413–421.

[26] Junge, A., Engebretsen, L., Mountjoy, M.L. et al. (2009) Sports injuries during the Summer Olympic Games 2008. American Journal of Sports Medicine, 37, 2165–2172.

[27] Junge, A., Langevoort, G., Pipe, A. et al. (2006) Injuries in team sport tournaments during the 2004 Olympic Games. American Journal of Sports Medicine, 34, 565–576.

[28] Koga, H., Nakamae, A., Shima, Y. et al. (2010) Mechanisms for noncontact anterior cruciate ligament injuries: knee joint kinematics in 10 injury situations from female team handball and basketball. American Journal of Sports Medicine, 38, 2218–2225.

[29] Krosshaug, T., Nakamae, A., Boden, B. et al. (2007) Estimating 3D joint kinematics from video sequences of running and cutting maneuvers–assessing the accuracy of simple visual inspection. Gait & Posture, 26, 378–385.

[30] Langevoort, G., Myklebust, G., Dvorak, J. et al. (2007) Handball injuries during major international

tournaments. *Scandinavian Journal of Medicine and Science in Sports*, **17**, 400–407.

[31] Ljungqvist, A., Jenoure, P., Engebretsen, L. *et al.* (2009) The International Olympic Committee (IOC) Consensus Statement on periodic health evaluation of elite athletes March 2009. *British Journal of Sports Medicine*, **43**, 631–643.

[32] Martin, R.K., Yesalis, C.E., Foster, D. *et al.* (1987) Sports injuries at the 1985 Junior Olympics: an epidemiologic analysis. *American Journal of Sports Medicine*, **15**, 603–608.

[33] McClay, I.S., Robinson, J.R., Andriacchi, T.P. *et al.* (1994) A profile of ground reaction forces in professional basketball. *Journal of Applied Biomechanics*, 10, 222–236.

[34] van Mechelen, W., Hlobil, H. & Kemper, H.C. (1992) Incidence, severity, aetiology and prevention of sports injuries. A review of concepts. *Sports Medicine*, 14, 82–99.

[35] Mountjoy, M., Junge, A., Alonso, J.M. *et al.* (2010) Sports injuries and illnesses in the 2009 FINA World Championships (Aquatics). *British Journal of Sports Medicine*, 44, 522–527.

[36] Olsen, O.E., Myklebust, G., Engebretsen, L. *et al.* (2004) Injury mechanisms for anterior cruciate ligament injuries in team handball: a systematic video analysis. *American Journal of Sports Medicine*, 32, 1002–1012.

[37] Steffen, K. & Engebretsen, L. (2010) More data needed on injury risk among young elite athletes. *British Journal of Sports Medicine*, 44, 485–489.

[38] Steffen, K., Soligard, T. & Engebretsen, L. (2011) The IOC's endeavour to protect the health of the athlete continues. *British Journal of Sports Medicine*, 45, 551–552.

[39] Torjussen, J. & Bahr, R. (2006) Injuries among elite snowboarders (FIS Snowboard World Cup). *British Journal of Sports Medicine*, 40 (3), 230–234.

[40] Yoon, Y.S., Chai, M. & Shin, D.W. (2004) Football injuries at Asian tournaments. *American Journal of Sports Medicine*, 32 (1 Suppl), 36S–42S.

第 3 章　医疗队响应

The Medical Team Response

David McDonagh　David Zideman　**著**

潘　菲　**译**

周建新　黎檀实　**校**

　　幸运的是，在体育运动中，尤其在奥运会上，很少会发生严重的损伤和疾病（参见第 2 章）。2012 年伦敦奥运会期间，在所有场馆中为所有奥运会相关方提供了超过 38 000 次医疗救治。在赛场和运动员医疗站总共提供了 2261 次医疗救治，其中直接在赛场提供的救治为 389 次（17%）。共有 15 名（4%）运动员被救护车直接从赛场转到医院，其中 8 人受了外伤。共有 13 名（3%）运动员从赛场转运到奥运村综合诊所，其中 7 人由救护车转运。最严重的损伤情况如下。

- 1 人骨折 / 脱位（举重）。
- 3 人闭合性骨折（2 名帆船运动员，1 名足球运动员）。
- 1 人开放性骨折（山地自行车）。
- 1 人面部受伤（曲棍球）。
- 1 人头部受伤（帆船）。
- 1 人疑似颈椎损伤（自行车越野）。

　　这些数据反映出在奥运会赛场接受医疗救治及受重伤的人数相对较少。但是奥运会组委会（OCOG）的医疗计划中应包括为所有场馆提供全面的赛场医疗响应。

　　赛场医疗队的所有医疗救治专业人员（healthcare professionals，HCP）应介入治疗伤病的运动员，尤其是患有危及生命的急性伤病的运动员（参见附录 2）。这是赛事医生（event doctor，ED）的主要任务。ED 及其团队成员必须确保其在急救诊断和治疗方面有足够的技能，为所有可能发生的事情做好准备。这些技能必须是最新的，并且符合相关的地方和国际指南和建议。

不同的医生具备不同的专业技能，他们的反应通常取决于他们所受的训练。没有体育赛事医学服务经验的麻醉医生或急诊医生在将患者转运到医院作进一步检查之前通常更关注发现或处置症状（呼吸短促、胸痛等），而队医可能更注重即刻诊断，以便运动员快速返回赛场。ED 的作用介于发现和治疗严重的创伤或疾病，以及（若可能）以最小的延迟使运动员返回赛场。他们需要阻止健康的运动员被不必要地转运至医院，但是也要意识到让生病或受伤的运动员继续比赛所带来的长期后果。

在奥运会等大型体育赛事中，通常会配备一支具备各种技能的医疗救治专业团队来帮助运动员。这是很奢侈的，通常在小型周末赛事中不会配备这样的医疗团队，ED 可能是小型周末赛事中唯一的医疗救治专业人员。

在大多数奥运会上，首席医疗官（CMO）及其团队，与国际单项体育联合会（IF）医疗官员在赛事实际开始的前几年共同评估特定场馆对医护人员的需求情况。重要的是为赛场医疗响应小组配备合适的医疗救治专业人员，以便能够在一段时间内医治许多不同的运动员，甚至同时治疗几个受伤的运动员。同样，必须确保赛场医疗队具备必要的医疗技能来治疗每一项运动中常见的损伤类型，参见附录 3。

在 2012 年伦敦奥运会上，对于有身体接触的运动项目配备了由 1 名麻醉医生、1 名运动医生和 2 名接受过急救训练的其他医疗救治专业人员（医生、护士、院前急救人员或理疗医师）组成的医疗队，旨在为该项特定的运动提供最佳的赛场服务。一个医疗队至少需要 4 名医疗救治专业人员才能够将受伤的运动员从赛场转运走。本章的作者支持这个团队结构概念，以团队为单位提供相关的赛场医疗服务。作者认为，除一些马术、公开水域游泳和体操项目外，在大多数非接触性体育项目中，麻醉医生没有必要在场。麻醉医生可由运动医生、急救护士或院前急救人员代替，他们应具备必要的高级气道管理、创伤和复苏技能。无论选择哪种医护人员组合方式，医疗队必须使用大会提供的设备进行培训和演练，并作为一个整体在实际的运动赛场发挥作用。

永远不要低估医疗响应小组在疏散受伤运动员时会遇到的困难。举例来说，相比摔倒的网球运动员，固定和转运坠落的滑降选手、马术运动员或雪车运动员很明显要困难得多。在比赛前，有必要对每一项运动会带给赛场医疗队的独特挑战进行正式的评估，并且确保医疗队成员知道解决方案。

在整个比赛期间，即使当运动员在场边接受救治或者被转运到运动员医疗站时，也必须保持赛场的直接医疗监督。当其他医疗队成员正在转运和救治生病或受伤的运动员时，这将不可避免地导致赛场可用的医疗队成员会暂时减少。医疗队应在比赛前为这种可能发生的情况做好规划，但是关于资源分配的最终决定必须由医疗队队长做出。如果在一场赛事中有几支医疗队，可以从其他赛场医疗队调用更多的医护人员，或者暂时将运动员医疗站的医护人员转移到赛场，以此来解决赛场的医护人员临时减少的问题。如果伤员人数远远超过医护人员的救治范围，医疗队队长应联系赛场比赛主办单位，讨论其他的安排，如推迟比赛。推迟比赛对于奥运会主办单位而言是非常严重的事情，因此医疗队队长应联系 IF 医生和 CMO 讨论其他解决方案。如果赛场医疗队没有能力同时监测多名患者（例如，多名运动员在自行车越野赛中碰撞之后），那么运动员将被转移到奥运村综合诊所或指定医院进行进一步监测。最终，赛场医疗队有必要得到装备齐全、技术熟练的救护人员的支持，不仅要协助在赛场上或场周搬运伤员，还要协助将受伤运动员转运到医院。

一、赛场使用的助记符 ABC

大多数医学专业会使用大量的助记符，急诊医学也不例外。虽然希望尽量少用这些助记符，但是有一个助记符是无法避免的，即 ABC（气道、呼吸、循环），现已发展为 S-ABCDE：安全（safety）、气道（airway）、呼吸（breathing）、循环（circulation）、失能（disability）、环境或暴露（enviroment/exposure）。

S-ABCDE 助记符旨在帮助医疗救治专业人员通过优先排列最重要的身体功能来安排检查。如果专业人员严格遵守这种先进的管理制度，那么即使在压力最大的情况下，也可以尽量减少忽视临床"危险信号"的可能性。尽管临床评价参数几乎是一致的,但是世界各地使用的紧急分诊程序有一些不同。本手册的目的不是定义哪个系统最好,只是强调严格遵守所选模型的重要性。

(一)准备

在赛事开始前的一段时间内主要是处理准备工作和安全方面的问题,并且在赛事期间要持续重新评估。小型体育赛事要在比赛前就开始充分的准备工作,最好是在赛事开始前几周就开始;对于奥运会等大型赛事,应提前几年开始准备工作(参见第1章)。

在赛事开始前有许多方面需要准备,赛事医生应完成以下准备工作。

- 了解赛事日期。
- 了解每一天赛事的时间安排。
- 与赛事主办单位确认赛场医疗队的角色,并确定职责(可能需要签署一份合同)。
- 商定医护人员到达和离开的时间安排。
- 商定付款/保险事宜。
- 了解赛场医生是独自一人,还是需要帮助(医疗救治专业人员、院前急救医疗小组和院前急救人员)。
- 了解哪些(如果有)是与体育赛事组织有关的规则(根据国家或国际联合会规则,救护车或特定的赛场技能是必需的)(参见附录2)。
- 熟悉相关的地方、国家和国际指南。
- 确保明确定义所有医疗救治专业人员的角色。
- 了解在运动会中会发生什么样的损伤,确保他/她有适当的设备及具备足够的适当技能的医护人员来治疗这些损伤。
- 决定赛事期间医护人员和设备的位置。
- 确定医疗队队长。
- 确保已获得进入适当区域/赛场的充分权限/认证。
- 确保赛场医疗队成员有足够的通信系统(无线电、电话等),并将其与场地指挥系统相连。
- 熟悉赛场电信系统和访问电话列表。

- 强调在所有与在赛场治疗运动员有关的通信中对患者信息保密的重要性。
- 熟悉赛场的进出路线和赛场内的医疗设施。
- 了解当地医院和诊所有哪些设施。
- 与下列人士达成预先确定的协议。
  - 紧急医疗转运专业人员。
  - 覆盖赛事的当地医院。
- 商定发生重大事件时的预案。

在赛事当天,必须完成下列事项。

- 确保所有队员知道并理解他们的工作岗位。
- 确认并支持任命的队长。
- 确保所有队员有正确和适当的赛场和急诊室认证和通行证。
- 确保所有队员穿戴正确和适当的制服、服装和配饰(提供热饮和冷饮、食物或零食,最糟糕的情况是自带食物)。
- 确保所有队员知道和理解如何使用他们的设备。
- 检查赛场 / 场边设备是否完整和功能齐全。
- 检查医疗站设备是否完整和功能齐全。
- 确保通信系统完全运转 (手机和无线电充电)。
- 确保赛场医疗队通信是可操作的,并且在所有赛场区域内全面运转。
- 确保队员理解并可实践赛场抢救、转移到运动员医疗站,以及直接转运到医院的程序。
- 确保队员进行赛场情景实训,以及解决出现的任何问题。
- 在治疗过程中,始终强调患者尊严和保密的重要性。
- 检查是否有适当的应急运输车辆,以及医护人员是否做了以下工作。
  - 有进入赛场的适当认证和通行证。
  - 理解他们的工作岗位。
  - 配有适当的装备。
  - 与赛场医疗队和运动员医疗站相连接的功能齐全的通信系统。
  - 了解哪些医院已 "待命" 及前往医院的路线。

（二）安全

赛场医疗队队长除了确保运动员可以得到医疗救治外，他的主要任务是确保医疗队的运行安全。

必须使用预先确定的方案建立一个安全程序。重要的是要记住，在奥运会等大型赛事中，必须获得认证才能进入赛场，赛场仅对奥运会组委会赛场医疗队开放，而不是受伤运动员的队医。

如果赛场医疗队已观察到事故，并且发现有很明显严重的损伤（如头部或颈部损伤，或者患者失去意识），那么医疗队队长或医疗队派出的医务人员应在安全的情况下尽快进入赛场以照顾受伤的运动员。

在正常情况下，裁判通常会使用预先约定的信号表示需要医疗援助，并呼叫赛场医疗队照顾受伤的运动员。在一些体育项目中，这些信号已经在相关的运动手册中进行了描述。

然而，如果由于某些原因，官员未注意到发生的事故，但是很明显，确实发生了严重的事故，特别是在运动员的生命可能受到威胁时，医疗队队长可以考虑未经请求进入赛场。因为在不同的体育项目中有不同的规则和规定，根据体育规则，进入赛场可能损害参赛运动员的利益，赛场医疗救治专业人员应始终对未经请求进入赛场持保留态度。

除了人员安全问题之外，还必须注意运动员被取消比赛资格的问题。在一些体育项目中，如果医疗救治专业人员进入赛场为运动员提供帮助，那么就视为自动放弃了比赛／回合／场次（如拳击），这可能导致参赛运动员被自动取消比赛资格。在橄榄球运动中，医护人员可以无须裁判批准进入赛场治疗受伤的运动员，这已是一种公认的做法。

不同的体育运动有不同的惯例，但是要注意，规则经常改变，许多规则接受当地的解释。这些问题应该在赛前与赛事主办单位和 IF 技术代表讨论，以便了解赛场医疗队的期望和需求。因此，有必要与赛事官员一起确定医疗队如何及何时进入赛场，从而为有生命危险的运动员提供医疗援助。作者建议每个 IF 制订可变通的规则，以便有助于医护人员在紧急情况下对运动员进行及时治疗。

（三）场边观察

赛场医疗响应应从场边观察开始。观察创伤发生过程有助于做出诊断。在运动场、球场或田径跑道上比赛时，相对来说容易观察。但是，如果跑道或赛道分散在一个很大的区域（滑雪、一些马术项目、划船、长跑项目等），则很难观察。在这些情况下，可以在电视上追踪赛事。

一些 IF 需要一个"干净的赛场"，要求场边的人员尽量最少。赛场医疗队的位置及其视线位置必须在赛事开始前商定。如果赛事官员决定不允许场边医疗观察，那么他们也必须承担医疗响应和治疗延误的责任（通常，当医疗响应延迟及其后果已经被指出时，这将是不可接受的风险）。

如果没有亲自观察到创伤或事件的发生过程，应迅速询问目击者、裁判、官员或评委来描述事件过程。事件发生在距离比赛焦点较远的位置时，这种情况就很容易发生。了解损伤机制可以获得很多信息，如下所示。

1. 运动员的下颌或面部是否被肘部或肩部击中？

2. 运动员是在摔倒之前还是摔倒之后撞到了头部？

3. 运动员是否降落在不平坦或危险的物体／表面上？

损伤机制可以提供有关解剖位置和损伤严重程度的有价值的线索。这些信息可以指导赛场医疗队给予适当的医疗响应，明确需要将哪些人员和设备带到赛场及可能需要将哪些人员和设备留在场边。如果第一印象发现有严重的创伤或疾病，应立即呼叫其他医护人员到达赛场。如果赛场医疗队队长有无线电对讲机，甚至可以在进入赛场之前启动救护车援助，并要求提供必要的医疗设备。把手机调成扬声器模式（音量应调到最大），并确保通信无线电装有耳机。

如果医疗队被要求进入赛场，通常是因为运动员丧失了行动能力或处于痛苦之中。当一名运动员因为失去平衡或在地面上打滑而摔倒时，那么因动作过度而导致关节扭伤和（或）运动员撞击地面，或其他物体导致接触性损伤是很常见的。如果一名运动员因为拦截或者与另一名运动员或物体碰撞而摔倒，那么碰撞的解剖部位和（或）运动员撞击到地面的身体部位很可能受伤。足踝或膝部、肩部、肘部或腕部经常会发生旋转性损伤，最重要的是，脑部和颈部会发生某种形式的减速性损伤。

如果一名运动员不是因为打滑或者与其他运动员或物体有任何显著接触而倒下，那么可能存在潜在的心脏疾病或脑疾病。除非在极端炎热的条件下，否则健康的运动员通常不会昏倒或失去意识。在这些情况下，进入赛场时，应携带自动体外除颤器（automated external defibrillator，AED）、氧气和其他复苏设备。

避免将不必要的工作人员或设备带到赛场，因为这可能会干扰比赛的连续性，以及影响抢救过程，对患者和赛事不利。在赛事开始前，应预先商定谁进入赛场，携带什么设备，以及每个队员在接近运动员时要完成什么任务，当天的医疗队应在赛前情景演习中使用赛场上可用的设备来练习。

（四）接近运动员时的观察

在接近运动员时，可以获得重要信息。医疗救治专业人员应寻找显而易见的细节，如下所示。

1. 运动员在活动吗？

2. 有生命迹象吗？

3. 运动员是否被钉在物体上？

4. 运动员的肢体是否严重畸形或大出血？

（五）医疗队响应

这个过程因运动项目而异，但是我们在本手册将提出一套标准化程序，该程序可适用于单项运动的具体法律和要求。响应还取决于赛场上的医疗救治专业人员的数量、能力和技能基础（参见附录3）。

初步的响应包括以下步骤。

- 医疗队进入赛场，进行初步评估以便快速识别、治疗和稳定危及生命的情况。这应限于最基本的治疗形式，如下。
  - 气道管理。
  - 心肺复苏（cardiopulmonary resuscitation，CPR）。
- 支持呼吸。
- 气胸减压。
- 出血控制。
- 固定脊柱。

可能的治疗方法如下所示。

- 压额抬颌。
- 仰头举颏法、托颌法。
- 气道异物取出术。
- 胸部按压。
- 辅助呼吸和通气。
- 胸部穿刺减压。
- 直视下手指压迫出血血管。
- 静脉输液。
- 脊柱或肢体固定。

当患者的气道、呼吸和循环稳定后，在将患者转运到场边、运动员医疗站或救护车进行进一步评估、治疗或转移之前固定好患者。在严重受伤的情况下，必须立即直接转移到适当的权威医疗机构。例如，在高山滑雪中，可以用直升机将运动员直接从山上运送到创伤医院。如果患者可以独立站立和行走，通常明智的做法是将运动员从赛场移走，在场边进行评估，如运动脑震荡评估工具（Sport Concussion Assessment Tool，SCAT）卡评估，之后才允许运动员返回比赛。

1. 就轻伤而言，根据运动项目，在赛场进行评估是足够的，运动员也可以继续比赛或者暂时移到场边进行进一步评估。一些 IF 指出医疗评估应在场边进行。

2. 将运动员从赛场转移到场边：这个抢救过程因运动项目和赛场而有所不同。对于医疗队和运动员来说，抢救必须快速、高效和安全，并且在水上运动等复杂的赛场环境中需要专业团队和设备（参见第 21 章）。在严重受伤的情况下，运动员可能需要被固定在脊柱板、真空担架上，或救援篮中进行转移。但是在大多数情况下，运动员将自行转运，辅助或独立步行至场边。

3. 场边评估：如果运动员伤势严重，但是已经稳定下来并且固定住了，应直接转运到救护车上，不要因为将运动员带到运动员医疗站而延误治疗。立即将受伤人员撤离到适当的医疗机构继续治疗，并确保该机构已事先得到通知，以及患者随身携带了适当的病历记录。

如果运动员不需要使用救护车或直升机立即转运，那么必须在场边对运动员进行重新评估。记住，一些运动项目对医疗暂停时间有规定，必须在规定的时间内进行损伤评估和治疗，否则运动员将被取消比赛资格（如跆拳道）。这些医疗暂停有个别事件时间限制，不得超过一个累积值，否则会对比赛选手进行处罚。场边评估包括下列各项。

(1) 重复初步评估。

(2) 建立基本的生命体征监测和记录。

(3) 进行二次评估（不得超过 2～3min）。

(4) 对伤势较轻的运动员进行集中检查。

4. 管理计划：赛场医疗队队长将对于运动员是否需要住院或进一步观察做出决定。还要就能否返回比赛做出决定，但是医疗保健专业人员绝不能因为压力而快速做出决定或缩短治疗时间。

（六）赛场初步评估

初步评估旨在快速评估患者的病情，检查患者是否危重或受伤。

如果运动员有意识，重点病史可能有助于引导赛事医生找到问题的根源。如果运动员无反应，可能需要立即寻求额外的临床援助。这应该是一个预先确定的标准操作程序。

跪在患者身边的地面上开始初步评估，首先立即评估气道，再继续评估呼吸、循环并检查神经系统状态（失能）。在危急情况下，"E"表示暴露，这是提醒医疗保健专业人员接触患者以检查其他看不见的严重创伤、骨折畸形，甚至瘀斑。在一些国家，"E"代表环境评价，这个概念已被引入用于提醒医疗保健专业人员做以下工作。

- 接触胸部、腹部和四肢。
- 排除体温过低是心搏骤停的原因。
- 考虑低血糖症是昏迷或惊厥的原因。

在奥运会的界限范围内，可以在到达场边时对大多数患者进行接触评估。

初步评估是一个诊断和治疗过程，只有在发现危及生命的情况下，才能紧急中断。在继续下一阶段之前，应进行有效的治疗。

在某些情况下，患者可能同时患有几种危及生命的疾病。作为初步评估的一部分，所有危及生命的疾病必须按照特定顺序进行诊断和治疗，以免忽视任何一个特定的危及生命的情况。

赛场初步评估概要如下。

- 按压任何明显出血的部位。如果出血可能致命，到达患者身边时应立即用手按压出血部位，在特殊情况下，考虑使用止血带（参见第 6 章）。

- 患者有反应吗？询问患者是否正常或疼痛，进行警觉、口头刺激反应、疼痛反应或无反应（alert, verbal stimuli response, pain response, or unresponsive, AVPU）评估。如果可能，快速采集重点病史。

- 患者是否可以用嘴正常呼吸？呼吸有噪音吗？患者窒息了吗？呼吸异常或有嘈杂或者说话困难可能表示口腔或喉部有异物、喉部或胸部受伤，或者急性呼吸或心脏疾病。医生应立即取下任何护齿套，必要时目视口腔进行查看。如果口腔内有呕吐物或液体，则使用抽吸设备。如果有必要，遵循窒息处理流程（参见第 4 章）。

- 如果怀疑任何气道或呼吸道受损，应立即小心地将头部保持在中立位置，支撑头部和颈部，并采用仰头举颏法（如果有潜在的脊椎损伤，应采用托颌法）。给无反应的患者插入口咽通气道，保持气道通畅。

- 继续评估患者的呼吸（B）。如果在呼吸（B）评估过程中发现张力性气胸，则应进行减压。

- 如果患者无意识或者在上述 A 或 B 中的呼吸缺失或病理性呼吸未得到纠正，应进行心肺复苏（参见第 4 章）。

- 如果运动员有意识或者如果运动员无意识，但是呼吸充足，通过检查脉搏、灌注和血压来评估循环（C）。

- 如果发现清醒患者的血液循环充足，继续评估失能（D）。在赛场上，这可能包括对感觉和运动功能的简单粗略评估。如果患者无意识，则不进行此评估，进一步的神经系统评估通常价值有限。

- 如果发现意识清醒和病情稳定的患者无失能表现，必须决定是否在赛场上接触患者（E）。只有在绝对必要的情况下，才能在赛场上为运动员脱衣。通常推迟到将运动员转移到场边时才能接触患者。赛事医生必须考虑脱衣会损害患者的隐私和秘密，以及脱衣增加临床评估的价值。

1. 气道评估（A）

如果气道阻塞或受损，患者可能无法获得足够的氧气，可能出现意识水平改变、器官缺氧、甚至死亡。确保气道通畅是确保患者在危及生命的损伤或疾病中存活下来的第一步。

如果患者意识清醒，并且出现窒息现象，遵循窒息处理流程（参见第4章）。

如果患者无意识，没有呼吸或呼吸不足，应取下任何护齿套，执行仰头举颏或托颌动作，观察呼吸是否恢复正常。如果口腔内全是呕吐物，使用便携式抽吸设备和大口径硬质（Yankauer）抽吸导管进行口腔抽吸。

嘈杂呼吸音可能是由于气道内存在异物，也可能是由于无意识患者的舌部阻塞了咽喉。

如果运动员无意识并且没有呼吸，立即开始胸部按压。

嘈杂呼吸音也可能是由咽部、喉部、胸部、腹部的创伤或急性哮喘、肺栓塞、肺部急性积液或急性心肌疾病引起的。意识清醒的患者发出尖锐嘈杂的呼吸音（喘鸣）可能表明喉部或气管有损伤，特别是当吸气和呼气时都发出这些声音时。低音调吸气式鼾声（鼾声）是比较典型的"昏迷"，通常在患者恢复意识后消失。然而，患有更严重的脑损伤的患者也可能发出鼾声。在无意识的非创伤性患者中，发出深沉的鼾声可能表明大脑缺氧的存在，通常继发于严重的急性心、脑血管或肺疾病，甚至严重的低血糖症。

初步评估

　　A——气道评估

一般检查：患者的气道是否通畅，呼吸是否正常？一个简单的气道动作是否能建立一个通畅的气道？

气道检查：检查口腔是否有异物、出血、呕吐物和肿胀。清除异物，必要时抽吸上气道。检查伤口、出血、瘀青、肿胀、穿刺异物，以及喉部的畸形或移位。是否有鼾声或喘鸣？

气道触诊：迅速但轻柔地触诊喉部有无肿胀、畸形和皮下气肿。

气道听诊：很少有必要，但是如果发现呼吸异常，可以进行气道听诊。

治疗干预：

1. 尝试简单地抬下颌、抬头或托颌。

2. 考虑给无意识或半清醒状态的患者插入一个口咽通气管，沿硬腭移动倒置的管尖，然后旋转180°，将导管置于舌后的下咽部。

3. 通过寻找对称的胸部运动、倾听，以及在口腔上感觉空气的流动来检查气道干预的有效性。

4. 如果气道初步管理无效，重新定位气道或尝试高级气道管理操作（参见第4章）。

喉部损伤：气管畸形或偏斜可能表明上气道结构骨折并脱位。张力性气胸也可能出现气管偏斜。如果怀疑上气道损伤，则必须评估气道通畅程度。通过气管的空气流量取决于气道半径的四次方（r^4），因此管径的轻微减小对气道阻力和空气进入有显著影响。气道通畅程度降低可导致血液氧合减少，表现为中心性或周围性发绀、呼吸困难、脉搏血氧计上的血氧饱和度（pulse oximetry，SpO_2）下降或更严重的意识水平改变。

在插入口咽通气管之后，如果 SpO_2 读数 < 94%，则考虑通过补充供氧来支持氧合。病情持续恶化的患者可能需要高级气道管理（参见第4章）。然而，这通常是不必要的，除非有明显的上气道畸形。针对喉部损伤执行气管插管术、环甲状软骨切开术或气管造口术是一个复杂的操作，需要训练和经验。如果气道受损，只有那些具有所需技能的医疗专业人员才能进行高级气道管理。

2. 呼吸评估（B）

一旦确定气道是通畅的，评估患者的呼吸是否存在及是否正常。在赛场上，当患者处于仰卧位时，最适合检查患者的呼吸。如果患者不是处于仰卧位，在小心支撑患者的头部和颈部，使患者仰卧（圆木翻滚法——参见第4章）之前快速检查患者的背部。

在气道打开的情况下，通过观察对称的胸部运动，倾听患者唇部上方的呼吸音，以及感受呼出到颊上的空气来检查空气流动情况。如果昏迷的患者没有呼吸音，那么立即进行心肺复苏（参见第4章）。如果患者没有呼吸，但是仍有意识，不是心搏骤停，可能是严重头部损伤造成的创伤性窒息。使用手动呼吸囊、带阀面罩继续维持气道和支持通气，必要时补充供氧，同时进行更全面的检查，以确定呼吸停止的原因。

在有组织的运动环境中，如果发现运动员没有呼吸，最可能的病因如下所示。

- 气道阻塞。
- 无意识（舌梗阻）。
- 异物。
- 喉部损伤。
- 心搏骤停。
- 继发于心脏震击猝死综合征或头部损伤。

如果有创伤，那么医生还必须考虑到以下几点。

- 由于腹部突然受到严重打击造成反射性呼吸暂停。
- 心脏压塞或张力性气胸（严重的胸部创伤之后）。
- 血容量减少（伤口外出血、股骨/骨盆骨折或脾破裂造成的内出血）。

在体育赛事中，患者不太可能因为体温过低、低钾血症、高钾血症或毒素暴露而停止呼吸，但必须记得排除这些情况，尤其是在复苏失败的情况下。

如果患者呼吸异常，应查明原因并尽可能纠正。当患者病情恶化，呼吸变得更加不正常时，考虑使用更加精密的辅助通气支持。

对于临床医生来说，异常呼吸参数的定义如下。

- 静息时呼吸频率低于 8 次/分或高于 24 次/分（成人值）。
- 呼吸有深有浅。呼吸浅或通气不足（呼吸不足）常因疼痛、胸壁损伤、气胸、血胸或头部损伤引起，但如果患者焦虑或歇斯底里也有可能发生。在这些情况下，患者一般通过更快的呼吸来补偿浅呼吸，也就是说，呼吸频率增加和患者换气过度。类似地，哮喘在运动员中并不少见，运动员通过浅快呼吸来补偿支气管直径的减小。

深呼吸或换气过度（呼吸过度）可能是因为疼痛、压力、哮喘或头部损伤引起的。运动员在消耗大量能量后，例如，在马拉松比赛后或在高海拔进行的高要求的比赛中，运动员通常会深呼吸。深呼吸也可以被视为对代谢性酸中毒做出的反应，通常与糖尿病酮症酸中毒有关，当酸中毒变得更严重时，快速的浅呼吸转变为快速的深呼吸（Kussmaul 呼吸）。

- 不对称的胸壁运动。

初步评估

B——呼吸评估

一般检查： 通过观察胸部运动，将颊部贴在患者的唇上方，倾听和感受空气流动来检查呼吸。检查患者的唇部和面部是否有发绀（尤其是皮肤黝黑的患者或者在环境光差或无颜色室内灯光的情况下，发绀可能引起误解）。患者呼吸急促吗？

检查胸部

1.接触胸部。

2.有胸部伤口或穿透物吗？如果患者有开放性伤口，将一侧耳贴在伤口上，倾听有无空气进入或逸出。

3.快速评估胸部运动是否对称、畸形（连枷胸、肋骨／胸骨骨折）、胸部运动反常或减弱。

4.呼吸时疼痛吗？

5.评估呼吸深度：正常、浅和深。

6.计数呼吸频率。

如果作为一个团队工作，此时，另一位医疗救治专业人员可能更适合带上脉搏血氧计。

胸部触诊

1.对称性。

2.畸形（肋骨骨折和肿胀）。

3.压痛。

4.皮下气肿。

胸部叩诊

1.高共振（气胸的鼓音）。

2.低共振（血胸的浊音）。

胸部听诊: 听诊肺尖和上、下、侧胸壁的呼吸音是否对称分布或者是否存在病理性声音。在听诊胸部的同时计数呼吸频率。判断呼吸音是否正常。

治疗干预

1. 通过非呼吸或创伤面罩(储氧面罩,确保更高浓度的补充供氧)提供高流量(15L/min)的 100% 氧气来保持血氧饱和度。

2. 将吸入的氧气滴至 94%～98% 的饱和度。

3. 如果患者呼吸困难,并且没有脉搏血氧计可用,提供 100% 的氧气。

4. 如果发现张力性 / 严重气胸,施行针刺或外科胸部减压术(参见第16章)。

呼吸频率(respiratory rate,RR):胸部运动的次数代表了每分钟吸气和呼气的次数。测量的每分钟呼吸量如下。

- 正常(16～24 次 / 分)。
- 快速(呼吸急促＞ 24 次 / 分)。
- 缓慢(呼吸过慢＜ 8 次 / 分)。
- 缺失(窒息)。

目前对于正常的 RR 值仍没有达成普遍的共识。RR ＜ 8 次 / 分或＞ 30 次 / 分被认为是严重的病理征兆。

RR 随着运动而增加,但当运动员感到疼痛、沮丧或焦虑时也会增加。

如果呼吸正常,继续进行初步评估,评估循环(C)。

3. 循环评估(C)

此评估的主要目的是确保循环有效、充分。有证据表明,医疗专业人员不太可能通过简单的触诊来确定是否有脉搏。因此,为了避免延误和假阳性结论,如果患者失去意识并且没有呼吸,应立即进行胸部按压。

如果患者有呼吸,无论意识水平如何,仔细触诊桡动脉或颈动脉,以评估脉搏频率、质量和规律性。

脉搏频率、质量和规律性提供了有关心功能和节律的重要信息。在用手测量桡动脉脉搏的同时,通常适合测量毛细血管再充盈时间(capillary refill time,CRT)。

初步评估

C——循环

出血：四肢或躯干畸形时，应注意可能大量出血。

如果发现开放性出血，应用手按压伤口部位（注意头部的压迫性动脉出血，可能有潜在的颅骨骨折）。

如果医疗专业人员是独自一人，在伤口部位敷上圆形压迫绷带，并继续进行初步评估。

严重的肢体动脉出血可能需要使用止血带来控制出血。

检查：皮肤是否有以下情况。

1. 苍白？

2. 湿冷？

3. 湿润？

4. 干燥？

有大肿块吗？

触诊：触诊桡动脉或颈动脉，以评估以下情况。

1. 脉搏率。

2. 脉搏质量。

3. 脉搏规律性。

如果有明显的肢体畸形，触诊疑似骨折的远端脉搏，以排除骨折导致远端缺血的可能性。

测量毛细血管再充盈时间。

听诊：听诊心音。心音低沉或遥远可能表明心脏压塞。

血压：在上肢或下肢套上适当大小的血压袖带来测量血压。

治疗

1. 建立静脉注射通路。

2. 注射大剂量静脉液体，使收缩压维持在最低 90mmHg。

3. 检查心律是否异常（参见第5章）。

如果医疗救治专业人员团队在场，可有足够的时间插入静脉套管针，测量血压。如果没有医疗救治专业人员团队在场，运送到场边的时间很短（如足球、球场等），这些程序可能被延误。如果运送时间很长（如越野滑雪、马拉松等），可以考虑在运送前插入静脉导管并测量血压。

脉搏：对于健康的运动员，由于交感神经刺激增加及收缩压升高至 220mmHg（舒张压保持相对不变），心率也有所增加。如果运动员发热、疼痛或沮丧，心率可能会增加得更快。成人的正常脉搏率（脉搏）是每分钟 45～95 次。

脉搏血氧计：脉搏血氧计提供快速、无创、相对可靠的氧饱和度读数（氧从肺泡扩散到肺毛细血管，以及随后与红细胞中的血红蛋白结合）。SpO_2 的百分比可以使用脉搏血氧计来测定。然而，SpO_2 值在正常范围内并不意味着通气正常。严重贫血（可能与慢性肾衰竭有关）时，血红蛋白水平较低，但是血红蛋白可能 100% 饱和，即使身体组织处于相对缺氧的状态。

在其他方面健康的运动员群体中，低 SpO_2 值通常表明氧气从肺部向肺血流的输送不足（气道受损、气胸或血胸）。肺部疾病（高原病、肺炎、肺水肿、肺栓塞、慢性阻塞性肺病、哮喘等）也会影响 SpO_2 值，但要注意，尽管失血，读数仍可能正常。

手指脉搏血氧计：将脉搏血氧计固定在指尖，测量 SpO_2。

错误读数：大多数脉搏血氧计连接到指尖，如果手指很冷、涂了指甲油、探头连接不良，或者除了氧气以外的物质（一氧化碳）与血红蛋白结合，读数可能受影响。

正常值：在没有补充供氧的情况下，正常的 SpO_2 值为 94% 或更高。SpO_2 值为 90%～94% 可能是病理的，89% 或更低的水平意味着严重的病理情况。SpO_2 值下降表明呼吸或循环衰竭。现在建议滴定吸入的氧气水平，使 SpO_2 值达到 94%～98%，高氧水平可能导致细胞损伤，抑制恢复。

CRT：外周灌注可以通过测量 CRT 来评估。

1. 将患者的手指抬高到高于心脏水平。

2. 用拇指和示指挤压运动员的指尖，直至皮肤变白（发白）。

3. 释放指尖的压力。

4. 注意正常肤色恢复所需的时间。

5. 不到 2s 恢复肤色表明灌注充足。

外周灌注差可能是出血引起的血容量不足的指征。由于性别、年龄和环境温度等许多因素可能会影响这些值，CRT 值在院前设置的有效性是有争议的。一些研究甚至称其为无效和无用的测试。针对严重受伤的军队患者的大规模研究表明，异常的 CRT（即 > 2s）可能是潜在救生干预的必要性指标。然而，它不能被视为危及生命的损伤或疾病的孤立预测因子。

如果没有重大发现，继续对失能（D）进行初步评估。

4. 失能评估（D）

由于一项详细的神经系统检查可能需要 30min 或更长的时间，赛事医生必须有某种形式的简化检查系统，能够快速但准确地反映患者的神经系统状况。因此，初步评估中的神经系统检查应不超过 1min。简化的检查不能替代详细的神经系统检查，但是初步评估的必要性要求在进行暴露或环境（E）条件之前快速评估神经系统。如果只有一名医生在场，特别是有几个伤员同时需要评估时，时间因素就尤为重要。同样地，如果对患者的 ABC 有疑问，可以在二次评估做更详细的检查之前，进行简短的神经系统评估。

许多医生使用 AVPU 评估系统，其他则选择在国际上更普遍接受的，但是略微耗时的格拉斯哥昏迷评分（Glasgow Coma Score，GCS）。医疗队队长应进行 AVPU 评估。

（七）AVPU 系统

当时间紧迫时，AVPU 系统允许对患者的反应进行快速但有限的评估——这个助记符具体如下。

1. 警觉（alert）：患者睁开眼，神志清醒，能配合。

2. 言语（voice）：响应语音指令，但不警觉。

3. 疼痛（pain）：患者只对疼痛的刺激有反应。

4. 无反应（unresponsive）：患者对言语和疼痛刺激无反应。

这种评估的优点是只需几秒钟就可以完成。AVPU 指数被许多人用作 GCS 的"轻型"版本，可以在二次评估中进行。

重要的是要定期重复神经系统评估和记录结果，以发现和记录任何反应性的下降。

（八）GCS

GCS 可能用于初步评估，但是更常见的是在二次评估中进行。这是一个用于评估创伤和非创伤患者在头部受伤或脑血管疾病发作后意识水平的有用的系统。此评分法评估眼球运动、言语反应和运动反应，给每个人评分。最高总分 15 分（完全清醒和有意识），最低 3 分（完全没有反应）。虽然单一的 GCS 评分可提供有用的临床信息，但定期重复评估十分重要，因为如果患者的病情恶化，评分可能会迅速变化（参见第 10 章）。

如果没有重大发现，继续对暴露（E）方面进行初步评估。

"E"表示暴露，这是提醒检查者接触患者以检查其他看不见的严重创伤、骨折畸形、甚至瘀斑。

在一些国家，"E"用于表示环境评估概念，旨在提醒检查者做以下工作。

- 接触伤员。
- 排除体温过低时心搏骤停的原因。
- 考虑低血糖症是昏迷或惊厥的原因。

这取决于当地的做法及具有适当数量的医疗专业人员。在一些系统中，这些调查是二次评估的一部分。

如果创伤患者情况危急，立刻脱下患者的衣服，检查是否有可能危及生命的骨折、伤口、畸形或出血，并尽可能纠正这些情况。

一旦完成"E"评估，就开始固定患者并从赛场转移。

赛事医生应始终考虑患者隐私。如果有观众近距离观看赛事或者赛事正在电视上转播，赛事医生必须在收集更多重要的临床信息与运动员的隐私保护和某些国家可能存在的文化问题之间取得平衡。如果患者没有意识，并且没有发现可以解释意识丧失的原因，那么可以在赛场接触患者，以检测可治疗的危及生命的情况。如果做出决定，赛事医生应采取一切可能的预防措施来维护患者的尊严，如使用隐私屏幕，小心地使用毯子，甚至向外面朝赛场官员，直到检查和治疗完成。

二、将运动员从赛场转移到场边

在赛场上进行必要的救生治疗。如果患者稳定，应先将患者固定，然后将其转运到场边、运动员医疗站或救护车进行进一步评估或治疗。如果疑似脊柱损伤，必须特别注意脊柱固定（参见第 19 章）。

在严重受伤时，必须迅速转移到适当的医疗机构。如果患者失去意识，在离开赛场之前询问教练、训练员、队友或旁观者是否有任何相关信息。

如果患者可以独立站立和行走，通常在允许运动员返回赛场之前，最好将运动员从赛场转移，进行场边评估（包括 SCAT 卡评估，参见第 11 章，图 11-1）。如果有可能，在进行详细检查或更复杂的治疗之前，转移到场边或另一个遮蔽区域。

如果你认为移动会危及生命或肢体，在任何情况下都不要迫于官员的压力去移动严重受伤的患者；然而，在一些赛场上可能有必要快速撤离到一个安全的区域，因为赛场对运动员和医疗团队来说都是危险的。

如果运动员不能步行离开赛场，应提供帮助或者从赛场将运动员抬走。运动员通常会自行决定是否能够独立步行离开赛场，但是如果有严重损伤或下肢骨折的潜在危险，应鼓励他们躺下，等待被担架抬走。考虑将所有头部、胸部或骨盆受伤的运动员从赛场抬走。

从赛场抬走伤员看似简单，但如果要在不伤害运动员或搬运队员的情况下进行，需要培训和反复练习。确保所使用的设备足以应付待撤离运动员的体型和重量，并确保运送运动员的团队有足够的体力抬起及搬运伤员。赛场医疗队队长必须协调和监督撤离。计划的撤离路线应尽可能直接，必要时可以停下来让搬运队休息或改变位置。团队内部应互相理解，任何队员无法继续时都可以随时要求停下来。

三、场边评估

如果运动员伤势严重，但是已经稳定并且已固定，应直接转运到救护车上，不要因为将运动员带到运动员医疗站而延误二次评估。

重要的是不要在赛场上进行长时间的检查或进行复杂的治疗。在大多数情况下，赛场是公共场所，处于非常暴露的环境，不能给患者应有的隐私保护或尊重。如有可能，在进行详细检查或更复杂的治疗之前，移到场边或另一个有遮蔽的区域。

如果运动员不需要立即用救护车或直升机从赛场撤离，那么应在场边或运动员医疗站对运动员进行重新评估。此评估包括以下内容。

1. 重复进行初步评估。

2. 建立基本的监测并记录生命体征。

3. 进行二次评估（这应该不超过 2~3min）。

4. 确认没有危及生命的损伤后，采集重点病史并进行重点检查。

准备一份管理计划，并且在可能的情况下开始局部治疗。

（一）监测

重要的是监测生命体征，以发现患者病情是否恶化或改善。通常的做法是监测以下情况。

1. 呼吸频率：< 8 次 / 分或 > 30 次 / 分被认为是严重的病理情况。

2. SpO_2：通过补充供氧维持在 95%~98%。

3. 脉搏：速率和容量——成人的正常脉搏率为 45~95 次 / 分。

4. 血压：尽量保持最低收缩压为 90mmHg。

5. AVPU 或 GCS 评估。

6. 瞳孔大小和反应（见下文）。

7. 血糖（见下文）。

在等待救护车转运时，应将患者转为复苏体位（侧卧位），以减少患者呕吐时发生误吸的风险。尤其重要的是，在翻转患者前，要确保颈部、脊柱、骨盆和下肢充分固定。

瞳孔——病理检查结果

AVPU 或 GCS 都没有将瞳孔检查纳入其评估系统。瞳孔扩张或收缩，或瞳孔对光反射无反应，可能是即将发生大脑严重病理情况的第一个迹象，并可能在 GCS 严重下降之前被发现。

检查瞳孔是每一项神经系统评估的重要组成部分。正常健康患者的2个瞳孔的直径相似，对光的反应相同。据报道，大约20%的正常人的瞳孔不等大（本质上的瞳孔不等大），但是双眼都对光线反射有反应。如果患者的瞳孔是固定的，无论是扩张还是收缩，都应怀疑有严重的病理情况。阿片类药物中毒的典型症状是瞳孔固定收缩。然而，这种药物滥用在参赛运动员中并不常见。头部严重损伤时，可发现瞳孔固定收缩和固定扩张。若发现创伤患者的一侧或双侧瞳孔扩张，则怀疑头部受伤和颅内出血。如果一侧瞳孔的反应比另一侧慢，这也可能表明颅内出血。

血糖

在院前环境中，使用通过简单的指尖穿刺获得样本，可以很容易地测量血糖水平。因为检测严重的低血糖或高血糖水平可以让医生迅速纠正潜在的严重情况，一种便携式血糖测量仪应该在体育赛事中随时可用。虽然严重的低血糖或高血糖并不常见，但它们不应是意料之外的事件，特别是在耐力项目中。大多数低血糖发作是轻微的，但是会有明显的症状，医生偶尔也会因为低血糖合并以下情况而做出错误判断。

1. 心肌梗死。
2. 肺栓塞。
3. 脑血管疾病发作。
4. 头部损伤。
5. 中毒或癫痫发作。

当怀疑有这些症状时，应测量血糖（参见第26章）。当运动员无法自主治疗时会发生严重低血糖，以及如果血糖水平为2.5mmol/L或更低（45mg/dl），也可能发生。血糖水平低于3.9mmol/L（70mg/dl）时可以检测到轻度低血糖。

血压

血压升高也可能与头部损伤和颅内压升高有关。晕厥发作后可能立即发现低血压，低血压或血压下降也可能意味着严重的损伤，如以下情况。

1. 肺实质损害。

2. 脾出血。

3. 严重头部损伤。

4. 脊髓损伤。

在运动或比赛期间，运动员的血压通常会升高，所以发现低血压应该引起关注，尤其是当脉搏同时加快时。

创伤后，由于大量失血，血压可能下降；然而，身体通过增加心率（反射性心动过速）和向动脉系统输送更多的血液来进行补偿。如果患者脱水，也可能发生类似的反应。因此，血压低和脉搏增加是很明显的。在将患者转移到救护车或运动员医疗站之前很少会测量血压，但是必要时，可以在赛场或场边测量。成人的正常血压如下。

1. 正常的收缩压为 90～140mmHg。

2. 正常的舒张压为 60～90mmHg。

（二）二次评估（全面检查）

二次评估旨在识别其他严重（但不会立即危及生命）损伤。二次评估一般需要 2～3min。如果花太多时间检查其他未损伤的身体部位，患者的病情可能恶化。如果发现病情恶化，医疗救治专业人员应立即返回进行初步评估，重新使患者稳定，只有在患者稳定之后，才能再开始二次评估。

1. 检查并触诊是否有疼痛、压痛、擦伤或畸形 / 肿胀，从头部和面部开始，接着是颈部和喉部，然后是胸部、腹部和骨盆。

2. 测量患者的血压。

3. 如果在初步评估中已使用了 AVPU 系统，GCS 现在可以作为二次评估的一部分。

4. 检查瞳孔是否对光有反应，并快速评估有反应的患者的视力（面部或颅骨骨折时可能出现复视）。

5. 如果怀疑是糖尿病酮症酸中毒或低血糖，则测量血糖。

6. 如果还未进行，首先开始检查四肢，最后检查患者背部。

一旦完成二次评估，再次进行初步评估，以重新评估和确认患者的病情。

（三）目标式病史采集和体格检查

如果患者的病情或伤势不严重，并且已经完成了初步和二次评估，应适当地采集重点病史。询问当前的时间和其他近期的疾病和损伤。询问以前的头部损伤情况和相关疾病，如哮喘、糖尿病、癫痫等。现在适合做集中检查，旨在对受伤较轻的运动员进行鉴别诊断。如有需要，请填写 SCAT-3 卡（参见第 11 章）。

（四）管理计划

在对患者进行持续监测、二次评估和重点检查后，应制订一份医疗管理计划，包括以下内容之一。

1. 进一步的场边观察：在场边观察运动员一段时间。

2. 转移到运动员医疗站（救护车或其他遮蔽区域）进行进一步评估或治疗（如缝合），这不太适合在场边进行。远离场边有很多原因，包括患者隐私、设备的可用性、进行适当检查的能力（脑震荡评估和眼底镜检查）和卫生。所以，如果可以等到患者进入运动员医疗站或救护车后再进行治疗，那就等一等，如果不行，就立即进行治疗。

3. 将运动员转移到医院或专科医疗机构进行进一步调查、治疗或观察。请记住，运动员可能继续去世界上的其他地方，很难为他们安排适当的随访。

4. 做出返回比赛的决定。如果场边评估后，赛事医生判断允许运动员返回比赛是安全的，并且这也是 IF 规则允许的，那么运动员可以根据体育法规的要求，在通知赛事官员之后重新进入赛场。在这种情况下，必须在赛场上继续对运动员进行场边观察，任何恶化的迹象都意味着该运动员应退出比赛。如果赛事医生决定不建议运动员返回比赛，则必须在医疗记录中注明，通知相关官员和医护人员，并填写所有必要的文件（包括 IF 文件）。

5. 场边治疗后，准许患者离开。确保将所有文件（医疗记录、健康和安全报告）和运动员医疗卡的副本交给运动员，运动员收到并理解有关训练限制、休息时间、症状复发或恶化（如头部损伤）的建议，以及关于在必要时联系医生进行进一步随访的建议。如果运动员正在接受国家赛事医疗队的护理和监督，应讨论并同意将运动员交给他们治疗的决定。

在所有上述情况中，填写医疗记录，包括初步检查结果、任何治疗或使用的药物，以及医疗计划的描述和合理性。最后完成任何必要的 IF 或 IOC 事件报告，并以适当的保密方式提交。

四、运动员医疗站治疗

到达运动员医疗站之后，重复进行初步评估及重新评估 AVPU/GCS。决定是否需要进一步的检查 / 治疗，以及是否需要将患者转移到其他确定的医疗机构。

确保患者的病情稳定，然后保护患者（必要时固定不动）并将其送往适当的医疗中心。如有疑问，可以视需要观察患者，或转院作进一步检查 / 治疗。在事先约定的一段时间内进行观察，并事先决定如果患者在约定的时间内病情没有好转下一步该怎么处理。在运动员医疗站内不适合进行长时间的观察，应将患者转移到医疗中心进行持续评估、观察和治疗。

如果将患者转移到另一个医疗设施，应确保患者随身携带完整的医疗结果和任何治疗文件。

最后，请记住，运动员医疗站只是一个临时的等候区，最好尽早转移到医院或更持久的医疗设施，而不是在赛场等待和延迟观察及治疗。

五、转运至医院

如果需要进一步检查或送往医院，在转运前确保患者的病情稳定，并在必要时保护并固定患者，然后在开始转运前通知该机构，然后将其转运至适当的医疗中心。

确保陪同患者的医疗专业人员能够在不损害患者健康的情况下控制患者的病情，并确保他们有足够的设备、氧气和药物在转院过程中继续照顾患者。

可能有必要决定是否通过陆路（汽车 / 救护车）或空运转运患者。只有在患者受伤严重或道路运输时间较长从而危及患者安全的情况下，才应采取空运。只有在特殊情况下才应考虑空运，因为考虑到从赛场转到直升机、飞行时间、然后从直升机着陆点二次转运到医院，空运所需时间实际上可能比简单的公路运输时间要长。如果考虑空运，应该与空中救护服务部门和接收医院协商。

六、出院

1. 赛事结束后，在运动员出院前对其进行重新评估。

2. 如果适合，填写 SCAT-3 卡。

3. 询问在接下来的几小时内是否有家庭交通工具和护理观察员。

4. 向患者提供相关书面信息（如头部损伤卡）。

5. 如果需要，确保患者有足够的镇痛。

6. 提供有关预警症状和后续治疗的建议。

同时向体育赛事主办单位 / 官员提供一份报告，内容不用面面俱到，并及时了解患者的进展情况。最后，向体育管理机构报告严重损伤的情况（大多数机构都有严重伤亡的记录）。

七、团队合作

应反复练习 S-ABCDE 助记符，以便赛场医疗队在紧急情况下自动遵循正确的程序。如果有一个由 4 名称职的医生、院前急救人员或护士组成的医疗队在场，那么当医疗队队长评估提交的数据并协调医疗专业人员在其特定技能基础内进行相关干预时，另外 3 个人可以同时执行几项任务。

如果患者没有反应并且呼吸异常，那么可以委派以下任务。

队员 1 控制气道和头部。

- 对患者喊道，"你醒了吗？"
- 执行抬头举颏法 / 托颌法。
- 检查面部 / 唇部——听呼吸音。
- 检查气道——如果怀疑有呕吐物，需要吸痰。
- 插入口咽通气管。
- 支持氧气面罩，必要时，为患者进行通气。

- 必要时进行气管插管。

队员 2 控制胸部。

- 显露胸部和腹部。
- 检查胸部有无畸形、不对称的胸部扩张和伤口。
- 胸部触诊、叩诊和听诊。
- 必要时，针刺胸部减压。
- 必要时，胸部按压。
- 必要时，连接心电图导联。
- 必要时，除颤。

队员 3 评估外周循环、四肢骨折和骨盆。

- 按压大出血部位。
- 连接脉搏血氧计。
- 测量脉搏。
- 适当时测量血压。
- 检查和触诊四肢。
- 必要时，按压外周出血。
- 必要时，测量血压。
- 建立静脉通路。

医疗队队长

医疗队队长有全面的管理责任，协调团队，并记录结果。完成所有评估后，在医疗队队长的领导下，由整个医疗队就撤离和继续管理伤亡人员共同做出决定。医疗队队长有责任向赛场官员和赛事主办单位传达赛场医疗队的结果和讨论（尊重患者隐私），以及必要的安排，将伤员撤离到场边 / 运动员医疗站 / 救护车。可能有必要将伤员移交给其他医疗专业人员继续进行治疗，以便让队长返回赛场继续对比赛进行医疗监督。

至关重要的是，赛场上和运动员医疗站内的所有医疗专业人员应作为一个完全整合的团队一起工作。这将保证快速、有效的运动员医疗救治。

参考文献

[1] Niles, S.E., Miller, C.C., Hinds, D., Duke, J.H. & Moore, F.A. (2005) Prehospital physiologic data and lifesaving interventions in trauma patients. *Military Medicine*, **170** (**1**), 7–13.

[2] Capillary Refill Time in Adults. Emergency Medicine Journal, 25, 325–326. doi:10.1136/emj.2007.055244

第4章 赛场上的心肺复苏术

Cardiopulmonary Resuscitation on the Field of Play

Ruth Löllgen   Herbert Löllgen   David Zideman   著

潘 菲 译

周建新 黎檀实 校

心搏骤停是运动员在训练和比赛时猝死的主要原因，很少发生但是非常惨烈。据报道，运动员心搏骤停的发生率为 1∶200 000～1∶65 000。心搏骤停是指既往看似健康的个人心输出量消失、心搏意外停止。

运动员在赛场上突发心脏急症，如突然心力衰竭或心搏骤停，很可能是由各种先天／后天的心脏和非心脏原因引起的。结构性心脏病（心肌异常）似乎是主要的心搏骤停原因（占 65%～95%）。肥厚型心肌病、致心律失常性右心室发育不良和先天性冠状动脉异常是 35 岁以下人群中最常见的心搏骤停原因，而冠状动脉疾病是 35 岁以上人群中最常见的心搏骤停原因。在所有这些病理中，心室颤动是心搏骤停的潜在病理生理节律。

21 岁以下的人群中，20% 心搏骤停的原因是心脏震击猝死综合征，而这在 21 岁以后很少发生。心室颤动是在运动员被固体物体（如棒球）撞击或与另一名运动员碰撞而遭受钝性胸部创伤后，于心肌脆弱的复极期引发的。目前的研究表明，该物体必须以 49km/h 的速度移动，并在 T 波峰顶前 20ms 内撞击心脏轮廓内的胸部，才会引发心室颤动。

主动脉瘤破裂、心肌炎、主动脉瓣狭窄、二尖瓣脱垂和扩张型心肌病是心脏急症的进一步生理性病因，主要发生在老年人中。在年轻运动员中观察到的继发性电生理或心律失常的心搏骤停现象，病因包括药物诱导的心律异常和离子通道疾病，如长／短 Q-T 综合征（由钠或钾离子通道基因突变引起）、Brugada 综合征（钠离子通道基因缺陷）和家族性儿茶酚胺敏感性多形性室性心动过速（catecholaminergic polymorphic ventricular tachycardia, CPVT）（调节钙释放的兰尼碱受体异常），并且这些因素还会导致恶性室性心律失常。

心搏骤停的非心脏原因包括哮喘、中暑、脑动脉瘤破裂和继发于镰状细胞特征的运动性横纹肌溶解症。

有人提出，可以通过识别处于危险中的运动员、对各年龄组的运动员进行赛前体检、仔细审查他们的家族史和进行静息心电图检查来预防运动员发生心搏骤停。然而，赛前评估并不是所有运动项目所必需的，并且赛前心血管筛查是有限的，很难解释一些临床和研究发现，尤其是那些边缘性的发现。

理论上，就所有体育赛事而言，赛场指定医疗团队的所有成员都接受过基础生命支持和自动除颤方面的培训、认证和实践。此外，同一医疗团队的大多数成员都接受过高级生命支持及其各种基本技能的培训、认证和实践。至关重要的是，赛场医疗团队必须配有一辆装备齐全的救护车，并配备经过适当培训的专业人员，以便将患者转运到医院。

一、赛场上的心搏骤停

在赛场上，专业医疗团队对心搏骤停的管理包括及时识别、立即实施心肺复苏术和早期除颤（如需要）。最重要的是，这些简单的步骤必须在患者倒下后几秒内立即开始，方可达到较高的复苏成功率。如果在运动员倒下后 1～2min 内开始除颤，可获得 > 90% 的复苏成功率。快速除颤、药物治疗和高级气道管理增加了恢复自主循环的可能性。医疗工作者必须接受良好的心搏骤停识别培训，包括可能分散注意力的疾病，如癫痫发作和濒死呼吸。本章的目的是根据当前的国际指南，推荐一种切实可行的、系统的方法来立即管理赛场上发生的心搏骤停事件，但同时也要遵循当地推荐的做法。

一般认为，本手册的大多数用户都接受过心肺复苏术的培训并获得认证。因此，本手册仅提示建立心肺复苏术的基本步骤。对于那些没有接受过培训的人来说，仅参考本手册是远远不够的，笔者建议所有赛场医疗团队成员都要接受基本和高级生命支持课程的培训并获得资格证书。

二、心搏骤停的识别

在赛场上进行体育运动时，运动员或团队成员在与对手或同伴、运动器材或赛场设备碰撞后摔倒是很常见的。在大多数此类事件中，赛场医疗团队几乎不需要采取任何医疗行为。在没有其他证明之前，无论先前是否发生碰撞，运动员突然倒下都必须被视为心脏事件。赛场医疗团队必须快速做出反应并强制性提供医疗救治。

运动员倒地后，医疗团队应立即进入赛场，并接近运动员（见第 3 章）。运动员可能有明显的生命迹象，如短暂的癫痫或肌阵挛性抽搐，50% 的心搏骤停患者倒下后都会出现这些症状。肌阵挛性抽搐样活动被认为是继非灌注性心律失常后脑缺氧所引起的继发性行为。这种分散注意力的症状可能会导致医疗人员无法及时识别心搏骤停并启动心肺复苏术抢救生命。

在接近运动员时，轻轻摇晃他 / 她的肩膀并大喊"您还好吧？"以确定他 / 她是否有意识。如果运动员有反应，将其留在原位，并继续确定倒下的原因（图 4-1）。

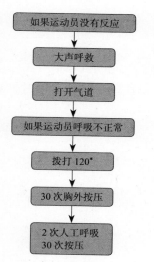

◀ **图 4-1　成人基础生命支持**
*. 或拨打国家紧急电话号码
引自 European Resuscitation Council-www.erc.edu-2014/012.

如果运动员没有反应

1.寻求帮助和自动体外除颤器（automated external defibrillator, AED）。

2.将患者转为仰卧位。

3.将患者头部后仰，下颌抬高，以打开气道。

4.气道打开时——检查呼吸（不超过 10s）。

(1) 查看患者有无胸部运动。

(2) 听患者的唇部是否有呼吸声。

(3) 感受患者的唇部是否有空气流动。

(4) 判断患者的呼吸是否正常有效。

如果患者呼吸正常

1.将患者转为复苏体位（见下文）。

2.确保使用仰头举额法手法来保持其气道通畅。

3.继续监测患者。

4.将患者转移到场边，以便进一步观察和管理。

如果患者没有呼吸

1.立即开始胸部按压。

2.确保有 AED 可用。

将胸部按压与人工呼吸相结合

胸部按压 30 次后。

(1) 转移到患者头部——如果有 2 个或以上的医疗成员在赛场上，一人进行胸部按压，另一人进行人工呼吸。

(2) 使用仰头举额法打开患者气道。

(3) 进行 2 次人工呼吸（嘴对嘴或带阀面罩）。

(4) 立即再次开始胸部按压。

(5) 交替进行 30 次胸部按压和 2 次人工呼吸。

在获得除颤仪 / AED 后

1.将除颤垫贴在患者裸露的胸部相应位置。

2.分析患者的心律。

(1) 如果使用 AED。

　　① 按照语音提示操作。

　　② 指示时进行除颤（电击）。

　　③ 每次除颤尝试后，继续胸部按压和人工呼吸——自动体外除颤器将在电击后胸部按压 2min 后再次分析患者的心律。

　　④ 如果不需要电击，则继续心肺复苏，并每 2 分钟重新分析一次心律。

　　(2) 如果使用手动除颤器。

　　① 停止胸部按压。

　　② 分析心电图显示的患者心律。

　　③ 如果需要电击，则继续胸部按压，直到除颤器充满电后，短暂停止胸部按压（并离开）以进行电击。

　　④ 电击后立即继续胸部按压。

　　⑤ 继续胸部按压 2min，然后重新分析心电图显示的患者心律。

　　⑥ 如果不需要电击，则继续心肺复苏，并每 2 分钟重新分析一次患者的心律。

　　3. 继续心肺复苏直至患者恢复自主循环。

　　4. 将患者转移到场边、医疗站或直接转移到救护车上。

　　快速评估和立即实施心肺复苏术是复苏成功的关键。一旦接近运动员后，立即评估、检查其反应能力，打开气道并快速检查呼吸情况，随后立即开始胸部按压。除短暂暂停进行心电图分析、除颤和人工呼吸外，不要中断胸部按压。

三、赛场气道管理

　　医护人员一接触受伤的运动员，就立即开始气道评估。如果一个警觉、反应灵敏的运动员用正常的声音说话，就表明他 / 她的气道通畅。与运动员持续对话不仅会提供呼吸困难的信息，而且还有助于赛场上的医生持续评估运动员的意识和精神状态。

　　如果不进行干预，无意识的运动员将无法维持自己的气道。因此，开放和保持气道通畅至关重要，在进行任何其他患者管理程序之前，必须先确保这一点。

气道管理刚开始仅是一些基本手动操作，后面逐渐发展到更复杂的干预措施。2 种简单的气道管理方法如下。

---

1. 仰头举颏法

(1) 从患者的头部后方接近他 / 她。

(2) 将一只手放在患者的额头上，并用力向后压，使其头部后仰。

(3) 用另一只手抬高下颌，使其下颌向上、向前移动。

(4) 请勿按压口腔底部的软组织，因为这会将舌推入气道而造成阻塞。

(5) 检查患者的口鼻是否有呼吸声。如果没有呼吸声，则重新调整仰头举颏法的位置。

2. 双手托颌法

(1) 从患者的头部后方接近他 / 她。

(2) 将双手放置在患者的下颌角位置。

(3) 用力向前、向上托下颌。这将使舌从咽的后部抬起。

(4) 将患者的头部保持在解剖中立位。

(5) 检查患者的口鼻是否有呼吸声。如果没有呼吸声，则重新调整双手托颌的位置。

(6) 有必要保持双手托颌手法，以打开患者的气道。

双手托颌会令患者十分痛苦，因此如果他 / 她没有反应，则表明其处于无意识状态。

如果怀疑患者有脊髓损伤，应首选双手托颌法，因为其可在不移动患者头部位置的情况下实现，仅简单的抬颌手法就足以打开患者的气道。

四、气道异物阻塞（或窒息）

气道异物阻塞（foreign body airway obstruction，FBAO）虽然很严重，但却可治疗。

如果患者有窒息的迹象，必须立即解决这一问题。检查口腔和喉部，查看窒息是否是由于异物或气道损伤引起的。如果可能，清除口腔内任何肉眼可见的异物（如果无法用手取出异物，可使用 Magill 镊子）。窒息通常是由舌向后滑落至下咽部（吞咽舌）引起的，通常可以使用简单的气道管理手法来治疗，或有必要，遵循窒息急救法（图 4-2）。

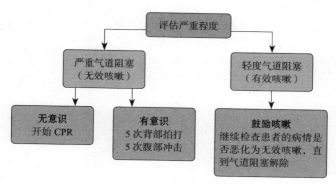

▲ 图 4-2 成人气道异物的处理
引自 European Resuscitation Council - www.erc.edu -2014/012.

如果没有肉眼可见的异物需要清除，并且患者有意识，能够站立，进行以下操作。

1. 让患者前倾。

2. 拍打患者背部中心多达 5 次。

如果此法仍不能成功取出异物，进行 5 次腹部冲击（制造人为咳嗽），进行以下操作。

1. 站在患者身后。

2. 双臂环绕患者的腹部。

3. 双手握拳，放在腹部前面。

4. 一只手向内转动拳头（拇指侧朝向腹部）。

5. 另一手抱拳，连续向内、向上冲击腹部 5 次。

重复交替进行上述背部拍打和腹部冲击方法，直到患者咳出异物或恢复意识。

如果患者躺在地上，试着让其坐立，然后进行5次背部拍打和5次腹部冲击。

如果患者无意识，开始胸部按压，以清除气道内的异物。

五、赛场呼吸管理

打开气道后，评估患者呼吸效果非常重要。最简单的检查方法就是看、听和感受呼吸。当大脑有足够的氧气供应时，心搏骤停患者在停搏前几分钟内，可观察到明显的异常呼吸模式或濒死呼吸模式。然而，这些方法通常并不有效。

将有自主有效呼吸的患者调整至复苏体位，以利于液体和异物的排出。

复苏体位

1.救护员面向患者双膝跪地，确保他/她的双腿伸直。

2.将患者近侧上肢上摆，使与其身体成直角，同时将其肘部弯曲，手掌向上。

3.然后，将患者的远侧上肢越过胸部，直到他/她的手贴在另一侧脸颊上，并将手保持在这个位置。

4.救护员一只手握患者远侧上肢。

5.另一只手握患者远侧下肢的膝部，将患者向自己方向翻动。

6.将患者头部自然置于其近侧上肢之上，将其远侧手掌手心向下置于颌下，面口稍向地面，头稍后仰。

7.采用仰头举颏法或双手托颌法来保持患者的气道通畅，如有必要，将手放在患者的颊下方，保持其头部倾斜并向下，以便液体从口中流出。

8.定期检查患者的呼吸情况，评估其气道的通畅程度。

对于没有反应和没有呼吸的患者，应立即开始胸部按压。

六、赛场循环管理

患者心搏骤停后，需要进行胸部按压来支持循环。高效的心肺复苏术依赖于有效的胸部按压，且中断次数最少。

胸部按压必须满足下列要求。

1. 以适当的按压频率（100 次 / 分）。

2. 按压深度为胸径的 1/3 或 5cm。

3. 按压位置为胸骨下半部分。

重要的是，在每次胸部按压之间要确保胸廓完全回弹，并尽量减少因任何原因造成的胸部按压中断。鼓励监测胸部按压的质量。有一些简单的设备可以测量胸部按压的深度和速率。如果可行，测量生理参数［心电图记录和呼气末二氧化碳（end-tidal CO_2，$EtCO_2$）］。$EtCO_2$ 可能与心输出量和冠状动脉血流量相关。心搏骤停期间，CO_2 无法输送到肺部，随着心肺复苏的开始，心输出量是 CO_2 输送到肺部的主要因素。如果通气量恒定，$EtCO_2$ 将与插管患者的心输出量密切相关，可以采用定量波形二氧化碳描记法来进行监测。如果 $EtCO_2$ 持续低于 10mmHg，可能表明患者恢复自主循环的可能性不大。

在一些情况下，指定的医疗团队可能会配备一个机械胸部按压设备。务必立即开始手动胸部按压，在可行并最小化中断按压时间的情况下尽快转移并使用机械胸部按压设备。机械心肺复苏术的优点是，即使在患者从赛场转移到场侧及乘救护车前往医院的过程中，它也能保持高效的胸部按压。

七、赛场胸部按压与通气的联合实施

胸部按压联合人工通气是一个完整的心肺复苏流程。胸部按压 30 次后，进行人工呼吸，直至拿到面罩复苏球囊。

人工呼吸

1. 使用仰头举颏法或双手托颌法打开患者气道。

2. 一只手保持患者的嘴张开，下颌抬高。

3. 另一只手的手指捏住患者的鼻孔。

4. 正常呼吸，用嘴封住患者的嘴。

5. 向患者吹气约 1s，观察胸部起伏情况。

6. 如果胸部无起伏，则调整气道位置。

7. 进行 2 次通气，然后恢复胸部按压。

当面罩复苏球囊可用时，使用该设备进行人工通气。

面罩复苏球囊通气技术（2 名救护员）

1. 第 1 名救护员（打开气道）

(1) 使用仰头举颏法或双手托颌法打开患者气道。

(2) 将面罩置于患者的面部。

(3) 用手固定面罩边缘，并加压于边缘以使其密封，其余手指放在下颌角处。

2. 第 2 名救护员（胸部按压与通气）

(1) 进行 30 次胸部按压。

(2) 挤压复苏球气囊给患者通气。

(3) 进行 2 次通气，然后恢复胸部按压。

如前所述，将有效的胸部按压和通气与 2min 的除颤循环相结合至关重要，阐释如下。

对于医疗专业人员和非专业人员来说，在心肺复苏术过程中充分评估患者有无脉搏并不重要。尽快开始不间断胸部按压才是心肺复苏成功的关键因素，且不应因脉搏检查而延迟。如果心电图显示的患者心律表明有循环，则可以在除颤后胸部按压 2min 后检查脉搏。

同样，"锤击胸部"已经从心肺复苏序列中删除。它的有效性尚存疑问，同时在锤击后检查脉搏，还会导致胸部按压的进一步延迟。

八、从赛场转移患者

如果心搏骤停发生在赛场上，记住，重要的是开始计划尽快将患者从赛场转移，远离观众和媒体。此外，还应该记住，队员和其他运动员、教练和赛场上的工作人员可能会因此情绪焦躁。

只要患者出现恢复自主循环的迹象，应立即进行转移。在这种情况下，应将患者抬到篮式担架或真空担架上，然后直接转移到指定救护车上，立即送往医院。在赛场上转移患者的全过程中，应持续进行监测，并在需要时继续通气。

如果患者无自主循环恢复迹象，那么进行转移会变得更困难。此外，在车辆行驶过程中，胸部按压是无效的，并且如果在转移的过程中同时进行胸部按压，肯定也会降低疗效；除非使用自动胸部按压设备。在这种情况下，尽快转移患者仍然很重要。心肺复苏术不应在此类公共赛场上持续很长时间，也不应在宣布死亡时停止。如果患者无自主循环恢复迹象，建议在第 3 次除颤后，即心肺复苏开始后约 6min，计划并尝试从赛场转移患者。除颤的疗效在第 3 次及随后的电击后减弱。当短距离移动患者时，如从赛场到场边、场边到医疗站 / 救护车，应在每次停止时重新进行胸部按压。

九、心律分析

除了高效的心肺复苏术（向衰竭的心肌输送氧气和代谢物并可能降低右心室前负荷）之外，除颤是唯一针对心室颤动和无脉性室性心动过速的心律特异性治疗，可提高出院生存率。

心搏骤停可由 4 种心律引起，如下所示。

1. 心室颤动——无序的心电活动。

2. 无脉性室性心动过速——心室肌进行规则有序的电活动，但不足以产生脉搏。

3. 无脉性电活动（pulseless electric activity，PEA）——存在规则有序的心电活动，但无机械活动或不足以产生脉搏。

4. 心搏停止——无心室机械活动，有或无心房电活动。

心室颤动和无脉性室性心动过速属于可电击除颤心律。

　　无脉性电活动和心搏停止属于不可电击除颤心律。

　　AED 能高度准确地区分可电击和不可电击心律。建议遵循 AED 急救法（图 4-3）。

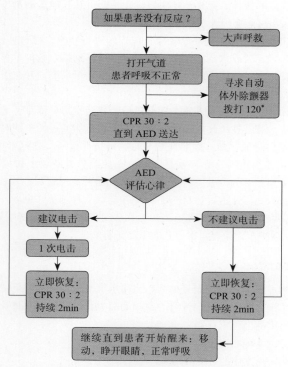

如果患者没有反应？

大声呼救

打开气道
患者呼吸不正常

寻求自动
体外除颤器
拨打 120*

CPR 30：2
直到 AED 送达

AED
评估心律

建议电击

不建议电击

1 次电击

立即恢复：
CPR 30：2
持续 2min

立即恢复：
CPR 30：2
持续 2min

继续直到患者开始醒来：移动、睁开眼睛、正常呼吸

▲ 图 4-3　自动体外除颤器（AED）操作流程

*. 或拨打国家紧急电话号码

引自 European Resuscitation Council – www.erc.edu –2014/012.

十、可电击心律

　　除颤疗效可通过以下方式提高。

1. 在 AED 充电时，持续胸部按压以尽可能减少电击前的复苏中断。这项技术确实需要医疗队队长的出色领导力和复苏组的实践。在 AED 充电完成之后，队长说"一切正常"，然后目视检查是否所有人都远离患者，或无人直接接触患者。随后，队长按下除颤按钮，立即再次开始胸部按压。电击前中断时间不应超过 5s。

2. 使用黏附垫而不是拨片式垫，也会减少电击前的中断操作，因为它们在复苏开始时使用一次，并允许心电图监测和进行除颤电击，而无须额外的中断操作来定位。

已经证明，在第一次除颤之前进行固定时间的胸部按压不会提高自主循环恢复的可能性或提高长期生存率。然而，除颤后和短暂暂停心律分析前的 2min 心肺复苏已被证明可提高心律稳定性，并最大限度地减少电击后心肌顿抑。

除颤能量水平

精确的除颤能量水平尚未确定。大多数现代除颤器提供双相波形。AED 提供一系列预先设定好的电击，但手动除颤器可能需要在充电前选择能量水平。目前建议的除颤能量水平如下。

首次电击的能量至少为 150J（一些权威机构采用 120J 的直线双相波形）。

如果首次电击不成功，并且除颤器能够提供更高的能量水平，则建议提高第 2 次及后续电击的能量水平。

十一、不可电击心律

PEA 和心搏停止不能用除颤治疗，需要持续的胸部按压和通气。

十二、可逆病因（4H 和 4T）

在每 2 分钟的心肺复苏循环中，诊断并治疗心室颤动、室性心动过速、心房颤动或心搏停止的潜在或复杂病因至关重要。考虑以下可逆情况，以进行适当的识别和处理（表 4–1）。

表 4-1　可逆病因（4H 和 4T）

H	T
低氧（hypoxia）	中毒（toxins）
低血容量（hypovolemia）	心脏压塞（心脏）（tamponade）
低 / 高钾血症 / 代谢（hypo-hyperkalemia/metabolic）	张力性气胸（tension pneumothorax）
低体温（hypothermia）	血栓形成（肺动脉 / 冠状动脉）（thrombosis）

十三、高级生命支持

一旦建立了基本生命支持，就可以考虑启动高级生命支持相关的程序（图 4-4）。如果医疗团队具备适当的技能，这些程序可以在赛场上开始，但在将患者从赛场转移后，建立高级气道管理和静脉通路可能更合适。

十四、高级气道管理

尽管气管插管是心肺复苏期间保持气道通畅和充分氧合的最佳方法，但非熟练救护员尝试气管插管极有可能引发相应的并发症。根据救护员的经验和患者的情况，通过面罩复苏球囊通气比反复尝试不成功的插管可能提供更有效、充分的氧合。要具备高级气道管理技能，需要接受频繁的经验或再培训。如果这些高级气道管理技术不能立即获得，那么在有或没有简易气道工具的情况下，将重点放在最佳的面罩复苏球囊通气上，直到具有更丰富经验的专业人员到来。

十五、简易气道工具

有 2 种简易气道工具，即口咽通气道（oropharyngeal airway，OPA）和鼻咽通气道（nasopharyngeal airway，NPA）。

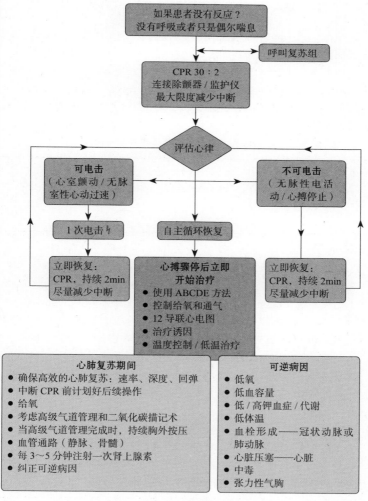

▲ 图 4-4 高级生命支持

引自 European Resuscitation Council-www.erc.edu −2014/012.

插入 OPA

1. 选择合适的 OPA, 其长度（在口外）大约相当于从门齿至下颌角的长度。
2. 用交叉指法打开患者的口腔。
3. 慢慢插入倒置的 OPA, 弯曲面朝上, 尖端指向上腭。
4. 轻轻地将 OPA 旋转 180° 至正确的方向, 同时向前推送, 直到翼缘位于前齿处。通气道到位后, 重新采用仰头举颏法或双手托颌法, 并重新评估气道的通畅程度。
5. 如果该装置不能辅助气道定位, 则应将其移除。

永远不要强行推入 OPA。下腭紧咬的患者或有呕吐反射的清醒患者不适合采用这一装置。

插入 NPA

1. 选择合适的 NPA, 其长度大约相当于从鼻尖至耳垂尖的长度。
2. NPA 的直径应该能够适应患者的鼻孔, 而不会擦伤鼻部的皮肤。粗略地估计, 直径为 6mm 的通气道适合面部较小患者, 直径为 7mm 的通气道适合面部较大患者。
3. 用无菌的水溶性润滑剂来润滑通气道的外部。
4. 将装置的尖端轻轻插入一个鼻孔。
5. 将通气道贴近鼻中线, 沿着鼻孔底部, 直接插入鼻咽部。
6. 如果有任何阻力, 将通气道从一边到另一边轻轻旋转几度, 同时向前推送。
7. 如果仍有阻力, 取出通气道, 试试插入另一个鼻孔。
8. 当通气道正确插入时, 翼缘应靠在鼻孔外侧。
9. 检查通气道内是否有空气流动。如果患者正在自主呼吸, 但感觉不到空气流动, 则取出通气道, 重新采用仰头举颏法或双手托颌法。

NPA 的作用类似于 OPA, 但它可以用于有功能性呕吐反射的患者, 甚至

是有意识的患者。

永远不要强行推入 NPA，也不应向上插入鼻子，只能向后插入，平行于鼻底部和下面的硬腭。

当试图将通气道插入疑似筛板骨折或严重面部损伤的患者时，必须非常小心，因为通气道可能会无意中进入颅骨和大脑。

十六、高级气道管理工具

高级气道管理可以通过声门上气道管理工具（supraglottic airway，SGA）或传统的气管插管来实现。

1. SGA

SGA 设备已经成为那些未掌握正式气管插管技术的人的首选通气工具。因为该设备被设计成直接插入声门上间隙，所以不需要用喉镜直接观察喉部。SGA 位于声门开口上方，不会进入喉或气管。通常使用 2 种装置，即喉罩（laryngeal mask airway，LMA）和 i-Gel 导气管。

其他的替代方法包括食管气管联合导管和喉管，这 2 种设备都是通过盲法置入气管。

2. 气管插管

气管插管是气道管理的经典标准。幸运的是，赛场上很少需要它。只有接受过正式技术培训的人才能尝试，这一过程可能需要麻醉给药，只有那些熟悉和操作过院前麻醉管理的人才能尝试。

气管插管的问题是在尝试插管时长时间没有胸部按压，可能将导管误插入食管而不是气管，以及在院前气管插管的失败率相对较高。

重要的是，在放置高级气道装置后，监测 $EtCO_2$，以确认将其正确插入气管。插入这些高级气道辅助装置的技术应是赛场医疗团队固有技能的一部分。这些技术需要正式的培训认证和临床实践监督，超出了本手册的范围。

十七、静脉通路

建立外周静脉通路，以便在初始除颤电击后给药。气管内给药不再被认为是可接受的。

静脉通路可以直接进入外周静脉，或者在 2 次静脉插管失败后，通过骨髓通路进入。

十八、骨髓通路

骨髓插管已被证明和静脉插管一样有效。药物和液体进入骨髓空间的速度较慢，但药物到达中央循环的时间相对较短。骨髓通路可建立在胫骨前部或肱骨头。新型机械式骨髓装置（EZ-IO 或 BIG）使骨髓插管成为一种安全、快速的紧急通路建立方法。

十九、药物

目前正在重新评估复苏期间药物的疗效，赛场医疗团队应完全了解最新推荐的当地做法。

1. 肾上腺素

肾上腺素（1～10ml 的 1∶10 000 溶液或 1ml 的 1∶1000 溶液）是心搏骤停时首先给患者应用的药物，目前建议在复苏序列中每 3～5 分钟给药 1 次，实际应用时通常放在交替循环的过程中。肾上腺素将改善心脏变时性和变力性，并通过其 α 肾上腺素作用，提高外周血管阻力，改善心室舒张末期压力和冠状动脉灌注。

目前没有证据表明肾上腺素的服用可以提高至出院的神经存活率。

2. 胺碘酮

胺碘酮是一种抗心律失常药物，已被证明可提高难治性心室颤动至入院的存活率。在前 3 次除颤电击后进行单次静脉注射，初始剂量为 300mg；如果心室颤动仍然抵抗除颤，可以进一步给予 150mg。

3. 利多卡因

利多卡因是一种替代的抗心律失常药物，静脉注射剂量为 1mg/kg。如果已经服用胺碘酮，则不应使用利多卡因。

4. 其他药物

阿托品、镁和碳酸氢盐在以前的心搏骤停指南中都有推荐。目前的指南不建议应用这些药物。

二十、植入式心脏除颤器

对于有自发性室性心动过速或心室颤动风险的运动员，现在可安装植入式心脏除颤器（implantable cardiac defibrillator，ICD）。如果出现室性心动过速或心室颤动心律，ICD 可感知病理节律，并通过直接植入心脏的导线自动发送约 40J 的除颤电击。从视觉上看，运动员会摔倒在地，出现短暂的全身痉挛（休克），然后恢复，并经常坐起来。在这种情况下，救护员应将运动员从赛场上移开，以便进一步评估。希望任何携带这些装置的运动员，都能在保密的情况下被医疗团队识别。

有时，使用 ICD 可能需要多次电击来实现除颤转换。在极少数情况下，使用 ICD 除颤可能会失败。如果除颤失败，继续进行正常的心肺复苏和除颤，但需要将除颤垫放置在远离 ICD 的部位。

二十一、复苏后处理

如果心肺复苏成功，并且患者出现自主循环恢复迹象，则应在有经验的医疗护送队的陪同下，立即将患者转运到医院，同时对其进行全面的生理监测。患者有可能在转运途中再次出现心搏骤停现象，需要进一步治疗。可能有必要保持通气，直到患者恢复有效的自主呼吸。

对于自主循环恢复之后，院前低温治疗的有效性，尚无定论，应当遵循当地规程。

如果心肺复苏不成功，应持续进行直至患者到达医院，绝不应该在赛场或会场宣告患者的死亡。

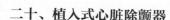

参 考 文 献

[1] Nolan, J.P., Soar, J., Zideman, D.A. et al. (2010) European Resuscitation Council guidelines for Resuscitation 2010. Section 1. Executive summary. *Resuscitation*, **81 (10)**, 1219–1276.

[2] American Heart Association (2010) American Heart Association guidelines for cardiopulmonary resuscitation and emergency cardiovascular care. *Circulation*, **122**, S640–S946.

[3] Kramer, E., Dvorak, J. & Kloeck, W. (2010) Review of the management of sudden cardiac arrest on the football field. *British Journal of Sports Medicine*, **44**, 540–545.

第 5 章　赛场心脏急症

Cardiac Emergencies on the Field of Play

Ruth Löllgen　Herbert Löllgen　David Zideman　著

陈　威　译

潘　菲　周建新　校

运动员在赛场突发心脏急症的情况很少，但如果出现，可能会危及生命。本章将讨论几种严重的心血管疾病。

- 心搏骤停。
- 急性冠脉综合征（acute coronary syndrome，ACS）。
- 主动脉瘤和主动脉夹层。
- 心肌炎。
- 高血压危象。
- 急性心律失常。

心源性猝死

据估计，在青少年和 35 岁以下的年轻人中，心源性猝死（sudden cardiac death，SCD）的发病率为每年 1/10 万。尽管"健康的生活方式"有诸多好处，但统计数据表明，年轻运动员可能比他们的同龄人有更高的 SCD 风险。在意大利，年轻运动员（12—35 岁）的风险估计比非运动员增加了 2.8 倍，而非心血管原因的风险增加了 1.7%。然而，风险因地域而不同，意大利北部的运动员在赛场突发 SCD 的比例为 2.3∶100 000，而美国的高中运动员在赛场突发 SCD 的比例为 0.5∶100 000。意大利和北美在病因上也有差异，这并不奇怪，因为意大利的主要诊断是致心律失常性右心室心肌病，而美国的主要诊断是肥厚型心肌病。

　　在赛场或体育馆，SCD 主要是由继发于心脏病的心律失常引起的。然而，心肌结构改变（主要是心肌疾病）和器质性电生理疾病（如离子通道 – 疾病 – 离子通道病）也可能导致 SCD。事实上，当存在未确诊的潜在心脏病时，运动员可能首先表现为在赛场摔倒。

　　可能导致 SCD 的继发性心脏病主要包括以下几种。

- 冠状动脉性心脏病。
- 动脉性高血压。
- 瓣膜性心脏病。
- 药物诱发的长 Q-T 间期综合征。
- 心肌炎。
- 心脏震击猝死综合征。

　　可导致 SCD 的结构异常分为机械性或电传导性。机械性猝死几乎总是由心肌病引起，而心肌病可由以下原因引起。

- 肥厚型心肌病，伴或不伴流出道梗阻。
- 致心律失常性右心室发育不良（arrhythmogenic right ventricular dysplasia，ARVD）。
- 马方综合征。

电传导性猝死通常是由离子通道病引起，包括以下几种。

- 长短 Q-T 间期综合征。
- Brugada 综合征。
- 睡眠猝死综合征（sudden unexpected nocturnal death syndrome，SUNDS）。
- 预激综合征（Wolff-Parkinson-White，WPW）。
- 房性心动过速。
- 间歇性心房颤动。
- 儿茶酚胺敏感性多形性室速（catecholaminergic polymorphic ventricular tachycardia，CPVT）。

　　在没有任何创伤或与其他运动员直接接触的情况下，观察到一名运动员在赛场突然摔倒，在没有其他证据的情况下，赛事医生应怀疑其属于 SCD。重要的是，要迅速接近倒下的运动员，并确定这是否是心脏急症。如何处理 SCD 事件，请参考第 4 章。

赛场管理：非创伤性突然摔倒

在接近运动员时，轻轻摇晃他 / 她的肩膀并大喊"您还好吧？"以确定他 / 她是否有意识。如果运动员有反应，将其留在原位，并继续确定摔倒的原因。

如果患者 / 运动员没有反应：

1. 寻求帮助和自动体外除颤器（automated external defibrillator，AED）。

2. 将患者转为仰卧位。

3. 保持患者头部向后仰，并将其下颌抬高，以打开气道。

4. 气道打开时，检查呼吸状况（不超过 10s）。

(1) 查看患者有无胸部运动。

(2) 将耳朵靠近患者的嘴部，听听有无呼吸声。

(3) 感受患者的嘴部有无空气流动。

(4) 判断患者的呼吸是否正常有效。

如果患者呼吸正常：

1. 将患者转为复苏体位（见下文）。

2. 确保使用仰头举颌法来保持其气道通畅。

3. 继续监测患者。

4. 将患者从赛场移开，以便进一步观察和管理。

如果患者没有呼吸：

1. 立即开始胸部按压。

2. 确保有 AED 可用。

如果运动员呼吸正常，且脉搏有规律：

1. 考虑倒下的非心脏原因。

2. 如果患者有意识，则询问一系列简短的重点问题，以确定临床症状。这些问题包括以下几方面。

(1) 急性胸痛。

(2) 急性呼吸困难。

(3) 突发心悸和心律不齐。

(4) 眩晕。

(5) 以前是否发生过不明原因的意识丧失（晕厥）。

(6) 急性高血压伴或不伴危象。

希望队医知道所有运动员的既往病史，并将任何严重的问题告知赛场医疗站主管（需注意隐私保护）。

如果确认或怀疑是心脏疾病，赛场医疗站应立即将运动员转移到场边进行紧急救治，然后迅速将其转移至指定的救护车，立即送往适当的医院进行确切治疗。

在奥运会上，赛场医疗站将配备除颤器，但这些设备中有许多没有心电图显示，或者即使有，也只能进行单导联心电图显示。非显示除颤器（AED）仅使用其内部心室颤动或室性心动过速算法来确定患者是否需要除颤电击。因此，AED 不能诊断或用于治疗大多数与可触知脉搏相关的心律。带有心电图显示的除颤器可能用途有限，赛场医生可能能够看到一些大致的诊断特征，如 ST 段抬高或压低或传导阻滞。赛场医疗站和大多数运动员医疗站不会配备心电监护仪；不过，大多数一线救护车携带能够提供 12 导联或多通道心电监护功能的除颤器 / 心电监护装置。建议对有心脏症状的运动员尽快使用该设备进行监测。

（一）急性冠脉综合征

ACS 可能发生在以前没有诊断出冠状动脉异常的运动员身上，或者更罕见的是，由于基因突变而引起。同时，ACS 也可能发生在既往有或没有心脏病病史的赛场工作人员身上。

ACS 临床表现 / 治疗（图 5-1）

病史： 典型病史可能以最后几天或几周内运动诱发的疼痛为特征。心前区或左臂疼痛或不适是病理性的，有时辐射到背部，通常辐射到左臂和左心前区。如果运动员主诉胸痛，应在赛场立即进行初步评估。如果生命体征正常，将患者转移到场边进行进一步评估。患者可能更喜欢坐在轮椅上或抬椅上，而不是平躺在担架上。在场边重复初步评估，呼叫救护车，并在准备将患者送往医院时进行心电图检查，如果需要，最好有心脏抢救设备。医生或有经验的急救人员应该陪同患者。在转运过程中，应对患者进行全面的生理和心电监测。采用脉搏血氧仪监测氧饱和度是必要的，并且只对缺氧患者进行氧疗。现已证明，高流量吸氧对无心肌梗死并发症的患者有害。目前的建议是，治疗目标应该是将氧饱和度保持在 94%～98%。

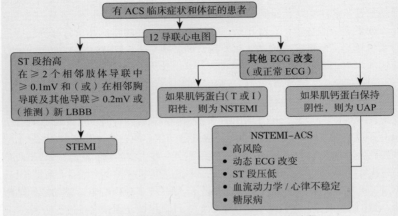

▲ 图 5-1　急性冠脉综合征（ACS）的诊断流程
LBBB. 左束支传导阻滞；ECG. 心电图；STEMI.ST 段抬高型心肌梗死；NSTEMI.
非 ST 段抬高型心肌梗死；NSTEMI-ACS. 非 ST 段抬高型急性冠脉综合征；UAP.
不稳定型心绞痛（引自 European Resuscitation Council-www.erc.edu-2014/012.）

临床检查：ACS 可能表现为胸痛、脸色苍白和大汗，这代表心输出量
减少和（或）低血压和心源性休克。作为右心室肥厚或左心房严重增大的征
象，触诊时可发现胸骨旁或心尖区隆起（心前区搏动）。听诊可闻及第三心音。
重度二尖瓣反流、急性心力衰竭和早期肺水肿可能会出现胸部干啰音、爆裂
音和收缩期杂音。

诊断：根据病史和典型心电图改变进行诊断。如果种种迹象表明患者有
既往病史，且临床检查结果为阳性，应行 12 导联心电图检查，其结果可决定
是否将患者送往指定的医疗机构进行积极救治。但是，应该记住，在急性心
肌梗死（acute myocardial infarction，AMI）的早期阶段，心电图可能没有典型
的改变，应根据临床依据做出诊断。急性 ST 段抬高型心肌梗死（ST segment
elevation myocardial infarction，STEMI）是一种严重的心脏急症，需要立即
送往医院救治。在没有其他证明的情况下，应假定为非 ST 段抬高型心肌梗死
（NSTEMI），也可能后期会发展成 STEMI。NSTEMI 是入院的明确指征。

治疗：应符合最新的指南和当地规则（图 5-2）。

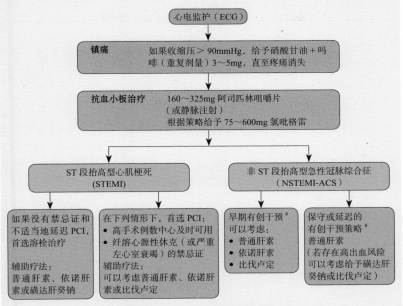

▲ **图 5-2** **急性冠脉综合征的治疗流程**

\#. 根据危险分层（引自 European Resuscitation Council-www.erc.edu-2014/012.）

1. 建立安全的静脉血管通路注射急救和镇痛药物。

2. 静脉注射 3～5mg 吗啡。吗啡可以适度降低前负荷。

3. 给药如下。

(1) 硝酸甘油（如果收缩压＞ 90mmHg）。

① 舌下含片（每次 0.3～0.9mg）。

② 气雾剂（每次 0.4～0.8mg）。

(2) 阿司匹林（160～325mg）咀嚼片。

(3) 遵循当地规则考虑给予氯吡格雷（75～600mg）。

(4) 遵循当地规则考虑给予抗凝血酶。

(5) 监测血氧饱和度，仅当患者缺氧时才给氧。

生物标志物，尤其是高敏肌钙蛋白和肽素，以及 CK-MB 和 C 反应蛋白是急性心肌梗死的诊断标志物，但在场馆不太可能获得这些指标。不建议在场馆采血或检测肌钙蛋白。

（二）主动脉瘤和主动脉夹层

急性院外主动脉瘤（aortic aneurysm，AA）破裂在大多数情况下无法预防或治疗，并可能导致灾难性死亡。主动脉夹层（aortic dissection，AD）多常见于高身高运动员（身高 ≥ 190cm），如篮球、排球或划船运动员，或者马方综合征患者。在可卡因滥用者身上也可以看到这种症状。

AA 或 AD 临床表现 / 治疗

病史：可自发发生，也可在胸部钝性或穿透性创伤后发生。

临床检查：与主动脉夹层相关的疼痛以严重性、突然性和位于背部为特征。患者经常处于循环衰竭或即将摔倒的状态。

治疗

1. 进行全面的生理监测。

2. 控制性高流量氧疗，以保持氧饱和度在 94%～98%。

3. 使用两个大口径管道获得静脉通路。

4. 给予适当的镇痛。

5. 开始液体复苏，使收缩压保持在 90mmHg 以上。

6. 安排担架立即将患者从赛场撤离。

7. 如果怀疑有 AD，请立即将患者转移到心胸外科，由适当的专业医护人员进行治疗。请注意，如果 AA 破裂或夹层延伸并穿透主动脉外壁，这些患者的病情可能会迅速恶化，并伴有衰竭，甚至心搏停止。

（三）心包疾病：心肌炎

病毒性心肌炎通常与近期发热性病毒感染史有关。运动员出现胸痛，必须将其与 ACS 的症状区分开来。通常，心肌炎引起的疼痛会突然发作，并可能会在运动员上场之前持续数小时或数天。ACS 疼痛是一种典型的压痛，随着运动量增大而加重，且持续时间较短。据估计，心肌炎是 SCD 的主要病因，约有 20% 的成人（40 岁以下）的死亡与此相关，包括年轻运动员。

如果运动员患有病毒性呼吸道或胃肠道疾病，并希望继续训练或在参加比赛之前，强烈建议他们接受医疗建议。

赛场的心肌炎处理

病史：可能有近期病毒感染史。突然、剧烈、刺痛、胸骨后或左侧胸前区疼痛，在仰卧位或吸气时疼痛加重，疼痛可能伴有心悸。

临床检查：通常在心脏收缩期和舒张期听诊时会听到尖锐的摩擦声，这种摩擦声可能会随着患者的体位而变化。有时，这种现象可能是间歇性的，尤其是存在渗出性心包炎时。心音可因心包积液增多而减弱，可能会发生心脏压塞，因此将患者送往医院做紧急超声心动图检查至关重要。心包摩擦音也可能发生在透壁性心肌梗死的晚期。

治疗

1. 生命体征监测。

2. 与 ACS 鉴别诊断。

3. 高流量吸氧，保持氧饱和度为 94%～98%。

4. 建立静脉通道。

5. 镇痛治疗。

6. 将患者从赛场撤离，并立即转运到医院进行全面检查。

（四）高血压危象

高血压危象被定义为收缩压＞ 180mmHg 或舒张压＞ 120mmHg，常伴有严重头痛、呼吸困难、鼻出血和严重焦虑等症状。认识并治疗这些危象十分重要，因为长期遭受严重的高血压会引起脑卒中、心脏病发作和肾衰竭。1%～2% 的成人高血压患者会出现高血压危象。

T_6 以上脊髓病变的残奥会运动员可出现高血压危象，称为自主神经反射障碍。众所周知，运动员会用这种方法来"提高"比赛成绩。高血压必须作为急症治疗，因为它可能导致脑卒中。最简单且通常最有效的治疗方法是控制病因，排空运动员的膀胱或排便（见第 23 章）。

高血压危象的临床表现／治疗

病史：患者可主诉头晕、恶心、头痛、意识水平改变，并可能伴有急性胸痛。高血压可能导致患者晕厥。

临床检查：在基本的心血管检查中，脉搏可能搏动过快，并且收缩压和舒张压测量值很高。AVPU 评分（警觉、声音、疼痛、无反应）或格拉斯哥昏迷评分（Glasgow Coma Scale，GCS）可能有所改变。

治疗

1. 在赛场进行初步评估。

2. 将运动员转移到场边进行进一步评估。

3. 如果收缩压＞ 200mmHg，应立即将患者送往医院，最好在重症监护下进行谨慎降压治疗，以避免脑灌注障碍（脑卒中）。

4. 治疗的目标是在 1～2h 内以平稳和可控的方式将血压降低约 25%。

(1) 考虑给予降压药物，如舌下含服硝酸甘油（片剂或气雾剂）、舌下含服硝苯地平或卡托普利 12.5mg。

(2) 血压快速且不受控制的下降可能会导致大脑、冠状动脉或肾脏缺血或梗死。

(3) 继续仔细监测血压。

(4) 残奥会运动员考虑治疗主要病因（膀胱或直肠充盈）。

（五）急性心律失常

心律失常通常分为心动过缓或心动过速。在赛场，最简单的诊断方法就是触诊脉搏并记录其频率和规律性。此外，运动员可能会描述胸部不规则的心悸和身体不适等非特异性症状。心电图将提供更多信息并记录事件。

（六）心动过缓

经过良好训练的运动员在运动后心率恢复到正常水平时，通常可以观察到窦性心动过缓现象，即静息时心率低至 30 次 / 分。一度或二度房室传导阻滞可能是训练有素运动员的生理学表现。三度或完全性房室传导阻滞可能是先天性或后天获得性，其症状在 30 岁以上的患者中出现，需要植入起搏器。在其他健康的优秀运动员中，三度房室传导阻滞极为罕见。

心动过缓临床表现 / 治疗

病史： 二度房室传导阻滞在静息时可诱发症状，如头晕，但在运动中会消失。在户外运动中，医生应询问运动员近期是否有蜱虫叮咬史，因为这些叮咬可诱发心动过缓，需要抗生素治疗（莱姆疏螺旋体病）。

听诊： 三度房室传导阻滞可听到一种"大炮音"，而二度房室传导阻滞可听到交替的心音。

治疗： 参照心动过缓诊疗流程图（图 5-3）或当地规则，尽早将患者送往医院接受治疗。

使用 ABCDE 方法进行评估以下方面。

1. 高流量吸氧，保持氧饱和度为 94%～98%。

2. 建立静脉通路。

3. 监测生命体征并行心电图检查。

4. 识别并治疗可逆原因（见第 4 章）。

5. 评估病情加重征象，如下所示。

(1) 心源性休克。

(2) 晕厥。

(3) 心肌缺血。

(4) 心力衰竭。

6. 如患者无不良迹象，则应继续观察并将其送往医院进行进一步治疗。

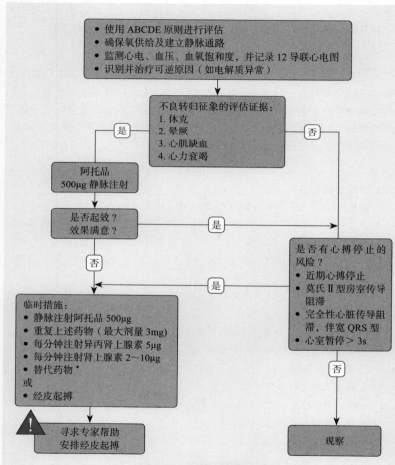

▲ 图 5-3　心动过缓的处理流程

*. 替代药物包括氨茶碱、多巴胺、胰高血糖素（如果 β 受体拮抗药或钙通道拮抗药过量），可以用格隆溴铵替代阿托品（引自 European Resuscitation Council-www.erc.edu-2014/012.）

7. 如患者有不良迹象，应考虑以下几点。

(1) 静脉注射阿托品 0.5mg。

(2) 重复注射阿托品（最大剂量 3mg）。

(3) 考虑以下几点。

① 每分钟注射异丙肾上腺素 5μg。

② 每分钟注射肾上腺素 2~10μg。

③ 经皮心脏起搏。

(4) 将患者转运到医院进行持续治疗。

（七）心动过速

大部分心动过速都很简单，而且往往是自限性的。然而，它们的识别和临床管理对运动员的整体医疗保健、训练计划和竞技能力都至关重要。

心动过速的临床表现 / 治疗

病史：第一次出现这种症状，还是既往有任何临床病史和急性治疗的经历。症状包括心率加速、焦虑、呼吸困难、头晕、晕厥，甚至胸痛。救护员应将运动员从赛场转移到医疗站进行心电图记录和监测，直到心动过速自行调节或接受进一步治疗。该事件应仔细记录。有上述任何一种情况，运动员在进一步训练前都必须接受心脏病随访。

治疗：参照心动过速诊疗流程图（图 5-4）或当地规则，尽快将患者送往医院进行持续治疗。

1. 使用 ABCDE 方法进行评估。

2. 高流量吸氧，保持氧饱和度为 94%~98%。

3. 建立静脉通路。

4. 建立生理监测并记录心电图。

5. 识别并治疗可逆原因（见第 4 章）。

6. 评估患者是否有恶化症状。

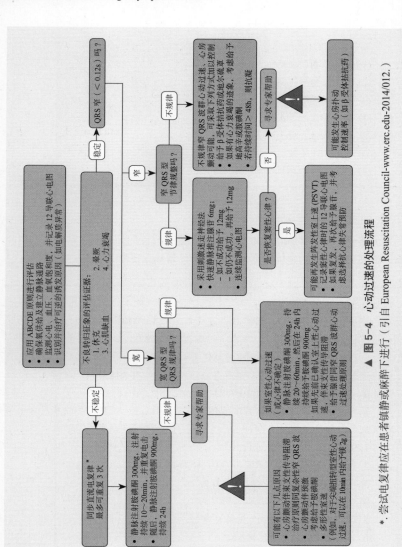

▲ 图 5-4　心动过速的处理流程（引自 European Resuscitation Council-www.erc.edu-2014/012.）

* 尝试电复律应在患者镇静或麻醉下进行

(1) 心源性休克。

(2) 晕厥。

(3) 心肌缺血。

(4) 心力衰竭。

7. 如果心血管稳定，治疗将取决于 QRS 波是窄波还是宽波。在大多数情况下，这些患者应被送往相应的医院进行持续治疗。

(1) 如果患者为稳定的窄 QRS 波群规律性心动过速，考虑以下因素。

① 迷走神经刺激法。

② 静脉注射腺苷 6mg；如果在心电图监测下观察无效，则随后连续两次注射 12mg。注意，注射腺苷可能会诱发短暂的房室传导阻滞或心搏停止，只有具备诊断和治疗技能的医疗专业人员才能操作。

③ 如果上述方法都治疗失败，立即将患者送往医院，因为这可能是心房扑动。

(2) 若如果患者为稳定的窄 QRS 波群不规则心动过速，考虑以下因素。

① 诊断心房颤动。

② 通过以下方法控制心室频率。

● 肾上腺素受体拮抗药。

● 地尔硫䓬。

③ 如果有心力衰竭的迹象，给予以下药物。

● 地高辛。

● 胺碘酮。

● 如果心血管不稳定，考虑紧急直流电复律（这是一种先进的方法），如果患者有意识，可能需要镇静。只有具备专业技能的人员才能采用这种治疗方法。

● 除非治疗医生已经接受过心动过速方面的培训，且已能熟练处理这一情况，否则不要尝试治疗。在大多数情况下，最简单、最安全的方法是立即将患者转运到医院接受确定性的治疗。

（八）无脉性室性心动过速和心室颤动

这些危及生命的情况需要立即开始胸外按压和全面实施心肺复苏（见第4章）。

参考文献

[1] Nolan, J.P., Soar, J., Zideman, D.A. et al. (2010) ERC Guidelines Writing Group. European Resuscitation Council Guidelines for Resuscitation 2010 Section 1. Executive summary. *Resuscitation*, **81 (10)**, 1219–1276.

[2] American Heart Association (2010) American Heart Association guidelines for cardiopulmonary resuscitation and emergency cardiovascular care.

Circulation, **122**, S640–S946.

[3] Pellis, T., Link, M., Antzelelvitch, C. & Kohl, P. (2007. Ch 63) Sudden death in athletes. In: Paradis, N., Halperin, H.R., Kern, K.B., Wenzel, V. & Chamberlain, D.A. (eds), *Cardiac Arrest*, 2nd edn. Cambridge University Press, pp. 1148–1200.

第6章 控制出血与输液管理

Control of Hemorrhage and Infusion Management

Kenneth Wing Cheung Wu　　Hiu Fai Ho **著**

潘　菲 **译**

陈　威　周建新 **校**

一、概述

在体育运动中，严重出血事件很少发生。当发生出血时，早期干预对防止病情恶化和循环衰竭至关重要。

幸运的是，在赛场上看到的大多数伤口出血都很轻微，通常发生在与另一名运动员或运动器械碰撞时。许多出血伤口可以立即在赛场或运动员医疗站处理。在大多数运动项目中，运动员可以重返赛场，不会因离开赛场进行场边治疗而受到处罚（橄榄球联盟有"血箱"规则，允许运动员离开赛场后15min 内重返赛场）。

在速降滑雪、雪橇、自行车、赛车或马术等高速运动中发生碰撞可能会导致严重创伤。当马摔倒碾压运动员时，也可能发生严重伤害；严重撕裂伤或穿透伤可能是由运动器材造成的，如滑冰鞋的刀刃、滑雪板的边缘、标枪或步枪子弹。

当出血可见时，很容易做出诊断。根据伤口的大小和部位，出血量可从轻微失血到大出血。需要迅速采取行动来控制出血，尤其要及时处理活动性出血（见第3章）。

有时出血是隐匿性的，内部脏器损伤可能不会被观察到。受伤的运动员最初可能表现良好，但随后因低血容量性休克而晕倒。在体育赛事的紧急情况下，如何识别内出血来源是一个诊断难题，所以在评估遭受高速碰撞或钝性创伤的运动员时，有必要保持高度警惕性。受伤机制是发现隐匿性损伤的重要指向标。需要系统的方法和详细的检查来确定运动员是否有内出血，以及是否需要将运动员转运至医院进行进一步检查和治疗。虽然不要求在赛场做出准确的诊断，但有必要确定是否有内出血，如果怀疑有内出血，则应尽快将运动员转运至医院。

评估出血伤口时，还必须评估伤口下组织结构是否有损伤，如骨骼、肌腱和神经。如果伤口下组织结构已出现损伤，应将运动员转运至医院进行进一步治疗。

随着数字技术的进步，在场边已经可以使用超声（ultrasonography，USG）检查，以检测任何隐匿的腹腔内或胸腔内出血。USG 的使用需要培训至专业水平。但是，需要指出的是，在内出血早期阶段，体腔内可能没有足够的液体，USG 检测为阴性。受伤机制、临床症状和高度警惕性仍然是主要的诊断工具。

二、赛场的出血控制

在出血这种情况下，应采用相同的赛场处理原则 S-ABCDE——安全（safety）、气道（airway）、呼吸（breathing）、循环（circulation）、失能（disability）、环境 / 暴露（environment/exposure）（见第 3 章）。

在处理任何体液时，使用个人防护设备来防止血液传播疾病是至关重要的，并且必须采取全面性预防措施。佩戴乙烯基或乳胶手套是必不可少的，大量出血时，可能需要戴护目镜或面屏。

三、外出血伤口

直接按压出血部位是处理所有出血伤口的标准方法。

在赛场，用干净的（瓶装）水冲洗伤口上的泥浆或碎片。这种清洗方法已被证明是安全有效的。如果伤口被污染，用大量的水冲洗伤口，并用干净的纱布擦拭伤口表面的污垢和碎片。

为了止血，将无菌纱布放在伤口上，并直接按压（按压颅骨骨折部位时应极为谨慎）。不要通过探查开放性伤口或取下纱布来检查出血是否停止，从而破坏任何已形成的凝血块。用绷带将纱布固定在伤口上，绷带应有足够张力以止血，但如果将绷带缠绕在肢体上，则不应太紧，以免阻碍末梢循环。在使用绷带后，通过检查肢体颜色、毛细血管再充盈时间（capillary refilling time，CRT）和远端脉搏搏动情况来间歇性地监测远端血液循环是极为重要的。

如果出血量很大或有动脉出血，可能需要在伤口上施加更大的压力，并持续更长的时间。在某些情况下，考虑使用止血带来止血。一旦患者被转运到运动员医疗站，可能需要进行缝合止血。

如果伤口继续出血，并且可以看到透过敷料和绷带，不要取下敷料和绷带。如有必要，在已包扎的伤口敷料上放置更多纱布以将其固定到位，或者用额外的绷带或保鲜膜包裹伤口。最重要的是，尽快将运动员转运至医院进行确定性治疗。

切记将所有丢弃的污染棉签和敷料取出，并将其放入相应的垃圾箱内。此外，确保从赛场或运动器械表面彻底清除任何血液或体液。

四、止血新技术

新的止血材料与以前的出血控制技术相结合（海湾战争期间采用），在院前处置中越来越受到欢迎。虽然这些方法在赛场并不常用，但在严重出血时也可考虑使用。

（一）止血敷料（凝血药）

凝血药以粉末或凝胶的形式出现，可以直接应用在外出血伤口上或纱布上。QuickClot 这类凝血药会吸收血液中的所有液体，留下凝血因子，从而加速止血。然而，它们的功效也受到质疑。使用后有动脉血栓形成的风险，因此应谨慎使用。

Celox 纱布是一种含有止血颗粒的高密度纱布，已被证明在院前环境中有效。将纱布敷在伤口上，并用绷带固定好。在正式手术治疗之前，不要取下。

（二）止血带

止血带技术已被用于战场和日常环境中的止血。止血带应用于伤口附近并拉紧，直至出血停止。在获得确定性外科手术治疗和输血之前，止血带不应松开或取下。在不同环境中，建议使用专门设计的止血带，如军用止血带（combat application tourniquet，CAT），并应由医疗专业人员使用。有时，可能需要使用第 2 条止血带和止血敷料来完全止血。

虽然止血带可以有效止血，但始终存在远端组织缺血和潜在组织坏死的风险。此外，止血带可能不仅不能阻止动脉出血，还可能会损害静脉回流，从而进一步减少血容量。不过，这通常只有在止血带没有正确使用时才会出现。

在运动环境中，仅在直接按压伤口不能止住大出血时，才使用止血带。使用止血带后，要记录使用时间，并尽快将运动员转运至医院。在将伤员从赛场撤离、治疗和转运过程中，应随时书面记录生命体征（呼吸频率、脉搏、血氧饱和度、血压和格拉斯哥昏迷量表）。

五、内出血

如果怀疑有内出血，应让其佩戴非重复吸入面罩，提供高流量吸氧，并滴定吸氧浓度使氧饱和度维持在 94%～98% 的水平。建立全面的心血管监测和静脉注射通路。重要的是尽快寻求帮助，启动急救服务，并在需要时实施心肺复苏。同时，应将患者立即转运至最近的创伤医院。

内出血的来源包括腹部的肝、脾和肾，骨盆或长骨骨折。数升血液会流失到体腔中，导致休克症状和体征。

在钝性创伤的情况下，损伤可看起来无关紧要；在初步评估时，运动员可能看起来比较稳定，被允许继续参加比赛，甚至被允许离开赛场。在这种情形下，保持高度警惕是必要的，反复检查和评估对运动员的后续健康至关重要。当运动员离开赛场时，必须向其教练／团队发出书面或口头指示。

严重的骨盆骨折中，骨盆可能出现压痛和不稳定。下肢可能会出现短缩和外旋。可出现静脉和（或）动脉出血导致的大出血。重要的是，一旦怀疑患者发生骨盆骨折，就不要进一步检查骨盆，以避免骨折部位的进一步损伤和出血。在赛场，轻轻地向内旋转双腿，然后用绷带将它们固定在一起，以减少骨盆内的潜在空间，减少骨盆容量。商用骨盆固定带、三角形绷带或简单的床单都可用于包裹骨盆，以捆绑并固定不稳定的骨盆（见第 18 章）。

如果受伤的运动员既往服用了抗凝血药物或有凝血异常，需要额外的治

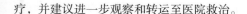

疗，并建议进一步观察和转运至医院救治。

六、输液管理

根据 2014 年世界反兴奋剂机构（World Anti-Doping Agency，WADA）发布的禁用清单，在紧急情况下允许静脉输液（见第 31 章）。然而，必须仔细记录所有治疗依据，包括症状、体征和原因。

在患者受伤严重时，很难评估出血量，并且这样做也没有任何意义。失血需要治疗，而不是分类。在运动环境中，心率通常会在比赛时升高，而在休息时恢复。休克时，脉率会逐渐增加，脉搏强度逐渐降低。需要注意的是，训练有素、身体健康的运动员心血管系统可以代偿失血症状，低血容量出现的常见体征和症状可能会延迟发生，从而突然出现快速的循环恶化。因此，早期干预和持续密切的生理指标监测至关重要。应在外周静脉建立 2 个静脉通路，如果不能建立外周静脉血管通路，可以选择获得骨髓腔内输液通路。

允许性低血压是目前治疗创伤患者液体复苏的主流。其中，收缩压应保持在 90mmHg 左右，并仔细监测和给药。这一治疗方法旨在避免大量输注液体稀释凝血因子，并尽量降低因局部血管压力突然升高而导致伤口处血凝块移位的风险。

当评估循环时，血压监测是必不可少的。将无创血压袖带放在未受伤的肢体上，并进行早期（手动）血压测量。在很难获得无创血压的地方，使用外周动脉脉搏作为收缩压的指标。桡动脉搏动缺失表明收缩压≤ 90mmHg。使用桡动脉脉搏缺失作为液体复苏的指导，早期给予 250ml 晶体液进行试验性治疗。

显而易见，为了输血而在赛场或医疗站储存血液制品既不实用，也不推荐。然而，某些急救服务，特别是直升机紧急医疗服务（helicopter emergency medical service，HEMS），会携带 O 型阴性红细胞悬液和血液制品作为储备。如果有明确的输血需求，应提前告知接收医院，在患者进入急诊室前提前准备好血液及血液制品。

因为现场无法获得血液，晶体液是输注液体的首选。晶体液相对便宜，保质期长，易于储存。不同种类的晶体液中，最常用的是 0.9% 生理盐水或乳酸林格液。如有可能应加热静脉输注的液体，并应采取常规措施，确保维持受伤运动员的核心温度。

七、结论

在赛场控制出血时，治疗医生应保持警惕和果断。虽然这种非常严重的损伤在运动中并不常见，但快速、准确的诊断和早期干预对于正确处理出血至关重要。

参考文献

[1] AHA Journals (2000) *New guidelines*. AHA Journal Circulation online., retrieved November 20, 2013 at http://circ.ahajournals.org/content/102/suppl_1/I-77.full?sid=00a464f0 -3e39-4e24-bb6a-e7fab0e65e85

[2] Beam, J.W. (2006) Wound cleansing: water or saline? *Journal of Athletic Training*, **41** (2), 196-197.Retrieved on November 20, 2013 at http://www.ncbi.nlm.nih.gov/pmc/articles/PMC1472650/

[3] Fernandez R, Griffiths R. Water for wound cleansing. Cochrane Database of Systematic Reviews 2012, Issue 2. Art. No.: CD003861. DOI: 10.1002/14651858.CD003861.pub3. The Cochrane Collaboration. Published by John Wiley & Sons, Ltd.

[4] Max N (2003) *Blood clotter flopped in Iraq, sold at home.*, defensetech.org, June 11th, 2003. Retrieved November 20, 2013 at http://defensetech.org/2003/06/11/blood-clotter-flopped-in-iraq-sold-at-home/

[5] Rall JM *et al.* (2012) *Comparison of novel hemostatic gauzes to Quikclot CombatGauze in a standardized swine model of uncontrolled hemorrhage*. Report #TR-2012-22. Naval Medical Research Unit, San Antonio.

[6] Smith, A. *et al.* (2013) *Immediate Care in Sport Course Manual*, RFU.

[7] Simpson E, Lin Y, Stanworth S, Birchall J, Doree C, Hyde C. Recombinant factor VIIa for the prevention and treatment of bleeding in patients without haemophilia. Cochrane Database of Systematic Reviews 2012, Issue 3. Art. No.: CD005011. DOI: 10.1002/14651858. CD005011.pub4.

[8] The Cochrane Collaboration. Published by John Wiley & Sons, Ltd.

[9] The American College of Surgeons, ACS/ATLS (2007) *American College of Surgeons/Advanced Trauma Life Support* [26] in Spahn D.R. *et al.*, *Critical Care*, 11:R17, retrieved on November 20, 2013 at http://ccforum.com/content/11/1/R17.

[10] WADA, World Anti-Doping Program, (2011) *Medical information to support the decisions of TUECs*, : 1. Retrieved on November 20, 2013 at http://www.wada-ama.org/Documents/Science_Medicine/Medical_info_to_support_TUECs/WADA_Medical_info_IV_infusions_3.0_EN.pdf

第7章 过敏反应

Anaphylaxis

Andy Smith　Jerry Nolan **著**

陈　威 **译**

王俊康　周建新 **校**

一、概述

医疗团队应充分了解已知运动员群体（运动员和管理团队）的过敏史、曾用药物和既往病史。理想情况下，这些信息与运动员的人口统计资料和联系方式一起随时可用，并在预先准备好的信息表上填写，如有需要，将和运动员一同转运至医院。使用结构化方法记录病史，如 SAMPLE 的首字母缩写。

- S：体征和症状（signs and symptoms）。
- A：过敏症（allergies）。
- M：曾用药物（medications）。
- P：既往病史（past medical history）。
- L：上次餐饮情况（last meal and drink）。
- E：损伤/疾病的事件和环境（events and environment of the injury/illness）。

对运动员进行医疗急救的一般方法与对创伤患者的救治方法相同，即安全、气道、呼吸、循环、意识、环境（或暴露）（ABCDE）。在医疗急救和衰竭的情况下，通常固定颈椎是没有指征的，也不需要。

过敏反应是一种严重的、危及生命的、全身性的或系统性的超敏反应。其特征是急剧恶化且威胁生命的气道和（或）呼吸和（或）循环问题，通常伴随皮肤和黏膜改变。

过敏反应是 I 型变态反应，是由 IgE 介导的多系统综合征（尽管许多是非 IgE 介导的），由多种炎症物质（如组胺）的释放引起，以响应已知或未知的过敏原。这些炎症物质从肥大细胞和（或）嗜碱性粒细胞中释放，是血管扩张、水肿和毛细血管通透性增加的原因。

目前，世界一些地区的过敏病例正在增加，例如，英国每年报告的过敏死亡病例约为 20 例。过敏反应由大范围的激活物触发。如下所示。

- 昆虫蜇伤，如蜜蜂和黄蜂叮咬。
- 药物，如青霉素、非甾体抗炎药（nonsteroidal antiinflammatory drugs，NSAID）（阿司匹林）。
- 食物，如坚果和海鲜。
- 氯己定。
- 乳胶，如外科手套或设备。

在许多过敏反应病例中，并未找到过敏原，并且有相当数量的过敏病例是特发性的，即非 IgE 介导的。当运动员有其他疾病，特别是哮喘时，过敏性发作的程度往往更加严重。

二、症状和体征

严重的过敏反应发作往往在接触过敏原后不久发生。例如，药物反应在静脉注射后的 5min 内、昆虫蜇伤在昆虫叮咬后的 10～15min 内及食物在用餐后的 30～35min 内发生过敏反应。对于某些食物（海产品），发生过敏反应的时间可能要更短一些。

通过使用 ABCDE 法进行观察，体征和症状包括以下方面。

1. 气道

唇、舌、咽、会厌肿胀，引起以下情况。

(1) 气道闭合导致呼吸和吞咽困难，患者描述"嗓子塞住了"。

(2) 声音嘶哑。

(3) 哮鸣音，即一种声音尖锐的吸气噪音。

2. 呼吸

可能由平滑肌痉挛和堵塞导致支气管收缩，出现以下情况。

(1) 更加用力呼吸，呼吸频率加快（呼吸急促）。

(2) 支气管痉挛引起呼气喘鸣。

(3) 脑缺氧导致意识模糊。

(4) 嗜睡导致精疲力竭。

(5) 呼吸衰竭伴发绀症状。

(6) 呼吸停止（如果症状和体征没有得到及时识别和及时治疗）。

3. 心血管

(1) 外周血管扩张，皮肤潮红温暖。

(2) 毛细血管通透性增加，体循环液体流失（水肿）。

(3) 心率加快（心动过速）。

(4) 低血压导致虚脱。

(5) 心电图上可能的心肌缺血和心律失常。

(6) 心搏骤停（如果症状和体征没有得到及时识别和及时治疗）。

4. 神经系统

由于缺氧、大脑灌注不足而引起的意识模糊、焦虑不安和失去知觉。

5. 皮肤

(1) 瘙痒，表现为广泛瘙痒。

(2) 荨麻疹，表现为风癫、风疹、风疹块或红色肿块。

(3) 血管性水肿，表现为深层组织（眼睑、唇和口咽）的肿胀。

6. 胃肠道

(1) 恶心与呕吐。

(2) 腹部绞痛和腹泻。

单独皮肤或黏膜的改变不是过敏反应的标志。

三、过敏反应的处理

早期识别和积极处理可以防止过敏反应的进展。

在过敏性反应流程图中概述了过敏反应的处理步骤（图 7-1）。及时识别和早期肌内注射肾上腺素是治疗成功的关键。

采用系统的方法。

1. 检查是否安全：ABCDE。

2. 发现危及生命的情况及时处理。

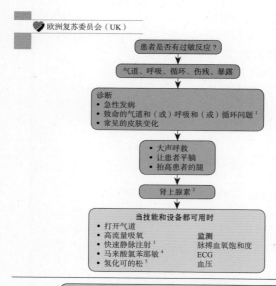

欧洲复苏委员会（UK）

患者是否有过敏反应？

气道、呼吸、循环、伤残、暴露

诊断
- 急性发病
- 致命的气道和（或）呼吸和（或）循环问题[1]
- 常见的皮肤变化

- 大声呼救
- 让患者平躺
- 抬高患者的腿

肾上腺素[2]

当技能和设备都可用时
- 打开气道
- 高流量吸氧
- 快速静脉注射[3]　　　　　　**监测**
- 马来酸氯苯那敏[4]　　　　脉搏血氧饱和度
- 氢化可的松[5]　　　　　　　ECG
　　　　　　　　　　　　　　血压

1. 致命问题
气道：肿胀、嘶哑、喘鸣
呼吸：呼吸急促、喘息、疲劳、发绀、$SpO_2 < 92\%$、意识模糊
循环：面色苍白、湿冷、低血压、昏厥、昏昏欲睡 / 昏迷

2. 肾上腺素
（除非先前有过静脉注射肾上腺素，否则采用肌内注射）
肌内注射 1：1000 肾上腺素（若效果不明显，5min 后再次注射）
成人：500μg（0.5ml）
12 岁以上儿童：500μg（0.5ml）
6—12 岁儿童：300μg（0.3ml）
6 岁以下儿童：150μg（0.15ml）
仅经验丰富的专业人员才可静脉注射肾上腺素
滴定：成人 50μg/kg；儿童 1μg/kg

3. 快速静脉注射：
成人：500~1000ml
儿童：晶体 20ml/kg

如果导致过敏反应，
停止静脉注射胶体

	4. 马来酸氯苯那敏 （肌内注射或慢速静脉注射）	5. 氢化可的松 （肌内注射或慢速静脉注射）
成人或 12 岁以上儿童	10mg	200mg
6—12 岁儿童	5mg	100mg
6 月龄至 6 岁儿童	2.5mg	50mg
6 月龄以下儿童	250μg/kg	25mg

▲ **图 7-1　过敏反应处理流程**
经许可，引自 Resuscitation Council（UK）.

3. 从赛场转移。

4. 去除任何已知的或潜在的过敏原。

5. 尽早获得帮助。

6. 将患者置于舒适的体位，呼吸功能损伤的患者通常会想坐直身体，以最大限度地发挥他们的呼吸能力。如果循环功能损伤，平卧，抬高双腿会改善静脉回流，升高血压，增强脑灌注。应该把有呼吸和脉搏的昏迷患者置于复苏体位。

7. 通过非重复吸入面罩提供高流量氧疗。

8. 气道。

(1) 及早保护气道。

(2) 如果有气道肿胀的症状，肌内注射 0.5mg 肾上腺素（如下文循环所述）。

(3) 需要一名具有高级气道管理技能的人员进行评估。

9. 呼吸。

(1) 观察以下情况：①喘息；②呼吸急促；③疲劳；④发绀（$SaO_2 <$ 92%）；⑤意识模糊。

(2) 肌内注射肾上腺素可以改善喘息（见下文）。

10. 循环，观察以下情况：①皮肤苍白；②湿黏皮肤；③血压过低；④意识水平下降。

11. 肌内注射 1 : 1000 的 0.5ml 肾上腺素（500μg）；根据患者的反应，可每 5 分钟注射 1 次。

12. 静脉输液（可能需要大量液体：500～1000ml）。

(1) 静脉注射 200mg 氢化可的松。

(2) 静脉注射 10mg 氯苯那敏。

肾上腺素是治疗过敏反应的基本药物。它能逆转末梢血管扩张，减轻水肿，扩张支气管，增加心肌收缩力，并抑制组胺的释放。在转运至医院之前的大多数情况下，肌内注射途径是最佳做法。已知易过敏的个体可携带肾上腺素，并通过自动注射器将肾上腺素注入大腿前外侧（Epipen，Anapen）。静脉注射肾上腺素只能由具有血管收缩药物使用经验的医生使用，但不能因为建立静脉通路而延迟肾上腺素的给药。如果患者的病情没有得到改善或继续恶化，可能需要肌内注射重复剂量的肾上腺素。

快速静脉输入 500～1000ml 晶体液。基于桡动脉脉搏搏动可触及或收缩压为 90mmHg 的限制性液体复苏不适用于过敏患者。

氢化可的松可以缩短过敏反应持续时间并防止再次发作（双相反应）。抗组胺药（如氯苯那敏）可能有助于阻断组胺介导的血管扩张和支气管痉挛，但支持其使用的证据很少。

如果患者出现喘息（症状和体征类似于哮喘），并在最初使用肾上腺素进行处理后，考虑重复使用沙丁胺醇气雾剂（5mg），调节吸入剂量直至生效。如果患者的病情继续恶化，考虑静脉注射沙丁胺醇，吸入异丙托铵气雾剂，静脉注射镁。镁的血管扩张特性可能会加重低血压。

必须密切监测有过敏反应症状和体征的患者，并定期记录他们的脉搏、呼吸频率、血压和脉搏血氧饱和度。给药后再重新进行评估。在医疗救治专业人员的护送下，尽快用急救车将患者快速转运至最近的医院。如果有可能"拉起就跑"，就不要"就地抢救"。

严重过敏反应可能会导致气道损害，如果有气道阻塞的体征，特别是出现唇舌肿胀、声音嘶哑和口咽肿胀的血管性水肿，则可能需要尽早进行高级气道处理。对于有着相应技能的医护人员来说，在气道阻塞使这个步骤变得更难之前，应考虑早期气管插管。如果气管插管已经不可行，则可能需要建立外科气道。

在处理严重过敏反应患者时，医务人员应为可能发生的心搏骤停做好准备。在现场处理或紧急转送医院时，有经验的医务人员的早期参与是必不可少的。

对既往有或怀疑有过敏性反应的运动员至少观察 8h，同时需要训练有素的医务人员和能够处理心搏骤停的医疗设施。建议这些患者不要在赛场或运动员医疗站观察。症状可能会再次出现（双相反应），并且根据过敏原的不同，风险可能会持续 24～36h。如果运动员存在以下任何一种特征，考虑在返回家里或运动员村 / 住地之前观察运动员更长一段时间。

- 发病缓慢。
- 患有哮喘或有过严重哮喘症状者。
- 有可能继续接触过敏原，如口服药物。

- 既往有双相反应。
- 获得紧急治疗机会有限。
- 应对病情恶化的能力有限。

如果对过敏反应的进展有任何疑问，运动员应该转运至医院继续观察和治疗。

后期治疗计划应包括与运动员的随队医生联系，对运动员及其医疗团队进行宣教，转诊到由相应医疗专家组成的可提供过敏反应医疗服务的医院，这家医院应该具备准确调查、诊断、监护和处理疑似过敏反应所需的技术和能力。就诊过敏专家门诊之前，准备一个肾上腺素自动注射器（加上使用说明）作为临时措施。并准备一条医用提示腕带或手链。

参考文献

[1] National Institute for Health and Clinical Excellence (NICE) Clinical Guideline 134 (2011) *Anaphylaxis: Assessment to Confirm an Anaphylactic Episode and the Decision to Refer after Emergency Treatment for a Suspected Anaphylactic Episode.* NICE, London. http://guidance.nice.org.uk/CG134.

[2] Working Group of the Resuscitation Council (UK) (2008) *Emergency Treatment of Anaphylactic Reactions. Guidelines for Healthcare Providers.* Resuscitation Council (UK), London. www.resus.org.uk.

第8章 哮喘和呼吸系统急症
Asthma and Respiratory Emergencies

Joseph Cummiskey **著**

王俊康 **译**

潘 菲 周建新 **校**

　　本章重点介绍院前运动环境下严重胸部疾病的急诊诊断与治疗。能够在赛场诊断和治疗以下疾病是很重要的，其中一些疾病可能有潜在的生命危险。

- 急性哮喘。
- 运动性支气管痉挛。
- 肺栓塞。
- 空气污染引起的急性呼吸困难。

一、观察：从赛场外部和接近患者时

　　在比赛期间，如果可能的话，医生应该时刻关注事件发生。

　　这样，医生就可以观察运动员的症状是逐渐发生的还是突然发生的，从而得到重要的信息。确定运动员是否因外伤而受伤或倒下。如果没有外伤，那么就必须怀疑是疾病原因。与本章特别相关的问题是，事件区域是否已知存在空气污染问题？

二、疑似胸部疾病医疗事件的赛场处理

　　按照 ABCDE 步骤开始初步评估（见第 3 章）。排除胸部损伤，气管偏斜，喉部、胸腹部和背部的伤口，胸壁畸形或胸壁运动不对称。

初步评估

检查： 如果患者有意识的话，则把注意力集中在采集病史上。"你痛吗""哪里痛""呼吸正常吗""发生了什么事"。检查患者，注意他们是否有意识（嗜睡可能是大脑低氧血症的征兆），能否说话，处于剧烈疼痛、发绀或呼吸困难。聆听患者说话至关重要，因为吸气可能阻塞上气道，患者可能只是指着他们的喉部。喉部病变引起的喘鸣可通过喉部和肺部听到，有时甚至不用听诊器就能听到。观察患者是否发绀，以及呼吸频率、吸气与呼气的比率、有无喘息和有无咳嗽。桶状胸廓是长期气体滞留的体征。

将运动员置于最舒适体位以利于呼吸。

触诊： 触诊喉部和胸部是否有压痛或畸形。心率增加可能是事件发生前的运动所致（患有中度至重度肺病基础），也可能是由于疼痛所致。心脏病或出血可导致脉率增快。低于正常的缓慢心率常由心律失常、心脏压塞（心率和脉搏强度均减少）和重伤（出血原因）恶化所致。

使用脉搏血氧仪改进了气道相关疾病的处理。将脉搏血氧仪放置在外周肢体进行监测。如果运动员呼吸困难或脉氧仪提示需要氧气，则以2～4L/min 给氧。调节给氧量，保持氧饱和度（SpO_2）处在 94%～98% 的水平。如果提高氧饱和度困难，则考虑使用储氧面罩。

听诊： 听诊胸部，可以发现气流阻塞时常出现的喘鸣或干啰音。无呼吸音或呼吸音减弱是气胸、血胸、肺不张、肺挫伤（如果几小时过去了）、胸腔积液或重症哮喘的体征，可伴有发绀、意识改变或心律失常。延长的呼气相、吸气相或呼气时干啰音是典型的气道梗阻表现，可伴有或不伴有气道感染。

通常在赛场听诊很难检测呼吸音的细微变化，只有在远离赛场的地方才能实现，一般建议将运动员转运至运动员医疗站检查。

处理： 确保患者适合转运，并将他们从赛场或污染环境中转移走。在安静、光线充足和安全的地方检查患者。使运动员的胸部与检查床成 45°角，松开衣服，以帮助膈肌运动及空气自由流动。评估病情的严重程度。如果患者是站立的，并且意识清楚，可以在进行肺部/心脏检查后，做出允许返回比赛的决定。如果运动员是站立的，但表现出很明显的迟钝，则在开始评估之前，让他们躺下。确保没有可能导致急性哮喘发作的不良环境。

三、胸部疾病医疗事件的场边管理

数分钟后对患者进行二次检查，确保在转运过程中患者病情没有恶化或出现新的症状，如果患者不能说话且呼吸困难，则考虑上呼吸道阻塞的处理（见第 4 章）。

爆裂音或捻发音的存在是心力衰竭和肺水肿的体征，也可能是由原发性心脏疾病导致或继发于颅脑损伤。颅脑损伤引起肺水肿的机制是头部撞击引起全身体循环血压升高，然后迅速恢复正常，但左心室后负荷增加后引起肺水肿，需要较长时间清除，并需要治疗。因为较高的运动量，创伤发生时血压可能会轻度升高。严重内出血的情况下，早期血压也轻度升高。如果患者晕厥或即将休克，可能会出现低血压。

如果出现严重的呼吸系统问题，没有线索支持诊断，要考虑肺栓塞（pulmonary embolus，PE）或运动导致的过敏反应。尽管没有外部创伤体征，仍可能存在气胸。

胸腔的生理性和病理性杂音通常比潜在病变产生的声音小。胸腔闻及肠鸣音，表明膈肌损伤，部分胃或肠疝入胸腔。大的气胸也可以闻及肠鸣音，这是因为肺组织体积减小而导致胃或肠疝入胸腔。要注意区分胸腔产生的声音和来自潜在病变的声音。如果怀疑是心脏受损，应做心电图检查。准备转运尽快行胸部 X 线检查。

1. 过敏性反应（见第 7 章）

立刻肌内注射 0.5mg 肾上腺素，转运时继续监测。症状无缓解可能需要再次肌内注射 0.5mg 肾上腺素。

2. 哮喘

给予吸入 β_2 拟交感神经药，直到症状改善或出现药物不良反应。使用运动员自备的沙丁胺醇气雾剂或沙丁胺醇定量吸入器（每 20 分钟吸 2 次，每次 100μg），或氧气雾化吸入 5mg 沙丁胺醇（每 20～30 分钟重复 1 次）。很少需要静脉注射沙丁胺醇，仅应用于吸入给药方式不可靠的患者。如果对沙丁胺醇的反应较差，可考虑雾化吸入 500μg 异丙托溴铵。

全身性糖皮质激素（口服泼尼松龙 40～50mg 或静脉注射氢化可的松 100mg）可用于过敏性反应和哮喘，但不应作为首选治疗。糖皮质激素对肺血管的作用起效时间约为 1h。

所有过敏性反应和持续性哮喘的患者必须转诊到医院继续观察和治疗。这些患者应在医疗专业人员的陪同下由急救车进行转运。

有必要为所有接受过敏性反应或哮喘治疗的患者完成世界反兴奋剂机构（WADA）的文书工作。

四、肺栓塞

肺栓塞（PE）曾被称为"伟大的伪装者"。PE 可以没有任何病史和物理检查征象，是自发出现的潜在致命疾病，占院内死亡率的 10%。大多数情况下表现为呼吸困难、单侧喘息或胸膜炎样胸痛等症状，没有明显病因。经典结果是，胸部 X 线片是清晰的，偶尔有少量胸腔积液，典型的肺实质楔形病变出现在大面积的 PE。

PE 诱发因素包括超过 5h 的航空旅行史、因受伤而休息数天或数周、因疾病卧床休息或最近做过手术。既往有深静脉血栓（deep venous thrombosis，DVT）或 PE 病史也是危险因素。

凝血块栓子通常来自下肢或盆腔静脉。约 12% 的患者腿部物理检查呈阳性。其他 DVT 征象包括单侧下肢水肿和小腿肌肉疼痛。

PE 的阳性体征包括低血压、严重呼吸困难、表现为发绀的低氧血症和咯血，且这些症状没有明显病因。此时患者应该接受一般的非特异性治疗。将运动员转移出赛场，平卧，面罩吸氧，监测生命体征，并紧急转运至医院。

五、支气管哮喘和运动诱发性支气管痉挛

哮喘是体育运动中最大的医学问题。哮喘影响 3%～50% 的竞技运动员。哮喘没有病原体。支气管哮喘和运动诱发性支气管痉挛（exercise-induced bronchospasm，EIB）仅表现为运动时气流阻塞。其气道炎症反应表现为淋巴细胞浸润，对激发试验的不同反应，呼出的一氧化氮浓度较低。在临床上，患者只有在运动时才会出现症状，并且吸入皮质类固醇的反应差。EIB 可与变应性哮喘同时发生。

患有变应性哮喘的运动员在筛查时可能会存在以下阳性情况：①结膜炎；②过敏性鼻炎。

33% 的患者有变应性哮喘家族史。

（一）哮喘的临床表现

哮喘表现为发作性气流阻塞的症状，常伴有呼吸困难、咳嗽和喘息。痰液黏稠。咯血是病情严重、支气管病变或损伤的表现。

反复发作的呼吸急促、咳嗽、喘息、胸闷、黏液分泌过多等呼吸道症状在运动员中很常见，很可能是哮喘发作。既往病史和曾有哮喘发作记录有助于诊断。

不能依据临床症状诊断哮喘，临床检查结果可能正常，因此需要对支气管痉挛进行客观生理试验来明确诊断。

诊断依赖于包括肺容积测量，如 1s 内用力呼气容积（forced expiratory volume in 1s，FEV_1）。虽然运动员的 FEV_1 可能在正常范围或高于正常范围，但这并不排除气道阻塞的存在。如果肺容积测量正常、超常或存在气道阻塞，应吸入支气管扩张药重复测定，以测试其可逆性。在没有气流受限的情况下，需要进行支气管激发试验，以确定是否存在支气管高反应性。如果这些检查结果呈阴性，在支气管痉挛的鉴别诊断中应该考虑以下异常（表8-1）。

表 8-1　哮喘的鉴别诊断

- 其他阻塞性肺病
- 慢性支气管炎、肺气肿、支气管扩张和细支气管炎
- 肺间质性疾病
- 游泳诱发的肺水肿
- 运动诱发的低氧血症
- 肺血管疾病
- 运动换气过度
- 上呼吸道疾病
- 声带功能异常——反常运动
- 喉室脱垂
- 喉软骨软化病伴吸气性喘鸣
- 胃食管反流

（二）哮喘的药物治疗

正确的做法是检查所选择的药物是否在 WADA 禁药清单中（见第 31 章）。

1. 沙丁胺醇

(1) 手持式吸入器中吸 2 掀（每次 100μg），用力呼气结束时开始吸气，吸入药物，屏气 5s。

(2) 间隔给药可以改善药物的吸收。

(3) 每间隔 20 分钟吸 2 掀直到有疗效或出现不良反应。

(4) 不良反应。

(5) 外周性肌肉震颤，尤其是双手。

(6) 心动过速（见第 31 章）。

是否能合理使用其他 β_2 受体激动药目前还不明确。2014 年允许使用的另外 2 种药物是沙美特罗和福莫特罗。特布他林目前禁止使用。合乎逻辑的方案是允许使用具有最少 β_3 活性的 β_2 受体激动药，因此排除大剂量使用时潜在合成代谢剂对身体的影响。

2. 糖皮质激素

(1) 根据诊断和病情严重程度，给予静脉注射 120mg 索洛美酮，然后每 6 小时注射 120mg 或 6h 内静脉滴注 120mg。

(2) 静脉注射类固醇的急性效应可在 1h 内出现。可能作用于肺血管，防止血清渗漏。

3. 吸入药物的输送系统

(1) 含氟碳化合物的手提式吸入器和不含氯氟烃的新型吸入器。

(2) 沙丁胺醇、特布他林、沙美特罗和福莫特罗。

(3) 控释吸入器。

(4) 类固醇和特布他林涡流式吸入器。

(5) 噻托溴铵的吸入器。

(6) 沙美特罗和辅舒酮碟式干粉吸入器。

(7) 雾化器：类固醇、抗胆碱能药物和 β_2 拟交感神经药物。

4. 其他疗法

(1) 吸入型选择性 β_2 受体激动药。

(2) 吸入型类固醇。

(3) 抗白三烯。

(4) 克罗蒙。

(5) 黄嘌呤。

(6) 抗胆碱能药物。

(7) 钙通道拮抗药。

(8) 吸入性局部麻醉药。

(9) 吸入性呋塞米。

(10) 抗 IgE 抗体。

治疗各种哮喘的药物，如下所示。

(1) 嗜酸细胞性哮喘或过敏性哮喘：①吸入皮质类固醇；②抗白三烯。

(2) 淋巴细胞性哮喘或激发试验导致气道损伤后的支气管收缩：β_2 拟交感神经药物。

六、环境条件和污染物对体育活动的影响

由于夏季奥运会通常在大城市举行，因此赛场医生必须了解一些室外环境因素，这些因素可引起室内或室外的急性呼吸改变（表 8-2）。

表 8-2　空气污染物

原生污染物	一氧化碳、二氧化碳、二氧化硫、二氧化氮、金属、煤、石墨和铅
次生污染物	臭氧、氢叠氮酸、硫酸、硝酸过氧化乙酰和其他无机物

几种环境因素会对不同运动的成绩造成一定影响。优秀运动员的训练会对呼吸道造成很大的压力。呼吸频率加快，比静息频率高出 10～15 倍，通气量高达 100L/min。在这种高通气量情况下，肺部暴露在高含量的环境污染物中，会加重呼吸道的炎症。人类对过敏原的反应导致肺功能下降。过度通气本身是 EIB 的诱发因素。职业运动员对污染物摄取增加，并将其吸

入到更小的呼吸道，会加重呼吸道症状。虽然二氧化氮、二氧化硫、颗粒物、氯衍生物和烟雾等物质在普通人群和运动员中诱发呼吸道症状方面的机制尚未证实，但过敏原和气候条件（温度、湿度和风速）等因素对症状的确有影响。这些因素对运动员呼吸功能的影响已得到证实，从而突出了需要特别注意室内和室外运动的环境。当地组委会应根据历史数据提供空气质量分析，并能够依据预测的气象条件预告过敏原和空气污染物的异常水平。

运动环境可能受到外界污染物的污染，或环境中本身就存在增加呼吸道高反应性的物质。有证据表明，城市化发展、汽车排放量增加和西方化的生活方式，与普通民众和运动员呼吸道症状的频繁发作直接相关。可以计算出导致下呼吸道症状发生率平均增长 3% 和上呼吸道平均增长 0.7% 的空气中颗粒物浓度（每 10 立方米）。空气中过敏原和污染物的浓度经常会同时增加，加重呼吸道炎症和 IgE 介导反应，可恶化过敏个体的呼吸道症状。

污染物主要来自内燃机、发电和工业生产，分为两大类，即原生污染物（源自某一来源后未发生化学变化的污染物）和次生污染物（由天然前体化学反应产生或由人工来源排放的污染物）（表 8-2）。

对于哮喘和继发于乙酰胆碱的支气管高反应性患者，这些污染物会引起支气管收缩，增加慢性支气管炎、哮喘和心脏病的发病率和死亡率。然而，德国的研究表明，儿童和成人的过敏症、花粉热或哮喘的患病率没有增加。二氧化硫溶解在气道上皮的表面液体层，并发生多种化学反应，生成硫酸、亚硫酸盐、亚硫酸氢盐和硫酸盐。损伤的最终共同通路是炎症介质的释放。

（一）氯气

氯气多年来常用作游泳池和供水的灭菌剂。它会对黏膜、眼睛和皮肤产生强烈的刺激。接触氯气会引起肺部激惹。在水中进行的竞技和训练，要认识到它是一种"化学风险"。

（二）臭氧

臭氧主要是碳水化合物和二氧化氮在紫外线辐射（"美国洛杉矶光化学烟雾事件"）下生成。在污染的环境中，上午浓度可达到 20～40ppm，下午则升到100ppm。每天暴露在浓度80ppm臭氧中6h以上，可引发呼吸道症状，并增加FEV_1年降率。臭氧可短暂增加气道反应性。臭氧虽然不会加重运动诱发性气喘，但是哮喘患者暴露于浓度120ppm臭氧中1h，其过敏反应就会被诱发。

暴露于臭氧后，通过集中嗜酸性粒细胞和嗜酸性粒细胞阳离子蛋白，导致鼻过敏反应增强。臭氧的细胞学效应和生化作用是增加中性粒细胞和前列腺素，如前列腺素E_2、前列腺素$F_2\alpha$和血栓素B_2。其治疗或预防包括使用支气管扩张药、抗炎性反应药物及抗氧化药。

（三）二氧化氮

二氧化氮是一种燃烧后产生的氧化气体，广泛存在于室内、室外环境中。在室外，二氧化氮主要由石油燃烧产生，并且是颗粒物和臭氧的前体。在室内，由烹调和加热时所用煤气或天然气燃烧产生。对气道的损伤来源于细胞膜的氧化和随后的炎症反应。并在调节炎症反应的严重程度和持续时间方面发挥着重要作用。正常受试者暴露于二氧化氮后没有任何一致的后果。但气道高反应性（如运动诱发性支气管痉挛）相关的受试者暴露后，会导致症状恶化和气道对乙酰胆碱的反应性增强。二氧化氮增强冷空气过度通气导致的气道反应。

（四）二氧化硫和颗粒物

二氧化硫和颗粒物是燃烧后产生的微粒。它们是城市雾霾最重要的组成部分。流行病学研究表明，短期暴露在这些成分中与肺功能的短暂下降有关，特别是在儿童中。直径小于$10\mu m$的颗粒物会沉积在下呼吸道。它们与二氧化硫和臭氧烟雾都有关系。颗粒可以作为载体将酸性物质带到下呼吸道，加重呼吸道症状并使肺功能减退。颗粒物也可能通过其氧化效应发挥作用。这些氧化效应，像过渡金属的催化作用，可能改变血液的黏度，增加心血管疾病患者的心血管风险。二氧化硫溶解在气道上皮的表面液体层中，并发生多种化学反应，生成硫酸、亚硫酸盐、亚硫酸氢盐和硫酸盐。损伤的最终共同通路是炎症介质的释放。

含高浓度二氧化硫和颗粒物的空气污染物可诱发支气管炎，引起喘息、胸闷、咳嗽和咳痰。对于哮喘患者和继发于乙酰胆碱的支气管高反应性患者，会引起支气管收缩。可增加慢性支气管炎、哮喘和心脏病患者的并发症率和死亡率。德国的研究表明，这类高浓度物质不会增加儿童和成人过敏症、花粉热或哮喘的患病率。

（五）花粉和其他过敏原

在工业化国家中，普通人群中约 20% 的人患有过敏症。这表明，10 名运动员中至少有 2 名运动员在比赛时会出现过敏症状。室内和室外的过敏原可以通过诱发过敏性哮喘、鼻炎或结膜炎而影响运动成绩。

流行病学资料显示哮喘与过敏性鼻炎常"共存"。至少 80%～90% 的哮喘患者有鼻炎症状，19%～38% 的鼻炎患者有哮喘症状。过敏性哮喘和鼻炎的严重程度相关联。花粉热或花粉症经常被用来研究空气污染和呼吸道过敏之间的联系。

气候可以影响相互作用的生物成分和化学成分。附着在花粉粒或植物源性颗粒表面的污染物能够改变这些分子的形态和致敏性。气道炎症由污染物引起。支气管和鼻黏膜屏障通透性的增加有利于颗粒的通过，从而引起过敏反应。

花粉季节的极端气候条件，如雷暴雨，可诱发花粉症患者出现严重的过敏反应。雷雨引起的花粉粒破裂可能会释放其细胞内容物，增加可吸入的、携带过敏原的微粒数量。

在 118 名运动员中，41% 的澳大利亚奥运会运动员和 28% 的意大利运动员的皮肤点刺试验阳性。赛期不是根据花粉季节确定的比赛，对于一些优秀运动员来说参加是有困难的。

因此，应特别考虑环境生物学条件和气候条件，尤其是在花粉季节。最常见的花粉因国家而异。在 2004 年雅典奥运会期间，建立了一个环境生物学网络（www.aeroallergen.gr），向运动员、教练员和医务人员提供涉及常见花粉的相关信息。在该地区，柏树、榛子、墙草、飞机、橄榄、草、藜属植物、艾蒿和真菌孢子（链格孢菌和枝孢属真菌）最为常见。应至少在重大比赛前 1 年提供此类数据，以便帮助有过敏症的运动员在正确预防措施下取得最佳成绩。

在室内运动中，运动员应意识到其他种类的过敏原，如屋尘螨（户尘螨、粉尘螨）和高湿环境（游泳池等设施的更衣室）中的霉菌。

最近也发现了一些过敏个体的新型潜在风险。压缩空气潜水证实能增加呼吸道的高反应性。混入到潜水氧气瓶中的花粉可以增强气道的高反应性，导致在水下诱发非常危险的哮喘发作。

一般而言，运动员住所不配备绒头织物或地毯，可以减少对屋尘螨敏感的运动员的症状。

（六）冰场

使用丙烷或汽油为动力的扫冰车和磨边机引起了人们对溜冰场室内空气质量的关注。在不同溜冰场进行的研究中，使用丙烷为扫冰车燃料的溜冰场日平均室内颗粒浓度为206ppb，使用汽油为燃料的日平均室内颗粒浓度为132ppb，而使用电动扫冰车的溜冰场日平均室内浓度仅为37ppb。其他研究（在全世界研究了332个溜冰场）显示二氧化氮平均水平值为228ppb。世界卫生组织（World Health Organization，WHO）建议，二氧化氮在室内赛场1h指导值为213ppb。暴露在这种污染环境中的运动员表现出嗜酸性粒细胞和中性粒细胞混合性炎症、运动诱发性支气管痉挛的高发病率和乙酰胆碱试验阳性。因此，建议使用电动扫冰机、增加通风和排放控制系统，以避免在溜冰场的运动员和工作人员出现气道高反应性相关症状的风险。溜冰场中存在的一氧化碳（也来自于扫冰机）也是一个问题。一氧化碳可能会被运动员吸收，从而使他们的碳氧血红蛋白升高至1%。在冰球比赛中（持续90min），室内溜冰场的一氧化碳平均环境浓度为20ppm应作为警告水平，以避免运动员血液中碳氧血红蛋白增高的风险。

（七）越野滑雪

在干燥和寒冷的空气中暴露时间超过了5～8min，是运动诱发性支气管痉挛的诱发因素。然而，干燥和寒冷却是越野滑雪运动（越野和冬季两项）的典型天气情况。这种支气管炎症表现出与经典哮喘过程不同的模式，支气管肺泡灌洗中发现大量淋巴细胞和肥大细胞。不同研究表明，运动员参加冬季运动项目的哮喘发病率增高。

参 考 文 献

[1] Katelaris, C.H., Carrozzi, F.M., Burke, T.V. & Byth, K. (2006) Patterns of allergic reactivity and disease in Olympic athletes. Clinical Journal of Sports Medicine, **16**, 401–405.

第9章 抽搐发作和癫痫急症

Seizures and Epileptic Emergencies

Geraint Fuller 著

靳　衡　译

王　岩　黎檀实　校

　　癫痫是一种比较常见的疾病，活动性癫痫的患病率为每 1000 人中就有 5～10 例。癫痫是一类疾病，但其可以大致分为全身性癫痫或局灶性（也称为局灶性相关）癫痫发作。全身性癫痫通常在 21 岁前开始发作，并且患者通常会出现强直阵挛性发作、肌肉阵挛性发作或失神性发作。局灶性癫痫发作可以在任何年龄开始出现，并且患者可以出现单纯的部分性发作、复杂的部分性发作，或继发性全身性发作（其确切发作性质取决于受累的大脑部位）。

　　大多数癫痫患者在服用抗癫痫药物后，癫痫症状发作得到了良好控制。少数癫痫患者会有频率不等的持续性发作。活动性癫痫患者可能被要求禁止或限制参与某些运动，特别是水上运动或爬山，这取决于癫痫发作的类型、频率和运动的安全规则。

一、准备

　　患有癫痫的运动员赛前，可以考虑以下几种策略。

　　1. 赛前与神经科专科经治医师一起优化他们的治疗方案。

　　2. 避免癫痫发作的明确诱因，特别是睡眠剥夺或未及时服药。

　　3. 针对患者的典型发作制订一个治疗方案（可能涉及以下概述的一些治疗方法）。

4.针对每项运动都有适当的应对治疗策略。

二、场边观察

在体育运动中,如果一名运动员头部受伤后倒地,然后立即失去意识,最后开始抽搐,这很可能是震荡性晕厥(concussive convulsion,CC)。如果头部损伤后,出现迟发的昏倒和癫痫发作,则癫痫发作仍可定义为CC,但需要考虑出现更为严重的颅脑损伤的可能,这种损伤本身需要处理。

低血糖可诱发癫痫发作。这可能发生在患有糖尿病的运动员之中。低血糖的症状和体征通常会在一段时间内出现,因而运动员的表现通常会在昏倒和抽搐之前变差。然而,症状和体征可能隐藏于老练的运动员身上,特别是那些患有胰岛素依赖型糖尿病的运动员身上,出于竞技目的,他们可能减少了自身的糖摄入量,错误地计算了自身的胰岛素剂量,或正处于某种感染状态之中。医务人员可能没有观察到这种恶化情况,特别是如果正在进行的赛事是户外长距离运动,如越野滑雪或马拉松比赛。同样地,在重量级别的运动中,这类运动员可能会血糖过低和脱水,以利于赛前称体重。场边医生需要注意任何正在使用胰岛素和口服降血糖药的运动员。

三、接近运动员进行观察

如果在水上赛事期间发生癫痫发作,并且患者在水中,那么即使在强直阵挛阶段,也必须将头部保持在水平面以上,以避免溺水。如果可能的话,将患者转移到浅水区,然后在癫痫发作结束后转运到陆地上。当救援工作完成时,必须排查并解决可能发生的误吸。

在非水上运动中接近运动员时,医疗专业人员应该观察癫痫发作的动作特征。典型情况下,可以根据不同的动作模式来描述癫痫发作,尽管在临床实践中主要的区别在于强直阵挛性癫痫发作和抽搐性晕厥(表 9-1)。

国际奥林匹克委员会运动应急医学手册
The IOC Manual of Emergency Sports Medicine

表 9-1　不同抽搐发作的经典临床表现

	特　点	注　释
强直阵挛性癫痫发作	• 强直期：患者变得僵硬，双臂屈曲或伸展。经常伴随着空气从肺中排出时的呻吟。可能会发绀 • 阵挛期：四肢抽搐。持续 1～2min。这通常是自限性的 • 接着是睡眠和意识模糊	全身性癫痫发作无征兆，局灶性癫痫发作之前可发生复杂的部分性发作，例如头转向一侧或一只手臂伸展而另一只手臂弯曲
震荡性晕厥	在头部受伤后立即发生。常涉及上臂强直性收缩，伴肩关节外展和肘关节屈曲——"熊抱"体位。持续 2～10s。可能会有节律性的抽搐，最长可达 3min。有自限性	这些事件不会导致随后更高风险的癫痫发作
晕厥	通常有前驱症状，典型的是视力丧失。缓慢地或僵硬地昏倒。总共 80% 有心律失常型多灶性或全身性肌跃型抽搐，持续时间少于 30s。面色苍白。脉搏在初始阶段缺失	更严重或更长时间的低血压，例如，如果有人把患者扶起来，则这可能诱发抽搐
非癫痫性发作或功能性发作	变化很大。经常涉及背部过度伸展（角弓反张），颜色正常，可能会自觉抗拒身边的人。持续时间可变，经常持续时间长。心血管标志物（脉搏和血压）在发作期间是正常的（心动过速将与体力消耗的程度相称）	最初可能很难与癫痫发作区分。对二线治疗人员来说，这是要重点考虑的事情

抽搐运动员的临床表现 / 处理

　　局部检查：寻找受伤迹象，如出血、畸形、异物，以及排查有与周围物体（如球门柱、围栏等）接触的可能性。如果运动员正在抽搐，应推迟以 ABCDE 为原则的初步评估，并在癫痫发作期间通过支撑头部或在头部下方加垫来保护患者。清除运动员周围可能造成伤害的任何物体。

1. 在强直阵挛性癫痫发作结束之前，切勿尝试将患者置于复苏体位。

2. 切勿试图用手指清除口中异物，也不要插入口咽管，但要取下易于折卸的口腔防护器。

3. 在抽搐期间，检查患者和周围是否有任何明显导致创伤的事物，并从围观人群获取病史：头部是否受到打击，患者是否已知患有癫痫、糖尿病或其他疾病。

触诊：如果患者佩戴着运动头盔（拳击、跆拳道和橄榄球），则解开喉部/颈部的带子，但是对于摩托车头盔和雪橇头盔，在抽搐结束前不建议取下。检查头部和咽喉区域通常有困难，因而可能提供的信息会很少。

处理：如果强直性痉挛发作持续时间超过5min或出现反复性癫痫发作，则应该采取静脉注射、肌内注射、直肠给药或颊黏膜等途径给药。给抽搐患者插入静脉套管针可能有困难（见第10章），但如果成功使用以下任一种给药方案。

1. 静脉注射：地西泮5mg静脉注射，若病情需要，以2.5～5mg的增量重复给药。

2. 静脉注射：劳拉西泮0.1mg/kg静脉注射，若病情需要，则10～20min后以相同剂量重复给药。

如果无法建立静脉通路，则使用以下方案。

3. 直肠给药：10～20mg的地西泮灌肠，若病情需要，则15min后可重复给药。

4. 颊黏膜给药：10mg的咪达唑仑，将液体滴入腮腺管（牙龈和面颊之间的凹处）。咪达唑仑不应吞服，而应经口腔黏膜加以吸收。

5. 肌内注射：咪达唑仑肌内注射的常规剂量为10mg，若病情需要，10min后同剂量重复给药。

苯二氮䓬类药物的直肠吸收和黏膜吸收都需要一段时间，因而在癫痫发作开始中止之前可能需要3～4min。如果患者在给药10min后仍在抽搐，则重复此步骤。该阶段，应已通过针头刺破指尖检测指尖血糖水平。如果血糖值低于2.5mmol/L（约45mg/dl），可考虑静脉注射葡萄糖50ml的20%溶液）。如果患者血糖过高，这也是在处理头部损伤时所需要的重要信息。

> 虽然大多数癫痫发作是自限性的，但在癫痫发作时限延长或癫痫持续状态的情况下，快速转院是强制性。静脉注射苯妥英钠或磷苯妥英钠通常有效，如果无效，则患者将需要全身麻醉和机械通气。

安排从赛场直接转运至医院，并且转运人员有一定的医学技能基础。

如果需要直肠给药，则赛场医生应采取足够的预防措施，以保护患者的私密性和个人尊严。

如果可能的话，应该将运动员转移至一个隐蔽且不显眼的位置，如果不能实现的话，则应该在公众视线之外对患者进行治疗。

另外需谨记，运动员在癫痫发作期间可能会出现大小便失禁。在返回赛场或进入公共场合之前，可能需要提供各种设施让运动员进行自我清洁，这是非常重要的。

四、转院或出院

如果患者在经过一段时间的观察后完全恢复且无后遗症，则可以询问运动员和其医疗团队该运动员是否知晓其患有活动性癫痫。如果该运动员有过典型的癫痫发作，并且身旁有一支能够胜任处理癫痫发作的医疗支持团队，则他们可以选择不采取转诊到医院。然而，有过癫痫发作的患者，尤其是首次发作的患者，应转诊至医院。

由头部损伤而引发癫痫发作的患者，需要根据其头部损伤情况进行正式评估。

五、癫痫发作的鉴别诊断

赛场医疗专业人员最常遇到的情况是运动员出现强直性阵挛发作。

这些需要与其他导致意识丧失的原因鉴别。

震荡性晕厥是体育运动中意识丧失的主要鉴别诊断。事实上，它们最早出现在体育运动中（澳式橄榄球），并且很容易被识别，因为它们发生于头部撞击时且通常短暂。目前的即时处理是针对抽搐发作的。了解该症状的存在至关重要，因为它们的预后非常好，不会导致癫痫，也不会限制运动员驾驶或参加其他受癫痫限制的活动。

晕厥与癫痫发作很难区分，特别是当患者被直立支撑时，他们可能会发展成抽搐性晕厥（也称为反射性缺氧性阵挛）。认识晕厥的重要性有两个方面，首先识别晕厥可以启动适当的检查，特别是运动过程中发生晕厥（可能更危险）；其次，它将防止对癫痫发作进行不适当的调查，并防止由此而引起的所有相关的生活方式限制，如驾驶。

非癫痫性发作（也称为假性癫痫发作或解离性癫痫发作）是一种心理诱发事件，很难与癫痫性发作区分开来。发作期间的检查可没有明显的异常，如正常的血氧饱和度和正常的脑电图。正常的脑电图能够排除癫痫发作。虽然意识到这个诊断至关重要，但这最好由神经科专科医师做出该诊断。

其他原因

低血糖可能诱发癫痫发作，对于这类患者而言，一般是胰岛素依赖型糖尿病患者，纠正低血糖至关重要。还有其他罕见原因或昏倒，如嗜睡症或运动诱发性运动障碍（表 9-2），将不作进一步考虑。

表 9-2　运动中与癫痫发作相关的危险分类*

高风险运动：即使采取了安全措施，如果发生癫痫，也会有生命危险	
白水皮划艇	雪橇
赛车运动	高山滑雪
悬挂式滑翔运动	攀岩运动
水肺潜水	自行车运动
长距离游泳	
高风险运动：如果发生癫痫，会有生命危险——可通过采取安全措施降低风险	
障碍滑雪	山地自行车运动
单人双桨赛艇运动	滑水运动

（续　表）

中等风险运动：如果发生癫痫，就会有生命危险——可通过采取安全措施显著降低；有一些受伤的危险

陆上曲棍球运动	冰球运动
滑冰运动	足球（橄榄球）
赛艇运动	英式橄榄球
帆船运动（不应独自航行）	游泳运动

低风险运动：如果发生癫痫，不会有生命危险；相当于其他日常活动的受伤风险

体育运动	棒球运动
板球运动	高尔夫球运动
赛跑运动	壁球运动
网球运动	

*. 该分类或任何其他分类方法缺乏直接证据

　　应该记住的是，残奥会运动项目中的某些分类确实有较高的自发性癫痫发作风险（如五人制足球）。在许多分类中，除非运动员或其队医得到了具体的建议，否则应按照常规的癫痫处理方法（如上）来治疗癫痫发作。在某些运动中，比赛将被暂停，直到运动员的癫痫发作结束，使得运动员可以继续比赛而不被处罚或取消资格。

参考文献

[1] NICE Guidance (2008) *The epilepsies: the diagnosis and management of the epilepsies in adults and children in primary and secondary care*. Accessed at http://www.nice.org.uk/Guidance/CG20 Aug 2008—Excellent guidelines covering the management of all aspects of the epilepsies.

[2] Lempert, T. (1996) Recognizing syncope: pitfalls and surprises. *Journal of the Royal Society of Medicine*, **89**, 372–375. Pivotal study that describes the wide range of changes that can occur during syncope.

[3] McCrory, P.R. & Berkovic, S.F. (2000) Video analysis of acute motor and convulsive manifestations in sport related concussion. *Neurology*, **54**, 1488–1491.. One of a series from these authors that defines concussive convulsions in sport.

第 10 章　头部损伤

Head Injuries

David McDonagh　Mike Loosemore　著

张睿智　译

康　帅　黎檀实　校

　　头部损伤在体育运动中并不少见，来自美国的数据表明，每年大约有
380 万例与体育运动有关的头部损伤事件发生。发病率最高的项目是美式
橄榄球、冰球、英式橄榄球、英式足球和篮球。2013 年，美国运动医学会
（American Medical Society for Sports Medicine，AMSSM）表示，多达 50%
的脑震荡可能没有得到报告。体育运动中的绝大多数头部损伤表现为轻度或
轻微损伤，根据头部损伤严重程度量表（Head Injury Severity Scale，HISS）
（表 10–1），头部损伤也可能包括对大脑的损伤，创伤性脑损伤（traumatic
brain injury，TBI）是一个非特异性术语，描述了大脑钝性损伤、穿透性损
伤或爆震性损伤。根据格拉斯哥昏迷量表（GCS）和（或）损伤后的神经
行为缺陷，TBI 可分为轻度、中度或重度。对于轻度 TBI，患者的 GCS 计
分为 15 并且没有神经行为缺陷。"脑震荡"一词与轻度 TBI 和极小或轻微
的头部损伤交叉使用，目前尚未就定义达成共识。其他系统可用于推荐何
时应该采取头颅 CT 检查（新奥尔良标准，加拿大头颅 CT 检查准则），见
下文。

　　直到最近，我们对头部损伤（特别是极小和轻微的损伤）的理解一直受
限于颅内大脑的相对不可知性。最近的影像学发展和协同研究正在帮助改变
这一状况。虽然重度头部损伤和大多数中度头部损伤在急性期通常比较容易
得到诊断（治疗起来则更有挑战性），但在诊断上很难区分轻微和轻度的头
部损伤。当使用 GCS 时，由于对临床表现的解释很少得到明确，所以也很

表 10-1　头部损伤严重程度量表

该量表以 GCS 为基础，但也包括其他标准。该量表分为五类	极轻微头部损伤（GCS 评分为 15，无意识丧失）
	轻度头部损伤［GCS 评分为 14~15，伴有健忘症或意识水平低下（意识丧失）或警觉性/记忆力受损］
	中度头部损伤（GCS 评分为 9~13，意识丧失超过 5min 或有局灶性神经功能缺损）
	重度头部损伤（GCS 评分为 5~8）
	危急头部损伤（GCS 评分为 3~4）

容易给患者打错分数。使用的术语也与脑震荡相混淆，对许多人来说，脑震荡是意识丧失（loss of consciousness，LOC）的同义词。同样，术语头部损伤和 TBI 被经常使用。幸运的是，两者的定义现在变得更加精确，特别是与脑震荡的关系中，现在被定义为轻度 TBI 的一个亚类。相反，并不是所有的轻度 TBI 都是脑震荡。现在大多数专家都认为脑震荡可以出现一种或几种不同的症状，并且认为这些症状可能会持续几天甚至几个月，即所谓的持续性脑震荡后症状（persistent postconcussive symptoms，PPCS）。现在很多研究都集中于定义什么是脑震荡，以及在运动环境中如何诊断和处理脑震荡（见第 11 章）。

当前对脑震荡的积极关注绝不能让医疗专业人员将所有头部损伤都视为脑震荡，并且在启动脑震荡评估之前，医疗专业人员必须在诊断和处理更为严重的头部损伤方面保持谨慎。本章重点介绍更严重的头部损伤的应急诊断治疗。

一、场边观察

观察可以为赛场医疗专业人员提供解剖定位和潜在严重程度的线索，对于头部损伤也是如此。如果一名运动员在头部受到重击后倒下，那么可以合理地假定这名运动员是由于打击的力量而倒下，并且可能存在头部损伤。即使目击到一个独立的头部损伤，笔者们仍然建议赛场医生进行一个初步的调查，从 ABC 开始，然后再进行 D（见第 3 章）。之所以这样要求是因为在 ABC 过程中采取的治疗方式可能会使大脑接受更多合适的氧合血液。如果怀疑是头部受伤，总是假定运动员同时存在颈椎损伤。

但是，如果患者在抽搐，则必须推迟初步评估过程。

二、在赛场处理抽搐运动员

赛场医生必须设法确定患者是否受到创伤。通常，但并非总是，比较容易辨别运动员是否遭遇了"昏倒"或意识丧失。然而，存在许多非外伤性的抽搐发作原因，如低血糖、颅内出血、癫痫和颅内病变。在头部受到重击后立即出现的阶段，患者可能会意识不清、口吐白沫、发出奇怪的喷鼻声或打鼾声、全身颤抖，并伴有抽搐动作。这些发现是创伤后抽搐的典型表现，通常是自限性的，且易于识别。这种抽搐通常表现为上臂的强直性收缩，伴肩关节外展和肘关节屈曲，呈"熊抱"体位，持续 2～10s；然后是节律性抽搐，持续时间可达 3min。单次创伤后抽搐的预后通常很好，似乎不会有癫痫的倾向，因而应该不会对运动员的驾驶汽车、高空作业等长期能力产生影响（见第 9 章）。

由于大多数抽搐发作在 2～3min 内平静地结束，所以赛场医疗小组应该利用这几分钟来观察患者，通常是跪在患者身边，直到抽搐发作停止。当患者抽搐时，通常不建议进行干预。

赛场队员经常会经历比较长的痉挛期，特别是当赛事在电视上直播时。如果有媒体在场，宜迅速切换画面拍摄观众席和录像。不能因为电视报道影响治疗患者。

在抽搐停止进行更加积极的干预之前，急诊医生最好先根据检查结果进行初步评估。如果抽搐持续很久（5min 或更长），则考虑使用苯二氮䓬类药物，如地西泮或咪达唑仑。首选的给药途径是直肠给药，并且当患者处于侧卧位时很容易实现。然而，如果在网球场或拳击场等开放的赛场上，这样的步骤可能会带来明显的隐私挑战。运动员需要以某种方式得到保护，且隐私也需要得到尊重。口腔喷雾剂也是一种选择，但如果口唇紧闭，则并不总是很容易给药。建议给抽搐患者插入静脉留置针，但对于没有经验的人员可能有困难。在抽搐停止之前，切勿试图将抽搐的运动员从赛场转移。

抽搐患者初步评估

如果患者在抽搐，评估气道和呼吸有困难。如果极小的概率下，运动员是坐着抽搐，需小心地将运动员置于复苏体位。当患者正在发出噪音和移动时，假设患者有着某种形式的呼吸和循环。如果患者的口腔防护器松动，试着取下，但如果患者抗拒，需迅速放弃这个操作。在抽搐结束之前，切勿尝试清理口腔、托颌法或插入口咽管，因为这些动作可能会引起患者呕吐。急诊医生还有被咬伤手指的危险。不再推荐使用咬棒。如果可能且需要的话，简单的表面抽吸分泌物或血液有助于保持气道畅通和辅助呼吸。在抽搐期间，很难同时评估循环（C）和失能（D）。对于暴露（E），寻找明显的外部损伤迹象。如果有大出血，可以尝试手指按压。许多专家建议患者在颈椎得到支撑下把患者置于复苏体位，防止呕吐后的误吸（见第3章）。延迟使用颈托，直到癫痫发作停止。等到抽搐停止后再开始正式的初步评估。

如果认为有必要或抽搐持续时间很久，则可给予氧气。

一旦抽搐停止，患者可能会突然恢复意识，常常会有一个吃惊的"发生了什么？"的表情。在抽搐停止后取下口腔防护器。给患者几分钟的康复时间是明智之举，因为他们通常会感到困惑且很容易生气。温柔地对患者说话，并提供氧气。如果已经戴上氧气面罩，当运动员醒来时摘下面罩是正常的，有些运动员则在困惑中扯掉了这些面罩。建议运动员保持平躺体位，并告知打算用担架从赛场上转移他们。如果有明显的大小便失禁迹象，请用毛巾或毯子覆盖骨盆区域。有时候，运动员在被护送到场边时会拒绝担架和身体上的帮助。对于这些运动员来说，在头部受伤后离开赛场时，第二次摔倒或极度失衡并不少见。在护送运动员离开赛场时，急诊医生应建议使用担架运送或至少应该协助。国际单项体育联合会（IF）对于在场边脑震荡评估和重返比赛问题上有不同的规则和惯例。

患者在抽搐停止后失去知觉的情况很少发生。必须执行初步评估。如果已经使用苯二氮䓬类药物，无法被唤醒可能源于此，但更可能是由于存在更加严重的脑部损伤。长时间意识丧失是非常严重的症状，并且经常与严重的损伤或疾病相关联。失去知觉的运动员经常会打呼噜，就像呼吸作响一样，因而必须检查口腔是否有异物，并将异物取出。一旦抽搐停止，用仰头举颏法或托颌法来保持气道畅通，但是需考虑到任何可能的颈椎损伤。清除气道的任何阻塞物，并且如果呼吸作响还在继续，则重新调整通气管的位置，考虑异物或气道损伤。同样，在进行暴露调查的情况下，记住低血糖也可能引起抽搐。

三、赛场处理没有抽搐但头部损伤的运动员

急诊医生的诊断资源有限，因此，主要任务在于识别可能的严重的 ABC 问题和颈椎病变，采取正确的处理方法，并尽快将患者送至神经外科病房。

赛场初步评估

ABC 如第 3 章所述。

查明是否有癫痫发作并尝试评估运动。

应进行警觉、言语刺激反应、疼痛刺激反应或无反应（AVPU）评估法，但进一步的更详细的神经学评估应加以延迟，直至患者撤离到场边。

如果怀疑是头部损伤或颈部损伤，则采用直线颈椎固定法和使用塑型颈托。

应在对脊柱采取了预防措施的情况下将患者翻转到复苏体位。

在将患者转移到场边的同时，保持气道、呼吸或通气的支持。

四、赛场处理 GCS 计分低的头部损伤

在很少的情况下，运动员可能会受到严重的头部损伤，并且 GCS 计分很低。通常，这种情况被描述为 GCS 计分低于 7。

在这些情况下，可能需要首先使用口腔通气道或鼻咽通气道（见第 4 章），或在特殊情况下，采取高级气道操作，以确保气道通畅。高级气道操作只应由具备足够技能的人员尝试，以进行快速顺序诱导麻醉（rapid sequence induction，RSI）和气管插管或插入声门上通气工具（喉罩），以及维持麻醉至确切治疗。对 RSI 的进一步说明超出了本书的范围，因而应根据本地规则

加以执行。

五、赛场处理 GCS 计分为 12 ~ 14 的头部损伤

管理一名 GCS 计分为 12~14 的运动员是一个复杂的问题。这些患者中有许多人头部遭受了重击，因而意识模糊且常常具有攻击性。许多这些反应都是缺氧性脑损伤的体征。可能有必要在运动员伤害自己或他人之前施加控制。一些临床医生曾提倡镇静。然而，这并没有处理一个主要的潜在问题，即缺氧。因此，建议采用 RSI 方法插入高级气道，但这只能由具备所需技能的医疗专业人员进行尝试。对 RSI 的进一步说明超出了本书的范围，因而应根据本地规则加以执行。

六、场边评估

一旦到了场边，医生应重复初步评估，启动监测，然后立即进行二次评估。在患者头部受伤后，观察应包括以下内容。

1. 检查瞳孔的大小、对等性和光反射。
2. GCS。
3. 检查颅骨骨折、畸形、双眼血肿、Battles 征和脑脊液渗漏。
4. 耳镜检查是否有出血（或完整耳膜后出血可能表明是颅底骨折）。
5. 颈部疼痛、颈部压痛和颈部的活动范围。
6. 重点病史。

场边二次评估

检查：检查头皮、头骨和面部，查看切口、瘀伤和畸形。查看耳、口、鼻的脑脊液漏和（或）漏血情况。鼻子出血可能表明是鼻骨骨折，也可能是颅底骨折。如果一直可观察到耳部出血，则怀疑是颅底骨折。Battles 征或双眼血肿可能在颅底骨折后出现，尽管这些征象在临床上表现出来之前可能还需要一段时间。大面积的肿块可能提示骨折。颅骨骨折可增加 TBI 的发生率。

触诊：对于凹陷处或颅骨凹陷骨折，轻轻触诊。如果施加了不必要的压力，则总是有将松动的骨折碎片进一步推入脑部的危险。

神经学评估： 进行快速的神经学评估。大多数医生使用 GCS 并记录评估的结果和时间。

重点病史： 如果患者有意识，则询问体育赛事，并判断运动员是否有健忘症。询问在口腔或上腭是否有糖的甜味，这可能是由于脑脊液漏。

如果患者相对来说没有疼痛，则轻柔地测试颈椎的活动范围；如果注意到有疼痛或阻力，则停止测试（见第 19 章）。

如果患者有警觉性，反应灵敏，稳定，没有疼痛，并且在无人帮助的情况下能够站立和行走，则进行一次场边脑震荡评估。有几个系统可用，包括运动冲击评估工具（Sport Concussion Assessment Tool，SCAT）卡。这项检查应包括症状检查表、认知评估（包括定向、过去和瞬时记忆、新学习和专注力）、平衡测试，以及进一步的神经体格检查（见第 11 章）。

美国运动医学会提示，虽然标准化场边测试有用，但关于这些测试在不同年龄和文化群体中的敏感性、特异性、有效性和可靠性的文献资料有限，并且在缺乏基线测试的情况下，它们的有用性也遭到质疑。

七、处理头部受伤的患者

治疗的目标是通过确保通畅的气道、最佳的呼吸和循环达到完全和快速的生理复苏。如果没有脉搏血氧仪，则建议采用连续高流量给氧；否则氧饱和度滴定至 94%～98%。一旦患者的 ABC 稳定下来，如果怀疑有严重的头部损伤，就应迅速将患者送往指定的神经创伤中心。

低氧和（或）低血压会显著增加重型 TBI 患者的死亡率。因此，监测患者的呼吸和血压至关重要。

建立静脉通道，并努力保证血压正常。

止住头皮出血，并盖住头部伤口。始终怀疑头部受伤的运动员有颈部损伤，并使用半刚性颈托。按照常规使用头座，并根据当地指南使用脊椎板 / 铲式担架 / 真空担架进行脊柱固定，以便运送。

切勿取出颅内的穿透性异物，如果取出了这些异物，则出血情况很可能会恶化。

在运送过程中，仍建议将头部和上身抬高，尽管证明这一步骤的证据并不确定。尽量保护颈椎。

持续监测 AVPU 或 GCS，以及快速转运至神经创伤单元是必不可少的。

（一）颅内压控制

重型 TBI 可导致颅内压（intracranial pressure, ICP）升高。ICP 升高有害，因而，如果可能，应该加以控制。简单的步骤，如最大限度地减少疼痛、防止损伤或咳嗽、确保气道通畅（从而最大限度地减少缺氧或二氧化碳蓄积），如果有足够的专业技能基础，必要时可采用诱导麻醉和 RSI 方法气管插管。如果给予麻醉，则建议通气控制将呼气二氧化碳分压维持于 30mmHg 以优化脑血管张力。

在某些医疗服务中，对于那些表现为以下情况的患者，建议给予静脉注射甘露醇或高渗盐水（6ml/kg）。

1. 单侧或双侧瞳孔散大且 GCS < 8。

2. 进行性高血压和心动过缓，伴 GCS < 8。

（二）关于糖皮质激素

美国国家诊疗指南指出，不推荐使用糖皮质激素以改善 TBI 的预后。糖皮质激素不能降低颅内压，也不能降低死亡率。

瞳孔检查

瞳孔检查是每次神经学评估的一个重要组成部分。对于大多数正常的健康者，双侧瞳孔的直径相似，且对光反应相等。然而，大约 20% 的正常人的瞳孔不等大（本质上的瞳孔大小不等），尽管双侧瞳孔对光反射的反应是相对成比例的。如果患者瞳孔固定，不管是放大还是缩小，都怀疑是严重的病理变化。典型的情况是，固定的缩小瞳孔出现于阿片类药物中毒（不太可能出现在参赛运动员身上）。

对于外伤患者，发现一侧或双侧瞳孔放大（或反应差异）提示医务工作者可能是颅内出血。

在明亮的室外阳光下，由于正常的瞳孔会缩小，因此很难评估患者的对光反射。如果在使用另一个光源之前必须使用手电筒来使眼睛看得见的话，在黑暗中也是如此。医疗专业人员在进入具有"可接受"照明水平的区域时应重复这些反射试验。

八、GCS

GCS 几乎被普遍认为是一种可靠的、快速的，但不是完美的紧急神经功能评估系统，它有几个广受批评的缺点，如下所示。

- 眶周 / 眼外伤或水肿可能影响视反应评估。
- 下颌 / 喉部外伤或水肿可能影响言语反应。
- 脊髓、神经丛或周围神经损伤可能影响运动反应。
- 不包含脑干反射与瞳孔反射。
- 一些医疗专业人员在正确评估运动反应方面存在困难。

尽管有这些批评，但许多人认为这个量表是在院前情形下快速评估意识的最佳系统。

有时，一位清醒的患者由于外伤后的肿胀或水肿而无法睁开眼睛。睁眼评分可能无效，但这种肿胀提示重大创伤和颅底骨折或面部骨折的可能性，因此需要紧急确切治疗和转诊（如果是水肿，则有过敏性反应的可能性）。

如果因受伤无法测试睁眼反应，仍应继续测量语言和运动反应。

（一）睁眼反应（E 评分——最高分 4 分）

通过评估患者的眼球运动，医疗保健专业人员可以评估患者的唤醒水平。

1. 眼睛自发地睁开。患者可能因疼痛而闭上眼睛，但在命令下自发地睁开，如医疗保健专业人员说："您好，您醒了吗？请睁开眼睛！"，患者立即这样做，那么 E 得分为 4。

2. 眼睛在口头命令下睁开。患者闭上眼睛，不是自发地睁开，而是在重复命令后才睁开，例如医疗保健专业人员说："您好——请睁开眼睛！您听到我说的话了吗，请睁开眼睛！"那么 E 得分为 3。

3.疼痛刺激后眼睛睁开。尽管重复口头命令，患者仍不睁开眼睛，但在应用疼痛刺激（如挤压大多角骨）（应用所有痛苦刺激时要小心）时才睁开眼睛，那么 E 得分为 2。

4.疼痛刺激后眼睛也不睁开，E 得分为 1。

（二）言语反应（V 评分——最高分 5 分）

在测试了患者的唤醒能力之后，下一个阶段就是测量患者的意识。

通过询问相关的导向问题来开始这个过程，即"您叫什么名字？""我们在哪里？"

1.导向：如果患者回答正确，则 V 得分为 5。

2.困惑：虽然患者能组词造句，但问题的答案明显错误，V 得分为 4。

3.不恰当：患者不能说清楚句子，只是用几个不恰当的单词回答问题。例如医生问"这场比赛的分数是多少？"患者用与问题没有关系的单词回答错误（往往只是骂人的话），V 得分为 3。

4.难以理解的声音：患者的回答是咕噜或呻吟，V 得分为 2。

5.没有反应：不管言语刺激和物理刺激，患者无反应，V 得分为 1。

（三）运动反应（M 评分——最高分 6 分）

最后的评估是患者对言语和疼痛刺激的运动反应。

1.服从命令：医生发出两个命令，患者遵循，例如，医生命令"挤压我的手指"和重复"再做一次"，患者可执行，M 得分为 6。

2.局限于中枢疼痛：患者对言语刺激没有反应，但对疼痛刺激有适当的反应，例如，通过用针刺痛腹壁，患者有目的地移动手臂将针从腹部拿走，此时 M 得分为 5。

3.逃避疼痛：例如用针刺腹壁，患者可能会向疼痛的源头移动一点或只是移动一只手臂，但却找不到疼痛的源头，此时 M 得分为 4。

4.屈曲至疼痛处：患者弯曲肘部并内旋肩部，将前臂放到胸前，甚至握紧拳头，此时 M 得分为 3。

5.延伸至疼痛处：患者伸出肘部，可能与内肩、手腕旋转、头部向后延伸、腿部和足趾延伸相关，此时 M 得分为 2。

6.对疼痛刺激无反应：M 得分为 1。

需要练习才能熟练地正确识别正确的 GCS 评分（表 10–2），特别是评估运动（M）这个部分。

表 10–2　GCS 评分

得　分	患者情况
得分为 14~15 分表示轻度头部损伤	患者清醒，有部分或完全的定向力，没有或很少的神经学发现，尽管可能有头痛、恶心和呕吐
得分为 9~13 分表示中度头部损伤	患者意识减退，执行命令，可能清醒，但可能有局灶性神经发现。这些患者的病情可能恶化，需要在给予氧气和充分固定脊柱后赶快转诊至适当的医院
评分为 4~8 分表示重度颅脑损伤	患者意识明显下降，不能听从指挥，属于危重症患者。这些患者可能需要高级气道干预
评分为 3 分时	患者在临床上无反应，深度昏迷或没有生机。他们都需要先进的医疗护理和干预措施，但一些 GCS 评分为 3 分的患者可以恢复

在总结评分时，将每个反应都纳入总分中（GCS14——E4、V4、M6）。一些神经外科医生更重视单项的 E、V、M 反应评分，而不是总的累积评分。要知道，熟练执行正确的 GCS 评估需要定期练习，特别是在评估 M 反应中各种形式的屈曲时。关于什么构成适当或正确的疼痛刺激，以及它应使用于哪个解剖部位，仍存在一些争论。一些人员主张用铅笔在指甲上按压，另一些人员则主张用针扎皮肤，还有一些人员则建议对眶上嵴施加压力、捏斜方肌或按压胸骨角，或组合这些方法来区分定位。

请注意，患者必须理解医生的语言和指令，否则评分可能不具有代表性。

遵循当地公认的做法和指导方针，但要一如既往地使用常识，记住"首要不要伤害患者——切勿伤害！"

双眼血肿—熊猫眼

双侧眼眶周围瘀斑，也称为双眼血肿，通常表明是前颅底骨折。

与结膜下出血所见的血红色相反，角膜是透明和白色的（这通常不与外伤相关，但偶尔可与颅颌面骨折相关，这是由脑膜撕裂所致的静脉渗液引起的）。眶周瘀斑可能需要几天时间才会出现，并且检查时并不总是立刻就能看出。如果出现了，它们应该能让人警觉和怀疑。同样，耳后出现类似的变色（Battles 征或耳郭周瘀斑，见下文）应让医疗专业人员意识到可能存在颅底骨折。如果发现有，并且患者有警觉性，则医疗专业人员应建议患者不要剧烈咳嗽或擤鼻涕，因为这些行为可能会进一步加重脑膜撕裂。

Battles 征

Battles 征或乳突瘀斑，虽然表明是后颅底骨折，但其缺失并不能排除骨折。

（四）脑脊液漏

在某些有硬脑膜损伤的颅骨骨折中，脑脊液可能从鼻部或耳部漏出。鉴别是否是脑脊液很困难，因为通常还伴有鼻部或耳部出血。如果将尿液试纸浸入这种液体中，葡萄糖阳性可能表明液体渗漏中存在脑脊液，从而表明是颅骨骨折。

九、重点病史

如果时间至关重要，则应从清醒的患者那里获取病史，还应在二次评估期间或甚至在患者被送往医院之后向附近的教练、观众或其他人索要信息。随后可以把重要的信息转发给医院。相关资料应包括以下方面。

1. 事故发生时间。

2. 事故原因及损伤机制。

3. 意识丧失，患者和（或）观察者的描述和所涉及的时间。

4. 失忆症，事发前、事发后、所涉及的时间。

5. 观察到的癫痫发作。

6. 呕吐，发作了多少次。

7. 恶心、头痛、麻木和虚弱。

8. 视觉缺陷。

9. 其他器官损伤的症状。

10. 既往的伤痛和疾病。

11. 过敏史。

12. 药物史，如华法林和阿司匹林。

13. 脑卒中 / 蛛网膜下腔出血 / 出血性疾病家族史。

14. 酒精 / 毒品等。

十、转院

如果患者仍躺在脊椎板 / 铲式担架 / 真空担架上，可将担架床的前端抬高，使头部高于心脏。

患者保持的体位最好不压到伤口或骨折部位。

持续性呼吸、循环监测和神经评估至关重要。使用检查表，并将病情恶化情况告知神经创伤单位。

切勿让患者处于低血压或高血糖状态，因为这可能会损害脑灌注。

确保小心地抬起和移动患者，保持正确的颈椎和脊柱固定，直到可以安全排除脊柱外伤。

联系医院

在开始转运前，告知神经创伤单位关于患者的病情和预计到达的时间，以便创伤小组做好准备。

十一、急诊医生应该在什么时候要求做头颅 CT 扫描

世界各地有许多不同的推荐，不仅是各个国家不同，甚至是各个专业也有不同（放射学、神经病学或神经外科学）。因此，在为国际读者撰写文章时，很难推荐一个指导方针。最好的建议是遵循当地的指导方针。

（一）加拿大头颅 CT 检查准则——高危出血

"加拿大头颅 CT 检查准则"规定，如果存在以下情况，则在头颅 CT 扫描中发现出血的可能性很大。

1. 有人目睹到患者意识丧失。

2. GCS 评分为 13～15 分的患者出现明确的健忘症或目击的定向障碍，并伴有以下任一项。

(1) 高风险（用于神经介入治疗）。

(2) 受伤后 2h 内 GCS 评分＜15。

(3) 怀疑是开放性或凹陷性颅骨骨折。

(4) 颅底骨折的任何征象，即鼓室积血、双眼瘀斑、耳漏或鼻漏、Battles 征（乳突瘀斑）。

3. 2 次或 2 次以上的呕吐。

4. 年龄 65 岁或 65 岁以上。

（二）加拿大头颅 CT 检查准则——中等风险的影像学改变

"加拿大头颅 CT 检查准则"表明，如果存在以下情况的话，在 CT 上发现影像学改变的风险为中等。

1. 撞击前健忘症＞30min（逆行性健忘症）。

2. 危险机制（行人被机动车撞到，乘员从机动车上弹出，从超过 3 英尺或 5 层楼梯的高处坠落）。

（三）新奥尔良标准

新奥尔良标准用于预测哪些脑震荡患者在进行头部 CT 扫描后可能会出现颅内出血。这些标准建议，如果存在以下标准，应进行 CT 检查。

1. 意识丧失。

2. GCS 的评分为 15。

3. 简单进行神经学检查后即发现异常。

以及下列任一项。

4. 头痛。

5. 呕吐。

6. 年龄大于 60 岁。

7. 药物中毒或酒精中毒。

8. 持续性顺行性遗忘症（短时记忆缺陷）。

9. 锁骨以上创伤性软组织或骨损伤或者癫痫发作的证据（怀疑或目击）。

十二、头皮撕裂伤和出血

头皮损伤有时会大量出血，因而必须止血。简单的缝合通常就已足够止血，可选择在赛场或场边进行。在伤口边缘附近施加适度的指压通常可以止住静脉出血。不能制止的出血可能由动脉引起，也可能是继发于颅骨骨折。因此，指压法不应过度，因为有将断骨进一步压入颅腔的危险。如有必要，将伤口遮盖，并用头巾包扎。如果失血严重，或者患者失去意识，需要进行静脉输液。

十三、嗅盐

嗅盐是碳酸铵盐和水的结合体。仅增加呼吸频率对脑震荡损伤的性质或潜在原因无有益的病理生理学影响。嗅盐是否提高了警觉性，改善了反应时间，或有其他积极的认知益处，还有待科学证实。然而，在现代运动医学中，嗅盐不太可能对运动相关的头部损伤有显著的益处或造成显著的不良影响。

参考文献

[1] Clinical practice guidelines for mild traumatic brain injury and persistent symptoms (The College of Family Physicians of Canada – 2012)

[2] Concussion (mild traumatic brain injury) and the team physician: a consensus statement (American College of Sports Medicine (ACSM), American Academy of Family Physicians (AAFP), American Academy of Orthopaedic Surgeons (AAOS), American Medical Society for Sports Medicine (AMSSM), American Orthopedic Society for Sports Medicine (AOSSM), and the American Osteopathic Academy of Sports Medicine

(AOASM) – 2011)

[3] Concussion and mild TBI (Centers for Disease Control and Prevention – 2012)

[4] Clinical policy: neuroimaging and decision making in adult mild traumatic brain injury in the acute setting (American College of Emergency Physicians – 2008)

[5] Head injury: triage, assessment, investigation, and early management of head injury in infants, children, and adults (National Institute for Health and Clinical Excellence – NICE –2007)

[6] Traumatic brain injury: diagnosis, acute management,

and rehabilitation (New Zealand Guidelines Group–2006)

[7] Harmon, K.G., Drezner, J.A., Gammons, M. *et al.* (2013) American Medical Society for Sports Medicine position statement: concussion in sport. *British Journal of Sports Medicine*, **47**, 15–26. doi:10.1136/bjsports–2012–091941

[8] McCrory, P. (2006) Smelling salts. *British Journal of Sports Medicine*, **40**, 659–660. doi:10.1136/bjsm.2006.029710

第 11 章　脑震荡的赛场和场边评估
Concussion-Onfield and Sideline Evaluation

Paul McCrory　Michael Turner　著

陈　威　译

康　帅　黎檀实　校

一、概述

在运动医学中，临床医生必须能够识别和处理一系列脑损伤。幸运的是，严重的脑损伤在团队运动中很少见，大多数头部损伤都是轻微的。然而，所有参与运动医疗救治的人员都需要对头部受伤运动员的早期管理、恶化的风险，以及此类损伤可能影响运动员恢复运动甚至以后生活能力的潜在后遗症有一个全面的了解。

二、流行病学

所有外伤性脑损伤（traumatic brain injury，TBI）的粗发病率估计约为每年每 10 万人 300 例，其中大多数（80%～90%）属于轻度 TBI。据美国疾病控制中心估计，在美国每年有 160 万～380 万与运动相关的脑震荡患者住院治疗。其他研究表明，未报道的脑震荡数量可能要高出 10 倍。

三、脑震荡的定义

"脑震荡体育组"（Concussion in Sport Group，CISG）的定义现在已经成为该疾病临床治疗的公认定义。该定义指出，脑震荡是一种脑部损伤，是由生物机械应力引起的影响大脑的复杂病理生理过程。结合临床、病理和生物机械损伤结构的几个共同特征可用于界定震荡性头部损伤的性质，其中这些特征包括：①脑震荡可由直接击打头部、面部、颈部或身体其他部位并将"冲击"力传递至头部所致；②脑震荡通常会引起神经功能的短暂损伤迅速发作且自动恢复。然而，在某些情况下，症状和体征可能会在几分钟至几小时之内演变；③虽然脑震荡可能导致神经病理性改变，但是急性临床症状主要反映的是机能失调而非结构损伤，因此，在标准的结构神经影像学研究中未见异常；④脑震荡会导致一系列分级别的临床症状，可能会或不会导致意识丧失。临床和认知症状的恢复通常遵循一个循序渐进的过程。然而，需要注意的是，在某些情况下，症状持续时间可能会延长。

四、急性脑震荡的症状和体征

急性脑震荡的诊断通常涉及包括临床症状、体征、认知损害、神经行为特征和睡眠障碍在内的一系列领域的评估。这些在运动性脑震荡评估工具第三版（Sport Concussion Assessment Tool, 3rd edition, SCAT3）和脑震荡识别工具（Concussion Recognition Tool, CRT）表格（图 11-1 和图 11-2）中有所概述。

脑震荡的疑似诊断包括以下一个或多个临床特征。

1. 症状：躯体症状（如头痛）、认知症状（如云里雾里的感觉）和（或）情绪症状（如不稳定性）。

2. 体征（如丧失意识和失忆症）。

3. 行为变化（如易怒）。

4. 认知损害（如反应迟缓）。

5. 睡眠障碍（如失眠症）。

如果存在任何一个或多个这些特征，应该怀疑是脑震荡，并制订适当的治疗策略。

脑震荡的常见症状已经在前瞻性研究中检查出来，其中包括头痛、头晕、视物模糊和恶心。这些症状并不是脑震荡所特有的，在某些情况下可能以延迟的方式出现，这突出了一个关键性问题，即急性脑震荡是一种不断演变的损伤。

SCAT3 🏅 FIFA 🏐 ⬤⬤⬤ 🏉 FEI

运动脑震荡评估工具 – 第 3 版
仅供医学专业人士保用

姓名　　　　　　损伤日期时间　　　　　　　　　　评估人员
　　　　　　　　评估日期

什么是 SCAT3? [1]

SCAT3 是评估受伤运动员是否患有脑震荡的标准化工具，适用于 13 岁及以上的运动员。它分别代替了发布于 2005 年和 2009 年的原版 SCAT 和 SCAT2 [2]。针对年龄较小者（年龄 12 岁及以下）而言，请参考使用儿童 SCAT3。SCAT3 是设计给医疗专业人员使用的。如果您不够资格，请使用运动脑震荡识别工具 [1]。用 SCAT3 进行的赛季前基线测试可以帮助解释受伤后测试分数。

关于 SCAT3 的详细使用说明书在第 3 页上提供。如果您对 SCAT3 不熟悉，请仔细阅读这些说明书。此工具可以当前的形式复制，以便分发给个人、团队、小组和组织。任何电子版的修改或复制都需要得到 Concussion in Sprot Group 的批准。

注意：脑震荡的诊断是一种临床判断，理想情况下由医疗专业人员做出。在缺乏临床判断的情况下，SCAT3 不应单独用于做出或排除脑震荡的诊断。即使一名运动员的 SCAT3 "正常"，这名运动员也可能患有脑震荡。

什么是脑震荡

脑震荡是由直接或间接对头部施力引起的脑功能障碍。它引起了各种各样的非特异性体征和（或）症状（下文列出的一些例子）且通常来说不包含意识丧失。在存在以下任何一种或多种情况时应该怀疑患有脑震荡：

- 症状（如头痛），或
- 身体迹象（如不稳定性），或
- 脑功能受损（如脑震荡），或
- 行为异常（如个性改变）

场边评估

紧急情况的指征

注意：头部击打有时候可以与一种更为严重的脑损伤相关。如有下列任何一项，需要考虑启动应急程序并紧急送往最近的医院。

- 格拉斯哥昏迷量表低于 15 分
- 恶化的精神状态
- 潜在的脊髓损伤
- 逐步恶化的症状或新的神经体征

脑震荡的可能表现？

如果在头部经受直接或间接击打后观察到下列任何一项体征，运动员应停止参与运动并由医学专业人员进行评估，如果该名运动员被怀疑患有脑震荡，不应允许其当天返回继续运动。

意识丧失？	☐ 是 ☐ 否
"若是，持续多长时间了？"	
平衡或动作不协调（跟跄、动作迟缓 / 费力等）？	☐ 是 ☐ 否
定向障碍或意识混乱（无法恰当回答问题）？	☐ 是 ☐ 否
记忆丧失	☐ 是 ☐ 否
"若是，持续多长时间了？"	
"在受伤前还是受伤后？"	
眼神空洞茫然？	☐ 是 ☐ 否
可见面部损伤结合以上任意一项：	☐ 是 ☐ 否

格拉斯哥昏迷量表（GCS）

最佳睁眼反应（E）

无睁眼	1
疼痛刺激睁眼	2
呼唤睁眼	3
自主睁眼	4

最佳语言反应（V）

无语言反应	1
发出难以理解的声音	2
说出不当词汇	3
意识混乱	4
定向障碍	5

最佳运动反应（M）

无运动反应	1
疼痛延展	2
不正常的疼痛屈曲	3
正常疼痛屈曲	4
疼痛定位	5
遵嘱运动	6
合计（E+V+M）	__/15

所有运动员的 GCS 都应进行记录，以防日后病情恶化。

Maddocks 评分 [3]

"我将要问您一些问题，请仔细聆听并尽最大努力回答。"

经修改的 Maddocks 问题（每答对一个答案得 1 分）

我们今天在哪个赛场？	0 ☐ /1 ☐
现在是上半场还是下半场？	0 ☐ /1 ☐
这场比赛谁得了最后一分？	0 ☐ /1 ☐
您在上周 / 上场比赛中为哪个队效力？	0 ☐ /1 ☐
您所在的团队赢了上一场比赛吗？	0 ☐ /1 ☐

Maddocks 评分　　　　　　　__/5

Maddocks 评分仅被用于脑震荡的场边诊断，不用于系列测试。

记录：受伤机制（"告诉我发生了什么"？）：

_____
_____
_____
_____

任何被怀疑患有脑震荡的运动员都应当转移出赛场，进行医学评估并进行监护，以防止病情恶化（如不应不予理睬），在医学专业人员允许之前不应该驾驶机动车辆。被诊断为脑震荡的运动员不应在受伤当天参与运动。

▲ 图 11-1　SCAT3 评估工具

引自 SCAT3. British Journal of Sports Medicine 2013；47（5）：259. 2013 Concussion in Sport Group © 版权所有

背景

姓名：_____ 日期：_____
评估人员：_____
运动 / 团队 / 学校：_____ 受伤日期 / 时间：_____
年龄：_____ 性别：□男 □女
完成教育年限：_____
优势手：_____ □右手 □左手 □双手均不是
您认为您在过去患过多少次脑震荡？_____
您最近一次脑震荡发生在什么时候？_____
您最近一次的脑震荡恢复多久了？_____
您曾经因为头部受伤住过院或进行医学影像吗？ □是 □否
您曾经被诊断患有头痛或偏头痛吗？ □是 □否
您患有学习障碍，阅读障碍、ADD/ACHD 吗？ □是 □否
您曾经患抑郁症、焦虑症或其他精神疾病吗？ □是 □否
您的家庭成员中有人曾经有任何这些问题吗？ □是 □否
您有服用任何药物吗？如有，请列出来： □是 □否

SCAT3 在休息状态进行，最好在运动后 10min 或以上的时间进行。

您感觉如何？
根据您现在的感觉，您应该就下列症状对您自己进行评分。

	无	轻		中		重
头痛	0	1	2	3	4	5 6
"头部压力"	0	1	2	3	4	5 6
颈部疼痛	0	1	2	3	4	5 6
恶心或呕吐	0	1	2	3	4	5 6
头晕	0	1	2	3	4	5 6
视物模糊	0	1	2	3	4	5 6
平衡问题	0	1	2	3	4	5 6
光敏感度	0	1	2	3	4	5 6
噪声敏感度	0	1	2	3	4	5 6
感觉缓慢下来	0	1	2	3	4	5 6
感觉像"在迷雾中"	0	1	2	3	4	5 6
"感觉不好"	0	1	2	3	4	5 6
难以集中注意力	0	1	2	3	4	5 6
记忆困难	0	1	2	3	4	5 6
疲劳或精力不足	0	1	2	3	4	5 6
意识混乱	0	1	2	3	4	5 6
困倦	0	1	2	3	4	5 6
入睡困难	0	1	2	3	4	5 6
更为情绪化	0	1	2	3	4	5 6
易怒	0	1	2	3	4	5 6
悲伤	0	1	2	3	4	5 6
紧张或焦虑	0	1	2	3	4	5 6

症状总数 _____ （最大可能值 22）
症状严重程度评分 _____ （最大可能值 132）
身体活动后症状加重吗？ □是 □否
精神活动后症状加重吗？ □是 □否
□自评 □自评与临床监测
□临床面谈 □患者输入自评
综合评价：如果您在受伤前就对这位运动员很了解，那么这位运动员的行为和他 / 她平时的行为有什么不同？
请圈出一个答案：
没有差别 差别很大 不确定 不适用

SCAT3 评分不应用作诊断脑震荡、测量恢复或做出关于一名运动员在脑震荡后准备好回归比赛的决定的唯一方法。由于体征和症状可能会随着时间发展，因此，重要的是考虑对脑震荡急性评估进行重复评价。

认知和身体评估

认知评估
脑震荡标准化评估（SAC）[4]

定向（每答对一个问题得 1 分）
现在是几月份？ 0 1
今天是几号？ 0 1
今天是星期几？ 0 1
现在是哪一年？ 0 1
现在是什么时间？（出入在 1h 之内） 0 1
定向评分 ___/5

瞬时记忆

列表	试训 1	试训 2	试训 3	可选择单词列表		
肘部	0 1	0 1	0 1	蜡烛	婴儿	手指
苹果	0 1	0 1	0 1	纸	猴子	便士
地毯	0 1	0 1	0 1	糖	香水	毯子
脊肉	0 1	0 1	0 1	蛋糕	日落	柠檬
泡沫	0 1	0 1	0 1	马车	铁	昆虫
合计：						

瞬时记忆评分总分 _____ /15 分

注意力（倒序排列的数字）

列表	测试 1	可选择列表	
4-9-3	0 1	6-2-9	5-2-6	4-1-5
3-8-1-4	0 1	3-2-7-9	1-7-9-5	4-9-6-8
6-2-9-7-1	0 1	1-5-2-8-6	3-8-5-2-7	6-1-8-4-3
7-1-8-4-6-2	0 1	5-3-9-1-4-8	8-3-1-9-6-4	7-2-4-8-5-6

总分：_____

注意力（倒排月份）
12月-11月-10月-9月-8月-7月-6月-5月-4月-3月-2月-1月 0 1
注意力得分 _____ /5

颈部检查
活动范围压痛 上下肢感觉和力量
结果：_____

平衡能力检查
进行一项或多项下列检查
脚上的穿戴（鞋、赤脚、支架、胶带等）
修正的平衡错误评分系统（BESS）测试[5]
用哪只脚进行测试（即：哪只脚是非优势足） □左 □右
测试表面（硬地面、赛场等）
条件
双腿站位 _____ 失误
单腿站位（非优势足） _____ 失误
合作站位（非优势足位于后面） _____ 失误
和（或）
踮趾步态[6, 7]
时间（最好 4 次试训）：_____ 秒

协调性检查
上肢协调性
用哪只手臂进行测试 □左 □右
协调性评分 _____ /1 分

SAC 延时记忆[4]
延时记忆评分 _____ /5 分

▲ 图 11-1 SCAT3 评估工具（续）

提示

SCAT3 中斜体部分为测试人员给运动员的指示。

症状量表

"根据您现在的感觉，就下列症状对您自己进行评分。"

由运动员填写完成。在运动后完成症状表的情况下，症状量表应在休息状态下完成（至少在运动后 10min）。

就症状总数而言，最大可能分值为 22。

就症状严重度评分而言，把表中所有分数加起来，最大可能分值为 22×6=132。

SAC [4]

瞬时记忆

"我将要测试您的记忆力。我将要给您读一个词汇表，当我读完时，按任意顺序尽可能多地复述您所记住的词汇。"

试训 2 和 3:

"我将要再次重复将样的词汇列表一遍。按任意顺序尽可能多地复述您所记住的词汇（即使您之前已经说过了某个单词）。"

无论试训 1 和试训 2 得分如何，都要完成全部 3 次试训。以每秒 1 个单词的速度读出单词。每给出一次正确答案，得 1 分。总分等于在第 3 次试训的得分相加之和。不要通知运动员将会测试延时记忆。

注意力

倒序排列的数字

"我将要给您读出一串数字，我读完后，您倒序复述给我听。比如，如果我说 7-1-9，您就说 9-1-7。"

如果正确，继续下一个字符串长度。如果不正确，则继续读试训 2 的数字。

每个字符串长度可能有一个点。如果 2 次试训都不正确，停止试训。数字应该以每秒 1 个的速度读出。

倒序排列的月份

"现在倒序告诉我一年的月份。以最后一个月份开始。倒着来。因此您将说出十二月、十一月继续"。

全部顺序正确得 1 分。

延时记忆

延时记忆测试应在完成平衡和协调性检查后进行。

"您记住我几轮之前读的单词列表了吗？任意顺序告诉我尽量多您所能记住的单词。"

每给出一次正确答案，得 1 分。

平衡检查

经修正的平衡错误评分系统（BESS）测试 [5]

本平衡测试是平衡错误评分系统（BESS）[5] 的修正版。这个测试要求用秒表或带有秒针的表。

"我现在要测试您的平衡性。请脱掉鞋子，把裤腿卷起至脚踝以上（如适用）并且摘下任何脚踝带（如适用）。本测试将由不同站位的 3 次 20s 测试组成。"

(a) 双脚站位

"第一个站姿是双脚并拢站立，双手放在臀部，闭上眼睛。您应该尝试在这一位置保持稳定性 20s。我会数您离开这一位置的次数。当您定好位置并闭上眼睛时我就会开始。"

(b) 单脚站位

"如果您将要踢球，您会用哪只脚踢？（这只脚将会是优势足）现在用您的非优势脚站立。优势足保持在与膝关节屈曲呈大约 30° 并与膝关节屈曲呈 45° 的位置。您应该尝试将手放在臀部并闭上双眼保持稳定性 20s。我会数您离开这一位置的次数。如果您跟趾移开这一位置，睁开双眼并返回原始位置，继续保持平衡。当您定好位置并闭上眼睛时我就会开始计时。"

(c) 合作站位

"现在脚跟到脚趾站立，非优势足在后面。您的重量应该会均分到两足间。同样，您应该试着保持稳定性 20s，双手放在臀部，闭上眼睛。我会数您离开这一位置的次数。如果您跟趾移开这一位置，睁开双眼并返回原始位置，继续保持平衡。当您定好位置并闭上眼睛时我就会开始计时。"

平衡性测试——错误类型

1. 手没有举过髂骨

2. 睁开双眼

3. 踏步、绊倒或跌落

4. 将臀部移入大于 30° 的外展架

5. 抬起脚掌或脚跟

6. 在测试位置外保持时间 > 5s

每一次 20s 的试训都是通过计算运动员累积的错误数或偏离正确站位的次数来对分的。修改后的 BESS 是通过在 3 次 20s 的测试期间为每个错误添加一个错误点来计算的，任何单一条件的错误最多数为 10。如果一名运动员在犯了多个错误，但是只记录了一个错误，则这名运动员应该快速回到测试位，计数应在登留好受试者时恢复。如果受试者在测试开始时不能保持至少 5s 的测试程序，则在该测试条件下给出可能的最高 10 分。

选择：为了进行进一步评估，同样的 3 种站姿可以在中等密度泡沫表面上执行（例如尺寸大约为 50cm×40cm×6cm）。

蹒跚步态 [6, 7]

参与者被指示双脚并拢站在起跑线后（测试最好脱下鞋子进行）。然后，他们沿着 38mm 宽（运动带）、3m 长的直线以脚后跟到脚趾交替的步态向前走，以确保他们所走的每一步上的脚后跟和脚趾接近。一旦他们到达了 3 米线的终点，他们会转 180°，然后以同样的步态回到起点，总共进行了 4 次试验并保留了最佳时间。运动时应在 14s 内完成测试，如果运动员踏出这条线，脚跟和脚趾之间有间隔或者接触或抓住检查人员或其他物体。他们就不能通过测试，在这种情况下，不记录时间，如果合适的话，重复进行试验。

协调性检查

上肢协调性

指鼻（FTN）任务：

"现在由我来测试你的协调性。请舒服地坐在椅子上，双眼睁开，手臂（右手臂或左手臂）伸开（肩膀弯曲至 90°、肘部和手指延伸），指向前方。当我给出一个信号时，你想要您用食指触摸鼻尖，连续做 5 次手指到鼻子的重复动作，然后尽可能快，以尽可能准确地回到伸开的位置。"

得分：在小于 4s 的时间内做 5 次正确重复动作的得分 =1 分。测试者注意：如果运动员没有触摸鼻子，没有充分伸展他们的肘部或者没有执行 5 次重复动作，他们就不能通过测试，测试失败的得分为 0 分。

参考文献和脚注

[1] This tool has been developed by a group of international experts at the 4th International Consensus meeting on Concussion in Sport held in Zurich, Switzerland in November 2012. The full details of the conference outcomes and the authors ofthe tool are published in The BSM Injury Prevention and Health Protection, 2013,Volume 47, lssue 5. The outcome paper will also be simultaneously co-published in other leading biomedical journals with the copyright held by the Concussion in Sport Group, to allow unrestricted distribution, providing no alterations are made.

[2] McCrory P et al.,Consensus Statement on Concussion in Sport-the 3rd International Conference on Concussion in Sport held in Zurich, November 2008.British Journal of Sports Medicine 2009;43;176–89.

[3] Maddocks. DL; Dicker, GD; Saling,MM.The assessment of orientation following concussion in athletes. Clinical Journal of Sport Medicine.1995;5(1):32–3.

[4] McCrea M. Standardized mental status testing of acute concussion. Clinical Journal of Sport Medicine.2001;11:176–181.

[5] Guskiewicz KM. Assessment of postural stability following sport-related concussion. Current Sports Medicine Reports. 2003,2:24–30.

[6] Schneiders, A.G., Sullivan, S.J., Gray, A., Hammond-Tooke, G.&McCrory, P. Normative values for 16–37 year old subjects for three clinical measures of motor performance used in the assessment of sports concussions. Journal of Science and Medicine in Sport. 2010;13(2):196–201.

[7] Schneiders, A.G., Sullivan, S.J., Kvarnstrom.J.K., Olsson, M. Yden. T. & Marshall., S.w. The effect of footwear and sports-surface on dynamic neurological screening in sport-related concussion. Journal of Science and Medicine in Sport. 2010;13(4): 382–386

▲ **图 11-1　SCAT3 评估工具（续）**

运动员信息

任何被怀疑患有脑震荡的运动员都应当移出赛场并在随后寻求医学评估。

需注意的体征

问题可能会在最初的24～48h内出现。这名运动员不应该被置之不理，如果运动员出现如下情况，需立即就医。

- 头痛得更加厉害了
- 十分昏昏欲睡或不能清醒过来
- 不能认识人或地点
- 反复呕吐
- 行为异常或似乎混淆：十分易怒
- 痉挛发作（手臂和腿部无法控制地抽搐）
- 手臂或腿部无力或麻痹
- 双脚不稳定：言语不清

记住：保证安全是重要的。

在被怀疑患有脑震荡后咨询您的医生。

返回赛场

运动员不应该在受伤当天返回赛场。

当运动员返回赛场时，他们应该通过医疗检查，然后按照循序渐进的监督程序和进展阶段进行训练。

例如：

康复阶段	康复的每个阶段的功能锻炼	每个阶段的目标
无活动	身体和认知休息	恢复
轻量极有氧运动	步行、游泳或骑固定自行车保持强度，70%最大预测心率，无阻力训练	增加心率
运动专项锻炼	冰球运动中的滑冰训练、足球运动中的跑步训练。无头部撞击活动	增加运动
无触点训练演练	更复杂训练演练（例如足球运动和冰球运动中的传递训练）的进步。可开始渐进式阻力训练	锻炼、协调性和认知负荷
全触点练习	体检合格后参加正常训练活动	通过指导运动员恢复信心并评估职能技能
回到赛场	正常比赛	

每个阶段至少需要24h（或更长的时间），如果症状再次出现，运动员应该休息，直到症状再次消失，然后在前一个无症状阶段恢复训练。阻力训练只在后面的阶段增加。

如果运动员出现症状超过10天，那么建议咨询治疗脑震荡的专家级医师。

在返回赛场之前应该开出体检合格证明。

脑震荡受伤建议

（给患有脑震荡的运动员的监控人员）

患者头部受伤。已经进行了仔细的医疗检查，没有发现任何严重并发症的迹象。康复时间因人而异，患者将需要由负责任的成人监护更多时间。你的治疗医生将提供关于这个时间框架的指导。

如果您注意到在行为方面有任何变化，呕吐、晕眩、日益恶化的头痛、复视或过分嗜睡，请立即联系您的医生或最近的医院急诊科。

其他重点：

- 休息（身心），包括训练或进行运动，直到症状消除并且进行身体检查。
- 不使用酒精
- 没有医疗监督的情况下，不得使用处方或非处方药物。

具体而言：

- 不使用安眠药
  - 不使用阿司匹林、抗炎药物或镇静镇痛药
- 在治愈之前不要开车
- 在治愈之前不要训练或运动

诊所电话号码　□□□□□□□□□□□

得分总结：

测试	得分		
	日期：	日期：	日期：
症状数得分为22分			
症状严重度得分为132分			
定向得分为5分			
瞬时记忆得分为15分			
注意力集中度得分为5分			
廷时记忆得分为5分			
SAC总分			
BESS（错误总数）			
踵趾步态（s）			
协调性得分为1分			

笔记：

患者姓名

受伤日期/时间

就诊日期/时间

治疗医师

邮票

▲ **图11-1　SCAT3评估工具（续）**

袖珍脑震荡识别工具
帮助识别患有脑震荡的儿童、年轻人和成人

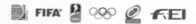

识别并转移
如果记忆问题中存在一个或多个下列明显线索、体征、症状
或错误，应该怀疑患有脑震荡。

1. 怀疑患有脑震荡的视觉线索
以下任何一个或多个明显线索都可以表明患者可能患有脑
震荡。
意识或反应性丧失
一动不动地躺在地上 / 起床缓慢
站立不稳 / 平衡问题或跌倒不协调
抓住 / 抓挠头部
茫然空洞的表情
困惑 / 没有意识到赛场或比赛赛事

2. 怀疑患有脑震荡的体征和症状
下列任何一种或多种体征或症状的存在可能表示患有脑
震荡。

- 丧失意识
- 癫痫或痉挛
- 平衡问题
- 恶心或呕吐
- 睡眠过多
- 更情绪化
- 易怒
- 悲伤
- 脆弱或低能量
- 紧张或焦虑
- "感觉不对"
- 记忆困难

- 头痛
- 眩晕
- 困惑
- 感觉动作迟缓
- "头部压力"
- 视物模糊
- 光敏度
- 健忘症
- 感觉 "云里雾里"
- 颈部疼痛
- 噪声敏感度
- 集中注意力困难

2013 Concussion in Sport Group © 版权所有

3. 记忆功能
不能正确回答这些问题中的任意一个可能表明患有脑震荡。
"我们今天在什么赛场？"
"现在是上半场还是下半场？"
"在这场比赛中谁得到最后一分？"
"您上周 / 上场比赛中为哪个队效力？"
"您的队伍赢了上一场比赛吗？"
怀疑患有脑震荡的任何运动员应该即刻退出赛场且在对其
进行医学评估之前不应返回比赛。不应将怀疑患有脑震荡
的运动员单独留下。怀疑患有脑震荡的运动员不应驾驶机动
车辆。
建议在所有怀疑患有脑震荡的情况下，即使症状消失，运动
员也应转诊给专业医疗人员进行诊断和指导并做出重返赛场
的决定。

警惕
如果报告有以下情况。则应立即将该运动员安全地移出赛
场。如果没有合格的医疗专业人员。考虑用救护车运送至医
院进行紧急医疗评估。

- 运动员抱怨颈部疼痛
- 增加困惑或易怒程度
- 反复呕吐
- 癫痫或痉挛
- 手臂或腿部虚弱无力或麻刺感 / 灼热痛

- 意识状态恶化
- 剧烈或日益剧烈的头痛
- 不寻常的行为改变
- 复视

记住
- 在所有情况下，应遵循急救的基本原则（危险、反应、气道、呼吸、循环）。
- 没有经过训练，不要试图移动运动员（需要气道支持除外）
- 没有经过训练，不要移开头盔（如存在）

引自 McCrory et al, Consensus Statement on Concussion in Sport.
Br J Sprots Med 47(5), 2013.

2013 Concussion in Sport Group © 版权所有

▲ **图 11-2　脑震荡识别工具（CRT）**
引自 Concussion Recognition Tool. British Journal of Sports Medicine 2013；47（5）：267.
2013 Concussion in Sport Group © 版权所有

五、在场边识别脑震荡

通常情况下，在轻微脑震荡发作（"警钟鸣起"）的时候，运动员只会感到几秒钟的眩晕或昏迷，接着运动员会继续比赛。有警惕性的医务人员和训练人员应密切观察头部受到重击的运动员的动作，看是否有任何表现受损的迹象。CRT 概述了脑震荡存在的视觉线索（图 11-2），其中包括反应丧失或躺在地上一动不动、起身迟缓、脚不稳或跌倒、抓头或挠头、神情恍惚或茫然，以及没有意识到周围的比赛或比赛项目。

六、脑震荡损伤严重程度和恢复

脑震荡损伤严重程度的分类是一个颇有争议的领域。CISG 不建议使用特定的固有量表，而是建议所有脑震荡损伤管理都通过衡量个体恢复情况，而非已有的分级系统和任意确定恢复期，来决定是否重返赛场。

七、脑震荡的管理

脑震荡的实际管理可分为三个广泛的领域，其中的问题和治疗优先级差别很大。这些领域是即刻／现场、早期和后期管理。

（一）即刻或现场管理

评估任何患有急性头部或脑部损伤的运动员时的主要目标如下。

1. 关于赛场建立适当的赛场验伤分类。

2. 进行适当的二次评估，同时对受伤运动员进行场边评估。

3. 适当处理损伤，尽量减少任何"继发性"损伤所带来的风险，例如可能同时出现缺氧或低血压。

4. 将运动员安全地从赛场转移到适当的医疗设施进行进一步的检查和评估。

5. 随后确定运动员何时恢复比赛是安全的。

在这一早期阶段的主要优先事项是急救的基本原则，例如确保有充足的氧合、通气和循环的通畅气道。一旦急救护理的这些基本方面已经完成并且患者病情稳定，那么就有必要考虑将患者从赛场转移到适当的设施。至关重要的是，所有在运动中担任现场伤害处理角色的急救人员都必须接受正规的急救和外伤管理培训及认证。

此时，仔细评估是否有颈椎或其他损伤是至关重要的。如果一名有警觉性的患者抱怨颈部疼痛、有颈部压痛或畸形的证据，或有提示脊椎损伤的神经体征，那么就需要用合适的脊椎固定设备进行颈椎固定和运输。如果患者意识不清，则应假定为颈椎损伤，直到证明并非如此。

碰撞运动中的脑震荡抽搐是一种罕见但剧烈的轻微头部损伤。临床医生需要遵循上述急救原则，等待抽搐自行消退（见第 11 章）。在发生抽搐之后，应该按照标准脑震荡来治疗运动员。

一旦这一急救过程完成，患者病情稳定下来，应随后进行全面的医疗和神经评估检查。现场医生在一个理想的位置开始医疗护理是关键的早期步骤，以确保头部损伤的最佳恢复。

当检查一名头部受伤的运动员时，进行有条理、有重点的神经检查至关重要。因为这一阶段的主要处理优先事项是排除灾难性颅内损伤，所以此部分检查应集中于关键的临床表现，主要包括如下几个方面：①意识水平（使用格拉斯哥昏迷量表评估）；②瞳孔反应与共轭眼球运动；③运动功能；④对颅骨和头皮进行彻底检查以寻找外伤的证据。

这种初步神经检查的重要性在于，它可作为一个参考，与其他重复的神经检查比较。

受伤后必须记录生命体征。低血压很少是由于脑损伤引起的（除非作为终末事件），否则应积极寻找血压下降的其他来源并进行治疗。这包括严重的头皮撕裂伤，尤其是幼童或颈椎脊髓损伤。躁动是脑损伤的常见伴随症状，可能是颅内压增高、颅内出血或缺氧的早期指标，所有这些都会加重任何潜在的脑损伤。如果患者无意识但焦躁不安，应注意脑缺氧加重、膀胱膨胀或其他部位疼痛损伤的可能性。如果时间允许，应当进行更加彻底的身体检查，以排除身体其他部位同时存在的损伤。

（二）早期管理

这是指运动员已经被带到运动员医疗站进行评估的情况。受伤严重程度的评估最好是在安静的医疗室里进行，而不是在面对 10 万名尖叫的球迷的足球场中央。这项评估应由执业医生进行。如果没有医生可以进行这项评估，那么运动员需要转诊到可以进行这项评估的医院。

在评估患有急性脑震荡的运动员时，病史和检查的各个方面都很重要。SCAT3 工具（图 11-1）概述了对受伤运动员的完整性结构化医疗评估。

当检查患有脑震荡的运动员时，一次全面性神经系统检查是很重要的。因为这个阶段的主要管理优先事项是建立一次准确的诊断、排除灾难性颅内损伤，所以这部分的检查应该尤其彻底。

在当今时代，作为客观评估患有脑震荡的运动员的一种手段，简单认知测试的应用引起了相当大的兴趣。在震荡损伤后，询问定向项目（如日期、年、时间、出生日期等）的标准方法已被证明是不可靠的。震荡损伤时这方面的记忆仍然相对完整，因此不应该使用上述方法。前瞻性研究显示，更有用的是关于近期记忆的问题。这些都包含在 SCAT3 工具（图11-1）中。

虽然教练或非医务人员可能利用 CRT 来怀疑脑震荡的诊断，但是所有患有脑震荡的运动员都应转诊进行紧急医疗评估。事实上，虽然大多数高水平的业余球队和职业球队都有自己的医务人员做出诊断，但是，如果球队缺乏这方面的设施，那么患有脑震荡的运动员就需要转诊到医院进行医学评估。

在确定了脑震荡损伤的存在后，需要对患者进行连续监测，直到完全恢复。如果患有脑震荡的运动员在初步评估后出院回家，那么他们应该由负责任的成人照顾。笔者的策略是在出院时给患者和护理人员一张头部损伤咨询卡。这被纳入到 SCAT3 工具（图11-1）中。

1. 谁应该被送往医院

参与体育赛事的临床医生也必须决定谁应该转到医院或直接转到神经外科中心。表11-1 列出了一些紧急适应证。虽然人们承认，这些适应证中的一部分是基于以传闻为基础的信息，而不是以证据为基础的信息，但是这些都被广泛接受。总体性方法应该是"有疑问时，请参考"。如果没有医生在场，最初的治疗由运动训练员、理疗师或医务辅助人员负责，那么对于所有头部受伤的病例，紧急转诊都应被认为是强制性的措施。

表11-1　医院紧急转诊和（或）神经影像学检查的适应证

颅骨骨折	意识混乱或失去意识的时间超过 30min
穿透性颅脑外伤	失去意识的时间超过 5min
损伤后意识状态的恶化	受伤后持续呕吐或头痛加重
局部性神经系统体征	任何惊厥动作
一次治疗中发生不止一次脑震荡	有评估难度（如醉酒患者）

（续　表）

| 儿童头部受伤 | 高危患者（如血友病、抗凝血药的使用） |
| 受伤后监督不足 | 高风险损伤机制（如高速碰撞） |

2. 谁需要诊断性调查

在头部损伤患者的初始评估中，紧急神经影像学检查的指征与表 11-1 所列的适应证相同。影像学检查的主要目的是确定是否有颅内出血。意识水平低下，尤其 GCS 评分 ≤ 8 分是颅内出血的最强预测因子。其他提示手术的指征包括局灶性运动无力和瞳孔检查不对称。

一个重要且更困难的问题是，当他 / 她的意识水平正常（即 GCS 评分为 15 分）时，谁需要头部计算机断层（CT）扫描？加拿大头部 CT 规则和新奥尔良标准等指南指出，诸如年龄超过 60 岁、头痛、呕吐、中毒、逆行性失忆症、意识混乱、意识丧失、癫痫发作、锁骨上方可见创伤和损伤机制等因素表明需要进行头部 CT 扫描。然而，正常的头部 CT 扫描并不总是能排除 TBI 或需要神经外科会诊。入院的轻度 TBI 患者中约有 20% 在最初的头部 CT 扫描正常，而随后的影像学检查可能出现创伤后异常。

（三）后期管理和返回赛场

这指的是运动员之前遭受过脑震荡损伤，现在需要在恢复比赛前提出建议或获得许可。在这个阶段，主要的管理优先事项是评估恢复和应用适当的恢复运动准则。任何恢复运动的许可都应是医疗从业人员负责的职权范围，最好具有这些运动损伤的经验，非医疗人员不应给予此类许可。

恢复比赛的决策是困难的。专家共识指南指出，运动员在完全从脑震荡损伤中恢复之前不应该返回比赛中。然而，目前还没有一个衡量脑震荡后大脑紊乱和恢复的金标准。相反，临床医生必须依靠一些间接性措施来支持临床判断。在实践中，这涉及一个多层面的临床方法，其中包括评估症状、改变因素、体征（如平衡）和神经认知功能。此外，个别国际联合会可能有关于重返比赛和（或）赛场的具体建议，这些建议需要作为恢复比赛范例的一部分加以考虑。

CISG 会议上，一致同意在脑震荡损伤当天不应恢复比赛。有数据表明，在大学和高中阶段，被允许在同一天恢复比赛的运动员可能会表现出受伤后的神经心理缺陷，这在场边可能不明显，而且更有可能出现延迟发作的症状。脑震荡运动员早期恢复比赛的主要关注点是认知功能受损（例如信息处理减慢和注意力减少），当运动员回到危险的比赛环境中时会遭受进一步的损伤（包括脑震荡和其他）。

指导方针应该是，在完全消除症状之前，患有脑震荡的运动员不应该恢复任何训练或比赛。一旦急性脑震荡症状在休息和锻炼中得到缓解，就可以逐步恢复低水平有氧训练，然后进行无触点训练，最后进行触点训练，这样就可以密切监测任何不良症状的发展。持续或新出现的症状需要进行进一步的随访，并进行详细的医学评估。SCAT3 工具的最后一页上列出了分级恢复训练和比赛的策略概要（图 11-1）。

大多数与运动相关的脑震荡损伤不复杂并在 1～3 周内完全恢复。然而，值得注意的是，详细的神经心理学测试显示，20% 或更多的运动员在脑震荡 10 天后仍会有未被认识到的认知缺陷。因此，不推荐仅依赖非科学性秘方（"避开一周"）或症状来指导恢复比赛的决定。这一事实突出强调了神经心理学测试的重要作用，以作为临床决策和管理的基础之一。对于有持续性症状或认知缺陷（＞14 天）的脑震荡后的运动员，考虑引入多学科脑震荡救治方案可能是值得的。当天结束的时候，良好的临床判断应该优于书面指南。

在这种情况下，需要考虑的一个关键问题是心理健康问题（如抑郁、焦虑和自杀），已被报道为 TBI 的后果——包括运动脑震荡。所有有持续性症状或临床病程延长的运动员都应该使用标准临床工具（如医院焦虑抑郁量表、Beck 抑郁症量表等）进行抑郁筛查。

八、儿童和青少年运动员所患脑震荡

CISG 的评价和管理建议可适用于 13 岁以上的儿童和青少年。低于这一年龄儿童报告的脑震荡症状与成人的脑震荡症状不同，并要求以年龄合适的症状清单作为评估的组成部分。在评估患有脑震荡的儿童或青少年运动员时，另一个需要考虑的问题是，医疗保健专业人员的临床评估可能需要包括患者和家长的意见，在适当的时候也可能包括老师的意见。儿童 SCAT3 已经开发出来，用于评估 5—12 岁患者的脑震荡。

由于脑震荡后不同的生理反应和较长的恢复时间，以及儿童期和青春期头部撞击相关的特定风险（如弥漫性脑肿胀），建议采用更保守的恢复比赛策略。延长儿童和青少年无症状休息时间和（或）分级运用的时间是合适的。对于患有脑震荡的儿童或青少年运动员来说，无论其竞技能力如何，在受伤当天恢复比赛都是不合适的。

九、脑震荡的预防

在运动中可以将震荡性脑损伤的程度减至最低的方法相对较少。大脑不是一个能够有条件承受损伤的器官。因此，必须寻求预防损伤的外在机制。

头盔被提议是保护头部并在理论上减少脑损伤风险的一种手段。在高速碰撞、弹丸损伤（如棒球）或落到坚硬表面（如橄榄球、冰球）的运动中，有已发表的证据证明，运动专用头盔有助于减少头部损伤——特别是颅骨骨折。对于诸如足球和橄榄球等之类的其他运动，没有证据表明运动专用头盔在降低头部受伤率方面有任何益处。一些人认为，使用保护设备可能会有害地改变运动员的行为，从而实际上增加了运动员遭受脑损伤的风险。

虽然使用合适的护口器可以降低口腔颌面和下颌骨损伤的发生率，但是护口器减少脑损伤的证据主要是理论上的，临床上关于减少脑震荡发生率的有益效果的证据还没有得到科学证明。

考虑规则的变化（即在冰球比赛中不需要进行头部检查）和规则的执行来减少头部受伤率可能是合适的，因为一个明确的机制涉及一项特定的运动。然而，对于大多数运动而言，头部受伤是正常运动的意外副产品，因此规则的改变或执行对头部受伤率影响不大。然而，促进公平竞争和尊重对手是所有体育运动中体育协会应鼓励的道德价值观。运动员、教练员、父母和其他工作人员的教育程度在确保这些价值观在比赛场上得到贯彻方面发挥着重要作用。

颈部肌肉调节可能在减少传递到大脑的冲击力方面有价值。生物力学的概念表明，如果头部被刻板固定，来自撞击物体的能量会分散在运动员更大的质量上。虽然从理论角度来看很有道理，但几乎没有科学证据证明这些措施的有效性。

因为在事件发生后治疗或减轻震荡损伤影响的能力微乎其微，因此，对运动员、同事、与他们一起工作的人及普通公众的教育是在这一领域中取得进展的中流砥柱。运动员及其医疗服务提供者必须接受有关脑震荡检测、脑震荡的临床特征、评估技术和安全恢复比赛原则的教育。改善教育的方法包括各种基于网络的资源（如 www.concussionsafety.com）、教育视频、外展服务项目、脑震荡工作组及开明体育团体的支持和认可，必须大力推行。

十、其他特殊问题

（一）弥漫性脑肿胀和二次冲击综合征

虽然脑震荡文献中经常提到二次冲击综合征，但令人惊讶的是，它的存在几乎没有科学证据。这个术语用来描述患者在既往的脑震荡症状中完全恢复之前头部受到第二次震荡击打所带来的潜在灾难性后果。第二次头部损伤被认为导致脑血管自动调节功能的丧失，进而导致继发于脑血流量增加的脑肿胀。缺乏证据支持第二次冲击是弥漫性脑肿胀的危险因素的说法。然而，有证据表明，在头部受到一次击打之后，急性（和迟发性）脑肿胀可能会发生，同时伴有结构性损伤，例如硬膜下血肿和钙通道紊乱，这表明其中一些病例可能存在遗传学基础。这类事件几乎只出现在儿童和青少年身上。诊断通常需要紧急 CT 脑部扫描或磁共振成像（MRI）检查。

临床检查（例如眼底镜检查下的视盘水肿、去脑姿势）也可能为诊断提供一条线索。如果影像学检查怀疑或发现脑肿胀，则需要进行紧急神经外科会诊。这种情况下的死亡率接近 100%。

（二）慢性创伤性脑病

在接触性运动的职业生涯中，大量媒体关注与运动相关的脑震荡（即脑震荡和亚脑震荡的影响）长期存在的可能性。退役职业运动员尸检案例研究及前职业运动员神经退行性疾病死亡率上升的报道都推动了对这一问题的关注。回顾性调查中也有证据支持长期的认知、精神和神经行为问题与参加体育运动之间的联系。在这种情况下，神经生理学和放射学的证据有限，表明脑震荡损伤后在没有明显病理改变的情况下，会出现持续性的脑功能障碍。近年来，慢性创伤性脑病（chronic traumatic encephalopathy，CTE）被重新定义，最初认为是发生在职业拳击手类似阿尔茨海默病，现在认为是发生在运动员、军事人员和其他非运动人员身上的一种精神异常或其他形式的痴呆。虽然临床表型尚未明确，但 CTE 具有独特的病理学表现。从案例研究中得出的与脑震荡和亚脑震荡脑撞击暴露相关的文献中明确提出的因果假设在科学上为时尚早，特别是考虑到缺乏关于这一专题的前瞻性或纵向研究。除了与验证临床病理相关性的局限性外，还需要进行进一步的研究来更好地描述这种疾病过程。

十一、结论

运动中头部受伤的处理是运动医学的一个重要方面。由于赛后治疗或减少脑损伤影响的能力微乎其微，对运动员、同事和普通公众的教育是这一领域中取得进展的中流砥柱。运动员、裁判、管理人员、父母、教练员和医疗保健提供者必须接受有关脑震荡检测、临床特征、评估技术和安全重返赛场原则的教育。改善教育的方法包括以网络为基础的资源、教育视频，以及国际外展项目在传递信息方面是很重要的。此外，脑震荡工作组有了诸如国际足球联合会、国际奥委会、国际橄榄球理事会和国际冰球联合会等开明体育团体的支持和认可，具有巨大的价值，必须大力追求。公平竞争和尊重对手是所有体育运动和体育协会应鼓励的道德价值观。同样，教练员、父母和管理者在确保这些价值观在比赛赛场上得到贯彻方面也扮演着重要的角色。

参考文献

[1] Echemendia, R.J., Iverson, G.L., McCrea, M. *et al.* (2012) Role of neuropsychologists in the evaluation and management of sport–related concussion: an inter–organization position statement. *Archives of Clinical Neuropsychology*, **27 (1)**, 119–122.

[2] Giza, C.C., Kutcher, J.S., Ashwal, S. *et al.* (2013) Summary of evidence–based guideline update:

evaluation and management of concussion in sports: report of the Guideline Development Subcommittee of the American Academy of Neurology. *Neurology*, **80 (24)**, 2250–2257.

[3] Harmon, K.G., Drezner, J.A., Gammons, M. *et al.* (2013) American Medical Society for Sports Medicine position statement: concussion in sport. *British Journal*

of Sports Medicine, **47 (1)**, 15–26.

[4] Herring, S., Bergfeld, J., Boland, A. et al. (2006) Concussion (mild traumatic brain injury) and the team physician: a consensus statement. *Medicine and Science in Sports and Exercise*, **38 (2)**, 395–399.

[5] McCrea, M., Iverson, G.L., Echemendia, R.J., Makdissi, M. & Raftery, M. (2013) Day of injury assessment of sport–related concussion. *British Journal of Sports Medicine*, **47 (5)**, 272–284.

[6] McCrory, P., Meeuwisse, W.H., Aubry, M. et al. (2013) Consensus statement on concussion in sport: the 4th International Conference on Concussion in Sport held in Zurich, November 2012. *British Journal of Sports Medicine*, **47 (5)**, 250–258.

第 12 章 喉部损伤

Throat Injuries

Jonathan Hanson   Padraig B. Sheeran   Brian Carlin   David Zideman **著**

王俊康 **译**

黎檀实　周建新 **校**

颈部创伤一般是钝性或穿透性损伤。虽然有些运动有可能造成穿透性创伤，但是大多数前颈部的损伤是由于中度钝器外伤造成的，例如抢球、抓握时牵引或持续压迫颈部，或直接接触诸如棍子、球或冰球之类的器械时可能发生的钝性创伤。明确损伤机制往往有助于损伤的全面管理。造成的损伤力大小在不同的运动中有很大的不同。

对于钝器外伤，受伤区域可能比特定区域大。受伤可能会在不同的时间窗内出现。在动脉夹层中，损伤的临床表现可以立即出现，也可以在损伤后几天出现。与赛场医疗队遇到的所有伤情一样，严重伤情可能随着时间的推移而加重或减轻，重新评估具有相当大的价值。

虽然运动中的穿透性外伤罕见，但也可能发生在某些运动中，例如高山自行车比赛中的树枝或冰球比赛中的溜冰鞋。除非损伤刺穿颈阔肌层，否则不认为损伤已明显穿透颈部。通过颈阔肌的损伤和穿过中线的损伤会对更多的关键解剖结构造成更高程度的损害。进入颈部的角度可能决定着其他受伤区域。

前颈部或喉有着复杂的解剖结构，被分为多个紧密的筋膜间隔。颈总动脉在颈部的两侧穿过Ⅰ、Ⅱ和Ⅲ区（图 12-1），走行与气管平行，并由深部结缔组织、肌肉和筋膜保护（左侧的颈内静脉和迷走神经也是如此）。颈动脉既不紧贴气管，也不紧贴颈椎段。有多个重要结构集中在相对不受保护的颈部前外侧。颈部筋膜腔隙的组织可以限制出血并有助于血管损伤的填塞效

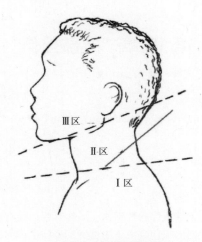

▲ 图 12-1 喉部解剖分区

应。然而，这种紧紧包含的肿胀会对柔软的气管后部和颈部其他可压缩结构造成额外的压力。

临床检查可能无法发现这些复杂的损伤，因此赛场医疗队需保持高度警惕性，首先在赛场进行适当的初步评估，然后将运动员转移到场边进行适当的二次评估，并做好急救干预措施，安全快速地转移运动员至医院进行最终的治疗。

前外侧的颈部创伤通常被认为可以影响到 4 类主要结构，即挫伤和骨折的喉和气管、横断的气管支气管、血管结构、食管和胃肠道。

也可能发生其他损伤，例如脑神经损伤、甲状腺损伤或胸导管损伤，但不太可能对赛场医疗队的诊治产生直接影响。

一、穿透性外伤

虽然穿透伤在运动中非常罕见，但可能发生在滑冰、滑雪或山地自行车运动中。气管穿透性损伤有很高的死亡率。30% 的前外侧颈部穿透伤累及多个结构（表 12-1）。在多达 2/3 的穿透性创伤中会发生血管损伤。穿透伤的角度和深度会发生变化，通常不可能预测哪些结构会受损。因此，救助人员可能同时要处理严重的气道损伤和血管损伤引起的扩张性血肿。

表 12-1　不同颈部区域受伤可导致潜在的器官结构损伤

区　域	标　志	器官结构
1	锁骨至环状软骨	• 动脉：颈总动脉 • 椎体、锁骨下气管、食管、胸导管、胸腺
2	环状软骨至下颌骨角	• 动脉：颈内动脉和颈外动脉 • 静脉：颈内静脉和颈外静脉 • 咽、喉、食管、喉返神经、脊髓、气管、甲状腺、甲状旁腺
3	下颌角至颅底	• 动脉：颅外颈动脉和椎动脉 • 静脉：颈静脉

颈部穿透伤的临床表现 / 治疗

检查： 寻找明显的异物和伤口。有明显的伤口和痕迹吗？不要清除任何深埋的异物。有任何明显的出血或肿胀吗？

赛场管理： ①如果出血严重，请止血。通过手法开放气道或插入人工气道来保持气道通畅。确保充足的呼吸。测量循环指标。评估功能障碍；②如果可能，让患者直立吸氧。

如果同时存在气道和扩张的血管损伤，必须由有经验的医务人员尽快建立安全的人工气道（见第 4 章）。

严重的血管损伤（尤其是动脉损伤）可能导致外部出血及颈部快速肿胀，从而对气道造成严重威胁。在颈动脉撕裂导致严重出血的情况下，必须直接按压，可使用止血敷料（Celox 纱布）。在院前环境中不建议尝试通过 Foley 导管探查或封堵伤口。应给予高流量氧气和建立静脉通路，必须建立一个大孔径静脉套管通路。静脉注射晶体液，每次 250ml，直到可触及桡动脉搏动，大约相当于收缩压 90mmHg。这种允许性低血压会促使损伤部位形成激活的血块。紧急情况下立即将患者直接转送至医院，由经验丰富的医疗小组陪同转运，提前通知可接收医院。

二、钝性外伤

任何诸如擦伤、瘀青、肿胀或伤口之类的受伤迹象都应提醒救援人员注意表 12-1 中所描述的潜在损伤器官。由于前颈部的重要器官高度集中，症状（或缺乏）可能会对损伤的敏感度或具体位置产生误导。但是，症状可能足够特殊，便于确认损伤部位。

颈部钝性外伤的临床表现 / 治疗

症状： 疼痛通常是短暂的，是颈前相对较小解剖区域的常见症状。任何颈部损伤都有可能导致脊髓损伤。钝器外伤可表现为运动员声音嘶哑或微弱、因喉痉挛造成呼吸困难，或因含气结构泄漏形成外科气肿，而最终导致吞咽困难。

视诊： 明显的出血、瘀青、肿胀或畸形。

触诊： 对于非活动性出血的伤口，不要在赛场做任何详细的探查或检查，以免破坏已经形成的血凝块并导致进一步出血。可能存在皮下气肿。

听诊： 在嘈杂的体育场内听诊杂音是不可行的。

始终要对气道、颈椎、呼吸、循环和功能障碍进行全面的初步评估。

治疗： 任何在锁骨以上部位受伤的运动员都应该怀疑有明显的颈髓损伤。最初的处置顺序是气道通畅、呼吸、循环和功能障碍（特别是保持颈椎直线固定位）。了解受伤史和增加钝性血管损伤可能性的可疑症状。通过非重复吸入面罩提供高流量氧气。固定运动员以保护颈椎，最大限度地减少受伤血管移动或发生夹层的风险。固定方法和步骤遵从当地规则，但是应该包括可塑性颈托（见下文）、颈部固定器、约束带和全脊柱固定的相应设备。

如果有明显的血管损伤迹象（如肿胀或血肿），由于对气道的潜在影响，处理的优先顺序可能略有改变。可塑性颈托对血肿施加的压力可能危及气管

和喉部。快速失去通畅的气道是有巨大的风险，对于有任何程度呼吸窘迫的运动员，插入带气囊的气管插管确保气道通畅是一个优先考虑的问题。对于意识清醒的运动员，气管插管需要院前快速序贯麻醉诱导（rapid sequence induction of anesthesia，RSI）和使用麻醉药物。只有有经验的和有适当设备的医生才可以进行这个操作；当赛场没有这种医疗技能时，快速紧急转运患者到最近的医院是最好和最安全的选择。

（一）喉部挫伤

喉部损伤可从轻微挫伤到严重骨折，可导致即刻呼吸障碍。钝性颈前损伤最常见的部位是 2 区（环状软骨至下颌角——包括喉部），这是由于 1 区和 3 区有下颌和胸部的相对保护。

与 2 区颈部和喉部有轻、中度的突然暴力接触，可导致喉部肌肉群的突然痉挛，引起运动员短时焦虑和呼吸困难。在赛场，大多数病例几分钟内就能恢复正常，可以给予简单的安抚处置并排除其他更严重的损伤。如果力量大到引起炎症反应，伤口疼痛和声音嘶哑可能会持续数天。

喉部挫伤的临床表现 / 治疗

轻微的喉部挫伤通常具有自限性，在赛场很快恢复。

更严重的挫伤会感到疼痛；运动员变得气喘吁吁、痛苦、声音嘶哑。

赛场治疗：①让运动员坐起来，以减轻呼吸急促和恐慌；②以15L/min的速度给予高流量氧气；③如果怀疑有脊髓损伤，应保护颈椎；④转到场边进行二次评估。

如果运动员仍然有症状或畸形征象，请咨询耳鼻喉科专家获取建议。

（二）喉骨折

喉骨折是一种严重且威胁生命的损伤。甲状软骨骨折导致即刻呼吸窘迫、迅速发展的外科气肿，以及可触及喉软骨边缘。在现实中，气肿和呼吸困难使得准确地触及边缘变得十分困难。出血可能会导致骨折边缘周围组织肿胀。这种肿胀也会发生在气管内并逐步损伤气道。

喉部骨折的临床表现 / 治疗

全身性视诊： 运动员可能会出现呼吸窘迫，以及像窒息一样扼住喉咙。

局部视诊： 前颈部因出血引起肿胀。

触诊： 可触及甲状软骨的边缘。

听诊： 喉部可能会发出喘鸣。

治疗： 虽然颈椎损伤的可能性很大，但最佳的气道和呼吸管理是这一阶段的优先事项。运动员应该坐起来，给予高流量吸氧，尽可能保护颈椎。简单的手法开放气道和辅助措施（例如托下颌或置入口咽通气道）可能无用，因为损伤部位在上呼吸道的末梢。如果运动员由于脑震荡冲击而失去意识，并且喉外伤实际上是稳定的，气道内通畅，那么简单的气道操作可能是有效的。

一些有经验的医生会尝试快速的药物辅助 RSI，轻柔地将导管顺着探条通过喉损伤处（形成假通道的风险很高），这可能是唯一的即时和拯救生命的选择。还有人认为行环甲膜切开术进行气道管理和提供通气更好，但在大多数情况下，手术操作不是大多数医疗保障专业人员常见和需要掌握的技能。如果尝试建立手术气道，那么操作者必须意识到由于外科性气肿、血肿和运动体质而造成的解剖扭曲，所有这些都会使院前手术解剖变得复杂。

最安全的选择是将患者快速紧急转运到最近的医院，能够进行药物诱导 RSI 或环甲膜切开术。应提前通知医院该患者可疑的病变，以便安排经验丰富的专家做好接诊准备。

（三）环甲膜切开术

这是挽救严重上呼吸道损伤患者生命的急救方法，包括针刺和切开环甲膜两种技术。环甲膜穿刺术是非常危险的，转移患者时不可靠。这种方法可以让医生在等待进一步治疗时提供短时间的给氧。赛场医疗队可能认为维持氧合是一个更重要的目标，而不是试图建立一个明确的气道和通气。环甲膜切开术是在所有其他气道操作都失败的情况下为挽救濒临死亡的运动员才实施的手术。

环甲膜穿刺术步骤

1. 选择14号静脉套管。

2. 在中线处插入导管，在中线环甲膜上方45°插入导管，通过环甲膜进入气管。

3. 在供氧管和套管之间连接1米长的输氧管。

4. 在管道上切一个小的侧孔。

5. 以15L/min的速度通过管道供氧。

6. 盖住管道上的孔，直至看到胸部上升，然后放开相同的时间被动呼气。

7. 必要时插入第二根或第三根插管，以便有足够的通气量进行吸气和氧合。

环甲膜切开术步骤

1. 确保有效的创面吸引。

2. 定位环甲膜，在前颈部的环状软骨上方，在甲状腺和环状软骨下方可触及凹陷。

3. 注射局部麻醉药。

4. 用一把锋利的外科手术刀通过皮肤和环甲膜在中线处切开一个1.5cm的水平切口。

5. 插入气管拉钩，向上提起软骨。

6. 将一根尺寸大小合适的气管插管插入切开和气管，并将气囊充气。或者将气管探条穿过环甲膜上的孔进入气管，然后将气管插管轻轻地通过探条进入气管，这种做法可能更为安全。

7. 胸部听诊以确保双侧通气并检测是否呼出二氧化碳。

8. 如果没有听到呼吸音和（或）呼气，将无法检测到二氧化碳；立即拔出气管插管，重新探查手术伤口，再次插入气管插管。导管从气管前方或侧面穿过的情况并不少见。

（四）气管支气管损伤

上呼吸道钝器伤很少见。破裂是极难有效处理的，现场死亡率高。临床特征通常是明显的急性呼吸窘迫和并发外科性气肿。

在气管支气管损伤的情况下尝试进行气管内插管是危险的操作过程，具有很高的失败风险和形成假通道的风险，但它可能是唯一的现场急救治疗选择。

（五）血管损伤——颈动脉夹层剥离或动脉瘤

钝性血管损伤在外伤患者中较为少见；然而，这在学龄运动员中更为常见。侧屈、过伸和过屈可见于摔跤抱颈、足球抢断球或跳水，或直接钝器创伤可导致动脉内膜层的剪切或撕裂。颈动脉内相对较高的压力可导致动脉壁内形成夹层剥离，并使滞留的血液凝固。最终，产生的血块将会限制血液流动，可能导致脑缺血和脑卒中。超过 50% 的颈动脉夹层剥离患者会在损伤发生的最初几天出现脑卒中。

夹层剥离是年轻人脑卒中的主要原因。当外伤导致夹层剥离时，58% 的患者最终会遗留某种永久性神经功能障碍而出院。如果血管损伤更广泛，损伤可能以动脉瘤的形式向外扩张，有血管破裂或压迫气管或喉部的直接危险。

颈动脉夹层剥离的征象出现在两个不同的时间点，即受伤即刻，或伤后数小时至数天夹层剥离引起的神经症状开始发展时。了解近期进行体育运动的详细病史可以确定外伤颈动脉夹层剥离的病变机制。

血管损伤：急性颈部血管损伤的临床表现

症状： 运动员可能会抱怨突然发作的疼痛，描述为搏动性疼痛或锐痛，可能会逐渐恶化。

视诊： 可能发现肿胀、擦伤或挫伤。

触诊： 颈动脉搏动触诊可能没有异常。

听诊： 受伤的一侧可能会听见血管杂音。这种评估最好在医疗站进行。

进行快速初步评估以排除其他危及生命的伤害。

迟发性颈部血管损伤临床表现

临床表现可以是高度可变的各种神经症状。包括以下症状。

1. 头痛——典型同侧头痛。

2. 面部疼痛 / 虚弱无力。

3. 眼肌麻痹（眼肌无力 / 麻痹）。

4. 偏瘫（通常是不完全的）。

5. 视物模糊。

6. 失明。

7. 搏动性耳鸣（耳鸣）。

8. 失去味觉或吞咽困难。

9. 视野障碍。

10. 焦虑。

在年轻的运动人群中，需要鉴别诊断的是非典型偏头痛或心脏异常，如卵圆孔未闭或室间隔缺损。

（六）上呼吸消化道损伤

在急性损伤，颈部上消化道损伤的重要性可能比气道或血管损伤小。尽管如此，其伤情还是很严重的。临床症状最初可能与呼吸损伤相混淆，如果漏诊，会导致显著增高的死亡率和发病率。咽、喉与消化道后侧位置的密切联系意味着不太可能出现孤立的损伤。咽部血肿会引起吞咽疼痛或引起喉结构并发损伤；对于正在服用抗凝药物或有凝血异常的患者，必须考虑到其对生命所带来的威胁。

1. 咽破裂不太可能发生，因为它是宽漏斗形的并且与鼻咽紧密相连。

2. 近端食管因环咽肌破裂的风险略高；然而，破裂在远端更常见。

3. 食管在任何位置的破裂都会导致气体释放到纵隔，从而导致外科性气肿、发音困难和吞咽困难。纵隔气肿虽然也很重要，但与其他原因引起的手术性气肿（如喉部、气管支气管或肺损伤）相比，其重要性较小。

4. 食管破裂会在几小时至几天后出现，通常伴有脓毒症或纵隔炎。

上呼吸消化道损伤的治疗

在赛场进行初步评估并考虑颈椎情况，治疗任何危及生命的损伤。如怀疑有严重外伤，应立即安排转往医院。

参考文献

[1] Miller, M.D. (2013) Blunt trauma injuries in the athlete, Clinics in sports medicine **32 (2)**, 211–338.

[2] Tator, C.H. (2008) *Catastrophic Injuries in Sports and Recreation. Causes and Prevention. A Canadian Study.* University of Toronto PressISBN: 0802089674.

第 13 章 面部损伤

Facial Injuries

David McDonagh　　Mike Loosemore　**著**

卢　兵　**译**

杨亚东　黎檀实　**校**

面部损伤在运动中并不少见，比较常见的是擦伤和小割伤（拳击比赛中摘掉头盔后最常见的损伤）。重伤很少见，在伦敦奥运会上，只有 1 例面部重伤需要前往赛场医疗站救治。面部创伤可以按数种方式分类，包括解剖分类（眼、耳、鼻、口腔、下颌和骨骼结构）和区段分类（面上部、面中部和下颌骨，或上、中、下 1/3）。

面部损伤发生时，最先应考虑的是气道损伤。下颌骨、上腭和下颌骨骨折会影响到气道的通畅性，面中部和下部出血或肿胀也会影响气道。由于相当大的动能才会造成上颌骨骨折，所以面中部（和下颌骨）骨折常合并创伤性颅脑损伤（traumatic brain injury，TBI）和颈椎损伤。同样，颞下颌关节（temperomandibular joint，TMJ）脱臼也会对患者吸入空气的能力造成重大影响。脱落的牙齿、托槽或护齿会成为异物堵塞气道。下颌角处颈动脉的损伤可能会造成脑缺血、动脉瘤形成或其他潜在威胁生命的情况。由于面部损伤会导致潜在的气道和循环问题，并可能伴有脑部损伤和颈椎脊髓损伤，因此所有面部损伤的运动员都必须接受全面、准确且快速的赛场检查，以及随后的更详细的现场评估。

面部骨折通常是由于碰撞、撞击或棍棒、球棒或其他竞争对手的击打导致。传统上，损伤分为低能量骨折（鼻、颧骨和牙齿）和高能量骨折（下腭、下颌骨和眼眶）。这两种骨折类型在运动中都很常见。高能量骨折事件在滑雪、冰球、橄榄球、美式足球、潜水和拳击运动中较常见，多见于眼眶、下颌骨和上颌骨骨折。

一、严重面部创伤的赛场处理

靠近患者时，医生会观察患者是掩面站着还是躺着。患者可能昏迷、抽搐，并有面部伤口出血。急救医生必须检查是否有疑似 TBI 或脊椎受伤，尤其是患者有意识水平改变或发现有头部 / 脊椎伤时。

从初步观察开始检查。

面部损伤——严重面部损伤的临床检查与处理

一般检查：口颌面部的损伤是第一眼就能发现的。同样，颈部和喉咙的肿胀和变形也能很快发现。患者可能有发绀、呼吸困难及呼吸模式改变。

气道检查：患者是否有呼吸，呼吸是否正常？是否有异常呼吸音？对于气道阻塞的患者，可小心地抬起颏部打开气道。但对于下颌骨骨折或脱臼的患者，由于阻力和患者对疼痛的反应或痉挛，很难采取这一步。如果整个或部分颌骨或上腭松动，要打开气道将会非常困难。如果可行的话，可以使用开口器打开口腔，然后仔细检查并移除异物。如果无法打开口腔，也无法抬起颏部或使下颌前伸，可考虑倾斜头部。但需注意的是，患者可能有颈椎损伤，所以要遵循手动直线固定（manual inline stabilization, MILS）原则。如果这一步骤无法明显改善患者的情况或病情恶化（发绀、呼吸频率迅速上升或下降、胸部起伏、血氧饱和度下降），就需要采取高级气道干预。为这样的患者进行气管插管可能需要麻醉医生来完成。对于非麻醉专业的急救医生来说，环甲膜切开术可能是唯一的选择。当然，这是一项专业技能，不应由非专家进行。

呼吸：暴露胸部。查看胸部运动对称性，是否有变形或伤口。计数呼吸频率。因为气道可能堵塞，胸部可能会有很大的变化。无异常呼吸音，胸部检查和呼吸频率正常的清醒患者，说明气道畅通且呼吸功能正常。应将患者置于恢复体位。

　　循环：面部创伤的出血很少会威胁生命，除非口腔大出血造成气道堵塞。这一类的大出血很难靠按压止住，一方面是因为口腔内难以进入，另一方面是会导致骨块松动或牙齿移位的风险。将患者置于复苏体位并仔细抽吸，进行气道引流。其他面部损伤可能会大出血，尤其是颞浅动脉出血。有效的手指按压可以止血，所以急救医生需要确定无潜在的颧骨骨折或脱位。如果担心压到骨折的区域，可压在颧骨上方的耳前区域。下颌角下方颈部前外侧区域的肿胀需要格外关注，因为可能提示颈动脉大出血（见第 12 章）。

　　失能：应马上进行警觉、声音、疼痛、意识（alert, voice, pain, unresponsive, AVPU）评估，但应推迟进行更详细的神经系统检查，直到患者被转运到场边。患者病情可能恶化，所以必须定时对患者进行神经系统评估，直至其被移出到赛场外。如果怀疑头部或颈部损伤，可使用半刚性颈圈。

　　处置：正确固定患者，小心地移至赛场边缘，保持气道和呼吸畅通，通气支持。

二、面部严重创伤的场边处理

　　到达场边后，急救医生应重复进行初步检查，启动监测，然后马上进行二次检查。如果患者清醒，但头皮或面部出血，最好把患者移送至运动员医疗站，在医疗站可以彻底清洗患者头皮和面部的伤口以降低感染风险，可以更好地观察伤口。二次检查应先查看头部、颈部，然后再检查头皮和面部。该检查必须包括以下方面。

　　1. 面部上 1/3

　　(1) 前额感觉和运动功能检查。

　　(2) 额窦区域检查和触诊。

　　(3) 前额和头皮伤口检查。

　　2. 面部中 1/3

　　(1) 瞳孔大小、对称性及光反射检查。颧骨骨折可能观察到位置性眼球震颤。

　　(2) 面中部、腭部及上颌牙齿触诊。

3. 面部下 1/3

(1) 检查下颌骨骨折情况，可能会伴有开殆或反殆畸形。

(2) 检查耳部，查看是否有 Battle 征。耳镜检查可能会发现耳道中的血液或完整鼓膜后面的血液（鼓室积血），提示颅底骨折（基底骨折）。检查耳、鼻是否有脑脊液渗出，如晕征（见下文）。耳道撕裂伤或鼓室积血可提示颅底骨折。

(3) 检查颈部压痛、颈部移动时疼痛、颈椎活动度（range of motion，ROM）。

面部严重损伤的临床检查/处理

检查：检查头皮、颅骨、面部、颈部的割伤、擦伤及畸形。查看是否有 CSF 或血液从耳、嘴和鼻流出（见第 10 章）。流鼻血不仅提示可能有鼻骨骨折，也可能提示有颅底骨折；耳出血通常是疑似颅底骨折。颅底骨折后可能出现 Battle 征或双目血肿，这些临床现象表现出来可能需要一段时间。大面积肿胀可能表示骨折。颅骨和面部骨折会增加 TBI 的发生率。检查双眼是否有异常。检查口腔。

触诊：轻轻地触诊检查是否有缺口或凹陷的颅骨骨折和肿胀、眼和眼眶的触痛、鼻梁、鼻子、额骨、颌骨和 TMJ。皮下气肿可提示上颌骨骨折。

神经学评估：进行一个快速神经学评估。大多数医生使用格拉斯哥昏迷评分量表。

相关病史：了解相关病史。询问有关视力改变的问题。口腔或腭部是否有糖的甜味？

运动范围（ROM）：如果没有明显的疼痛，可轻柔地对颈椎 ROM 进行检查，但如果发现有疼痛或阻力应停止检查（见第 19 章）。

处理：如果患者警觉、反应灵敏、稳定、无痛，能在无旁人帮助的情况下站立和行走，则进行场边脑震荡评估（见第 11 章）。

务必要能够对下列情况进行诊断和处置，其中一些可能与下列潜在的威胁生命的并发症有关。

- 上颌骨骨折。

- 下颌骨骨折。
- TMJ 脱臼。
- 眼眶骨折。
- 颧骨骨折。
- 耳部撕裂和挫伤。
- 眼外伤（见第 14 章）。
- 鼻骨骨折。
- 鼻骨 – 眼眶 – 筛骨骨折。
- 间隔血肿。
- 鼻出血。
- 口腔 / 牙齿外伤（见第 15 章）。
- 撕裂伤（见第 27 章）。

（一）上颌骨骨折

上颌骨骨折与危及生命的颅骨和脑外伤有关。骨折线通常遵循如下 Le Fort 分类（表 13–1）。

表 13–1　**Le Fort 骨折的分类和临床表现**

Le Fort 1 型骨折	Le Fort 2 型骨折	Le Fort 3 型骨折
- 上唇及面中下半部分擦伤 - 承载牙齿的整个上颌部分移动 - 咬合障碍 - 腭部血肿 - 可触及上颊沟捻发音	- 眶周擦伤 - 眶下神经损伤，包括双颊感觉过敏 - 可能有双侧结膜下血肿和复视 - 眶缘、颧弓、鼻子和上颌骨对称性 / 可触及的台阶样畸形 - 牙弓和上颌骨移动 - 牙齿折断 / 脱位 / 松动	- 面部擦伤 - 面部严重畸形，包括眶缘、颧弓、鼻骨和上颌骨可触及明显的台阶样畸形 - 可能昏迷和呼吸困难 - 通常有眶下神经损伤，包括感觉过敏 - 可能有双侧结膜下血肿和复视 - 通常有上腭 / 牙弓活动 - 上腭血肿 - 带血的鼻涕，伴有脑脊液

1. Le Fort 1 型是穿过鼻腔下方和牙齿上方的横断式骨折。

2. Le Fort 2 型是延伸到上颌骨、穿过鼻梁的锥形骨折。

3. Le Fort 3 型是颅面分离的骨折线，从眶底延伸，穿过鼻额区。可能会呈现出典型的扁平拉长的"盘状脸"。

Le Fort 骨折的临床表现 / 处理

　　处理：首要任务是保持气道畅通，呼吸和循环顺畅。寻找并希望发现伴有 Le Fort 3 型和 Le Fort 2 型骨折的颅脑损伤的表征。持续的神经学评估是很有必要的。所有 Le Fort 骨折的患者，尤其是 2 型和 3 型骨折，都需要快速送往医院。务必要持续监测气道和呼吸。

（二）下颌骨骨折

　　下颌骨骨折并不少见，多见于跌倒或颏部受到重击。骨折常发生于下列部位：下颌体部（35%）、下颌角（25%）、髁部（15%）、正中联合（10%）和升支（5%）。可能发生双重骨折。

下颌骨折临床表现 / 处理

　　检查：查找面部畸形、肿胀、擦伤、错𬌗、牙齿之间是否有间隙或齿间台阶，这些表现会在骨折段错位时存在。

　　触诊：可能有疼痛，检查下颌骨或 TMJ 处是否有畸形。

　　运动：下部分下颌骨或牙齿有异常活动度。张开困难或张口疼痛。闭口困难。

　　处理：院前保守治疗。确保运动员气道畅通，通气正常。怀疑同时有面部、颅部、颈部和喉咙受伤。将所有疑似下颌骨骨折的患者送往医院。可能需要镇痛。

（三）TMJ 错位

　　TMJ 错位并不常见。错位可能发生在重击（拳击）后，也可能发生在下颌过度打开后（疲惫的、长距离跑步者）。大多数情况下，下颌髁突会向前脱臼，使下颌看起来向前突出并张开。周围的肌肉（咬肌、颞肌和翼内肌）

经常会出现痉挛，从而阻止了下颌自动复位。这种情况经常发生在双侧，但直接撞击也会导致单侧脱位。髁突可能会发生骨折，因此在尝试复位之前应进行放射学检查。在询问病史和进行临床检查之后，临床表现通常非常明显。患者说话和吞咽困难，应避免饮食，直到病情改善。

（四）眶部骨折

面上部的创伤可能导致眶部骨折（见第 14 章），从眶底部的小缺损到爆裂性骨折，再到涉及所有四个眶壁的骨折和更复杂的面部骨折。单独的爆裂性骨折上文已经介绍过，但很少见。

爆裂性眶部骨折常发生在球或球拍直接钝击眼睛之后。力量可以直接通过眼球向下传递，使较薄的眶底骨折，或向内侧进入筛骨。眼眶陷入骨折凹陷内。眶下缘可能完整无损。

骨折也可能发生在眶下缘，可能延伸至眶底。此类损伤通常是被高尔夫球、壁球及冰球杆的手柄击打造成。不是所有的眶部骨折都是爆裂性骨折。

眶部骨折的临床表现及处理

症状：眼睑瘀斑或水肿，眼外运动疼痛，复视（由于眼眶肌肉压迫或眼球位置不正），下眼睑、脸颊和上唇感觉减退。

肉眼检查：眼球突出（眼球异常突出），眼球内陷（眼后移位），或眼球转动时可见瘀斑（肿胀或眼眶瘀青）。

瞳孔检查：可能正常。

瞳孔反射：可能正常。

触诊：可能会有骨性压痛、皮下气肿，或由眶下神经损伤引起的眼下和颊部麻木。

视力：可能出现复视。

眼球运动：由于眼外肌肉被卡住，眼球运动可能会受限，尤其是向上看的时候。

眼底检查：可能正常。

处理：*如果怀疑骨折，运动员不得返回比赛。可冰敷眶下区，但是不能直接按压在眼球上。避免擤鼻涕，防止将鼻窦内容物压进眼眶。*

建议进行放射学检查，让眼科医生或颌面部外科医生对运动员进行检查。

可能需要镇痛。严重错位的骨折或骨折伴有持续的复视、眼部卡压或疼痛者，通常需要进行外科手术修复。

（五）颧骨骨折

骨折有可能是孤立的，也可能合并严重的面中部创伤。如果是孤立的颧骨骨折，且没有或只有很小的错位，建议进行保守治疗。需进行放射学检查。应避免擤鼻涕（以防发生皮下或眼眶气肿）。错位的颧骨骨折可能需要进行手术。有些骨折可能并发颅、脑、眶、眼、面部和颈椎损伤，因此急救医生必须保持警惕并排除这些潜在的外伤。同样地，必须确保气道不会受到影响。

颧骨骨折的临床表现／处理

检查：*观察眼睛周围是否有肿胀和瘀斑，即结膜下出血。观察是否有颧骨扁平化。*

触诊：*可能有疼痛、可触及的畸形（肿胀或凹陷骨折）。轻轻触诊眶壁。眼睛下方感觉损伤（眶下神经），可能表明上颌骨骨折。*

眼睛：*检查眼睛，查看是否有眼球损伤、眼球内陷和眼球突出。检查视力和视野。检查复视和眼球运动。*

颌骨：*骨折断端的错位会导致咀嚼疼痛。可能会有牙关紧闭（咬肌痉挛），导致咀嚼困难和疼痛。检查TMJ运动情况。*

处理：*如果怀疑骨折，建议进行放射学检查，并转诊给耳鼻喉科医生或颌面外科医生进行检查。可能需要镇痛。*

（六）耳：撕裂、撕脱、挫伤、鼓膜破裂、分泌物

耳割伤很少见，但会发生，应按照身体其他部位割伤的相同方式进行处

理；必须清理并覆盖伤口，将运动员从赛场转移到医疗站，进行进一步的伤口清洗、修复和缝合（见第 27 章）。为达到最佳美容效果，缝合时组织结构要精准对位。

如果有小的软骨撕裂的开放性伤口，医生通常只需缝合皮肤，将耳折皱当作对齐标志。缝合软骨有时候会导致软骨破坏和吸收。敷料起重要的夹板作用，应支撑两侧耳郭；敷料还有助于防止血肿形成。

对于较大软骨撕裂伤，必须缝合软骨。耳的伤口大多不规则，如果是因为皮肤缺失而造成软骨暴露，需联系专科医生。

1. 耳撕脱

如果整个耳或部分撕脱，将找到的撕脱部位放入冷的干净的生理盐水中。用盐水绷带包扎受伤的耳部，并用圆形弹性头巾绷带绕在头部周围来固定。如果大量出血，需要静脉输液。送至医院途中患者应保持抬头体位。

耳重复擦伤可能会导致耳郭血肿，也就是所谓的"菜花耳"，在橄榄球和拳击运动中最为常见。急性血肿应采用冰敷处理；非常大的肿胀部位尽早实施针吸，因为血肿可能导致耳郭软骨气压性坏死（类似于鼻中隔血肿的过程）。

2. 鼓膜破裂

摔跤或头部一侧受到撞击后（拳击），暴露于巨大噪声下（声创伤）或急性压力（气压伤）后鼓膜会发生破裂。这种状况是痛苦的，伴有不同程度的听力损失。有些患者会有耳鸣或眩晕。耳内可能会有出血或分泌物。耳镜检查通常可以显示损伤的程度。

处理包括休息和在鼓膜愈合期间避免新的损伤。感染会延误伤口的愈合。有时还需要择期手术。

3. 气压伤

耳气压伤在水上运动，如潜水和滑水运动中，最为常见。患者可能出现疼痛、听力下降、血或分泌物流出、耳鸣、恶心和眩晕的症状。需要让患者休息，可用抗生素来治疗感染，鼻血管收缩药可以缓解疼痛和肿胀。最初的症状会在 2～3 天内消失。如果没有的话，可考虑转诊专科医生。破裂的鼓膜通常不需要外科手术就能愈合。

4. 耳液或血性分泌物

颅骨骨折时可能会有血液、脑脊液或两者的混合物从耳内流出。脑脊液难以检测出来。可放几张薄纸在流出来的液体上，静置 1min 后查看。纸上接触分泌物的位置会有血，在血迹外有一圈橙色 / 浅色的环，这就是所谓的"光晕"征。没有骨折的情况下也会发生鼓膜和血管破裂，这种情况要特别注意。最常见的原因就是感染。

（七）鼻骨骨折

在检查鼻部外伤时，急救医生应考虑下列因素。

1. 气道是否畅通，运动员是否正常呼吸？

2. 是否有鼻出血（见下文）？

3. 是否有脑震荡及头部外伤的相关症状和体征？

4. 是否有相关的面部或颈椎损伤？

5. 是否有鼻骨、鼻软骨或鼻筛骨骨折？

6. 是否有鼻中隔血肿？

在初步检查中应对患者的气道和呼吸情况及反应能力进行评估。所有的鼻部损伤都必须排除头部损伤。在场边的二次评估时，要对面部进行更详细的检查。大多数运动中的鼻部骨折是由于面部受到拳头或肘部的轻微或中度创伤的结果。应检查面部所有骨骼结构，包括眼眶及眶间区域、上颌骨、颧弓、下颌骨、牙齿及上腭。应注意鼻子及周围的任何肿胀、割伤、擦伤和畸形，检查眼睛是否有外伤、复视和爆裂性骨折。

鼻骨骨折的临床发现处理

症状：疼痛、无法通过鼻子呼吸、流鼻血。

检查：鼻子可能有肿胀或变形、鼻出血、水肿，鼻周和眶周擦伤。悬雍垂后咽部可见出血。如果有持续鼻出血，尽管临床表现不明显，但仍可能存在骨折。

触诊：鼻子触诊疼痛，可能会有凹陷。皮下气肿可提示上颌骨骨折。

鼻镜检查：鼻道可能有肿胀、伤口或出血，极少的情况下可见突出的骨或软骨。对于没有变形或清澈鼻漏的持续性鼻出血，急救医生须怀疑是否有鼻骨、鼻筛骨或颅底骨折。

处理：无并发症的急性鼻骨骨折的治疗包括冰敷、头部垫高、休息，以及适当的药物镇痛。如果鼻子外观未改变，就不需要处理。鼻部 X 线检查几乎无用。X 线和 CT 检查通常只适用于面部或鼻窦骨折。一旦出血停止（见下文鼻出血部分），应检查鼻子以排除鼻中隔血肿。

如果鼻子有变形，可认为存在骨折，需要进行复位。大多数耳鼻喉科专家认为骨折复位可以在受伤 3~5 天后进行。

（八）鼻筛骨折

这类骨折可能发生于面部及鼻子受到正面高能重击之后。额骨下的鼻骨可能会塌陷和缩短，或进入眼眶外侧，造成鼻眶筛（naso-orbito-ethmoidal，NOE）骨折。颌面外科医生根据一系列复杂的线条将面部分为许多部分，记住这些很难。对于急救医生来说，一种测量方法可能更有临床意义。两个瞳孔中心间的距离（瞳孔距离）通常是眼间距（两内侧眼角之间距离）的 2 倍。NOE 骨折患者的瞳孔间距不变，但眼间距增加（外伤性内眦距过宽）。

因为肿胀和擦伤，这一复杂解剖区域的骨折可能难以诊断。骨折可能是单发，也可能合并前颅骨的更复杂的面部骨折。如果眼睑肿胀程度不严重，应检查是否有相关的眼部损伤。鼻子流出的液体可能是脑脊液漏，提示可能有前硬脑膜撕裂的前颅窝骨折。

NOE 骨折的临床表现／处理

症状：患者可能昏迷或感觉疼痛，无法通过鼻道呼吸，视力改变，复视，鼻子出血，头晕，嗅觉丧失。

检查：鼻、眼间区域和眶周结构可能有畸形或擦伤。检查是否有创伤性内眦距过宽。可能有眶周血肿、鼻出血。鼻子可能缩短（伸缩变化）。

触诊：对鼻、眼角间区域和额骨下部触诊会有疼痛，可发现凹陷或肿胀。

鼻镜检查：如果有意识改变或 ABC 受到威胁，则不建议进行鼻镜检查。对于病情稳定的患者，可发现鼻道肿胀、伤口或出血。

处理：这类患者需要稳定的 ABC，可能有严重的头部和面部外伤。急救医生应降低转诊标准，将患者转去配备有能对这类伤情进行临床诊断的 CT 扫描仪器的专科医院。

（九）鼻中隔血肿

在鼻子受到撞击后，运动员可能会形成鼻中隔血肿。血肿可能发生在鼻中隔软骨和软骨膜 / 黏膜之间。如果任其发展，来自血肿的压力可能会压迫血管，导致软骨坏死，造成"大力水手面容"或鞍鼻畸形。除毁容外，该病变还可以通过阻塞鼻道来影响呼吸。

鼻中隔血肿的临床表现 / 处理

症状：疼痛，无法通过鼻子呼吸。

检查：可能有鼻畸形、鼻中隔增宽（单侧或双侧）、鼻小柱增宽，鼻中隔颜色可能会略变浅。鼻子、鼻周及眶周可能会有出血、水肿及擦伤。初次的内部检查可能会看到大的血块。如果有大血块妨碍对鼻中隔的检查，可以让患者轻轻地擤鼻子，一次一个鼻孔（如果有上颌骨或眼眶骨折，尤其是爆裂性骨折时不能用这种方法）。不要忽略任何的黏膜撕裂伤，因为它提示可能存在骨折。

触诊：鼻子触诊可能会有疼痛，还有凹陷。肿胀处触诊柔软、有波动感，与硬的正常鼻中隔不同。

鼻镜检查：受伤侧可能有肿胀，鼻道（鼻孔）窄小，鼻中隔红肿。

处理：疑似鼻中隔血肿的患者应在当天转诊至专科医生处。血肿也有感染的可能。

（十）鼻出血

在运动中，鼻出血常发生在前鼻中隔区的克氏静脉丛的血管受伤后（前鼻出血）。鼻出血偶尔也会来源于鼻后部，这种出血虽然罕见，但很难处理。鼻出血通常是局部创伤或刺激引起的，但也可能与凝血障碍或高血压等全身性疾病有关。当医疗团队被呼叫到赛场察看患者时，急救医生必须首先进行一个初步检查，如果运动员的病情稳定，最好遵循拳击场边方法来处理鼻子出血（拳击医生常用的治疗方法）。

1. 判断是静脉还是动脉出血（静脉血从鼻子渗出，动脉血向前喷出，因此很容易区分）。对于动脉出血，医生应立即用拇指和示指压住两个鼻孔。运动员应躺下，用担架搬离赛场，避免身体运动增加血流。

2. 如果是静脉出血，压住两个鼻孔，观察运动员是否因疼痛而畏缩。如果是，则可能存在骨折。运动员需离开赛场，去医疗站做进一步的检查。

3. 如果运动员没有感到疼痛，继续压住鼻孔，检查口腔是否有出血。口腔后部、悬雍垂和软腭后面有血，表明可能有严重的后部出血。需将运动员移出赛场做进一步检查。

4. 如果运动员病情稳定，无动脉出血体征，无疼痛，按压鼻孔后出血停止，明智的做法是把运动员带到赛场边进行脑震荡评估。

鼻出血的现场评估：二次检查。最好在医疗站进行，医疗站的检查和治疗设施会比赛场好得多。二次检查包括基本的神经学评估，通常是格拉斯哥昏迷评分（GCS）量表。在检查前，患者或其他医疗专业人员应按压鼻孔。鼻出血通常至少需要按压 5min。如果有意识水平改变或 ABC 受到威胁，不建议进行鼻镜检查。

鼻出血的临床表现 / 处理

症状： 出血可能是自发的（一般无痛）或者创伤性的（有痛），运动员可能难以用鼻子呼吸，也可能会吐血。

检查： 鼻子和面部可能会有畸形或擦伤，提示更复杂的骨折（见上文）。出血可能是一个或两个鼻孔，需要立即判断是动脉还是静脉出血。用压舌板和光源检查口腔和口咽部是否有血肿、变形和悬雍垂后出血（可能是后出血）。同样，在患者坐姿下，用光源和反射镜检查鼻子；如果有血块阻碍检查，可让患者（在无面部骨折的情况下）轻轻地擤鼻子，一次一个鼻孔。检查利特尔区是否受伤，是否有鼻中隔偏斜、鼻中隔血肿或肿胀和骨畸形。

触诊：轻轻触诊鼻子，包括鼻骨、内眦间／额下区域是否有压痛和肿胀。在二次检查期间检查面部其他区域。

神经学检查：在考虑立即返回比赛之前，应进行场边脑震荡评估。

处理：如果在医疗站检查后出血持续（或在鼻子检查时还没有停止），应继续手指按压鼻孔。到一定阶段，通常在按压 15min 后，如果还不能止血，急救医生应考虑鼻腔填塞止血。经常重复检查后鼻是否有滴流（悬雍垂或软腭后的血），因为这可能提示后部出血，需要转诊至医院。

　　鼻腔填塞的方法有多种，最好按照当地规定及做法。前部出血者，填塞两个鼻孔，以确保双侧按压。如果无可用的填塞设备，就在大小适合的棉签上涂抹少量凡士林，填塞在鼻孔。15～20min 后再次检查患者，前部出血可能已经止住，但需要经常检查鼻后滴流。有些医生会将局部麻醉药／止血药滴在棉签上。但是，请注意肾上腺素现在还在 WADA 禁用名单上。如果前鼻填塞不能止血，应将运动员转诊至医院。如果怀疑鼻后出血，也应将患者转诊至医院。如果前鼻填塞后出血停止，患者可以出院，并建议在回家时联系医生，或者在再次出血时重新联系医生。填塞物至少可放置 1 天。

参考文献

[1] *Resident Manual of Trauma to the Face, Head and Neck*, American Academy of Otolaryngology, Head and Neck Surgery Foundation.

[2] http://www.entnet.org/mktplace/upload/Resident-TraumaFINALlowres.pdf

第 14 章 眼部损伤和其他眼科急症

Eye Injuries and Other Ocular Emergencies

Sibel Kocabeyoglu　Uğur Erdener　David McDonagh **著**

张红亮 **译**

陈　威　周建新 **校**

　　虽然在运动中眼部受伤及出现紧急情况很罕见，但运动中眼睛受伤还是会导致失明。在美国，每年因运动造成的眼部损伤为 4 万～60 万例［美国消费品安全委员会（2000 年）］，大约 42% 的患者因运动造成的眼部受伤而住院。然而，要想预测运动造成的眼部受伤的精准发生率却很难，因为这种创伤类型和形式在每个国家之间都不同。美国国家眼科创伤系统的数据表明，与运动有关的眼部受伤在所有的穿透性眼伤中占 13%。90% 的眼部受伤都是可以预防的［美国预防失明（1994 年）］，近几十年国际联合会越来越重视运动员安全与预防受伤，在高山滑雪、冰球、美式足球和击剑中引入了遮阳板和护目镜。然而，像表皮撕裂、爆裂性骨折或眼内出血这类创伤还是会发生。虽然大多数眼部外伤是外部组织损伤，但有 1/3 的案例涉及眼内结构。眼部最常见的受伤部位是眼眶周围血肿或眼眶瘀青，但由于肿胀，这类损伤可能会掩盖住其他不明显的损伤，可能会忽视严重的潜在眼部病变。

　　眼部外伤分类工作组将影响视力预后的变量定义为："伤害的机制、初次检查的视力、有无传入瞳孔障碍（瞳孔反射）、眼壁开口的位置"。

　　有一些情况，包括创伤性和非创伤性，医疗保健专业人员必须知道，并应立即向眼科医生咨询。这些创伤性疾病的主要症状如下。

- 眼睛和眶周结构的钝性损伤。
- 眼眶的贯穿伤。

- 眼内异物。
- 眼睛周围爆裂性及其他类型的骨折。
- 眼睛运动明显受限。
- 眼睑割伤。
- 眶周结构包括小血管撕裂。
- 突出（眼睛前面异常突出）。
- 眼球内陷（眼睛后面位移异常）。
- 瞳孔不规则。
- 前房积血。

非创伤性紧急事件如下。

- 急性视力丧失或视野不足。
- 急性复视。
- 闪光灯闪烁或飞蚊症（也可能是创伤的）。
- 急性"红眼"。
- 急性眼睛疼痛。

一、场边及接近运动员时的观察

为观察到任何事故和意外，并收集关于伤害类型和程度的重要信息，如果可能的话，急救医生应一直观察体育赛事。如果运动员昏迷、意识下降或完全清醒，这些很容易看出来。建议急救医生一直遵守 ABCDE 助记原则，哪怕 ABC 明显正常。失能（D）必须总是进行眼部损伤测试，因为患者可能有面部、颅骨、脑部或脊柱损伤。通过遵守 ABCDE 方法，其他（更严重的）病情就可以检测出来，可以按正确的优先顺序进行救治。运动员不可能会因为非创伤性的疼痛、红眼病或视力改变的急性发病而停止比赛，但如果停止比赛，应将运动员从赛场转移到场边，最好去环境更可控的运动员医疗站进行进一步评估。

眼部损伤的赛场处理

进行初步评估并开始检查，快速的识别并治疗危及生命的情况。眼部受伤时，重点是神经系统检查。排除了任何危及生命的情况后，如果运动员诉说，或有眼睛或眼周受伤的迹象，把运动员移至场边进行进一步检查。在严重的眼部穿透伤中，需要在场上保持患者 ABCDE 稳定，对眼睛进行局部保护。不要移除眼中的穿透异物，应固定住，如果可以覆盖眼睛，救护车应立即将运动员转送至急诊神经科 / 眼科医院。

二、眼部损伤的场边处理

如果运动员昏迷，除非看见眼睛或眼周区域的损伤，否则很难对眼睛的伤情进行评估。患者意识状况改变时，情况会更棘手。在赛场边重复初步评估，然后进行包含格拉斯哥昏迷量表检查、瞳孔对光反射、眼球运动及视力检查的二次评估。

对于完全清醒的运动员，应进行全面的二次评估。对于同时有几处外伤的运动员，要注意最痛的伤口可能不是最严重的伤口，因此此时进行一个全面的二次评估非常重要。如果一切顺利，几分钟就可以完成评估，大多数眼伤不需要在赛场上或场边即刻处理。

询问病史，最好在运动员医疗站询问并进一步评估。如果发现患者瞳孔异常、格拉斯哥昏迷量表评分≤ 14 分，或发现有任何表明面部、颅骨或脊柱骨折的迹象，急救医生可考虑将运动员转运至医院。

清醒患者如果一只眼睛受伤，一般不需要重复初步评估，虽然重复评估一直是个好习惯。如果运动员有视力异常的症状或发现其视力异常，应去医疗站做进一步评估。检查患者是否有眼部缺陷或异常情况。该检查包括下列内容。

1. 检查眼眶周和眼睑区域（出血斑、变形和割伤）；眼球结膜、眼角膜和巩膜（异物、擦伤或撕裂伤）；前房（眼前房出血）。

2. 检查瞳孔看是否有瞳孔不等大（瞳孔大小不一致），以及形状不规则。

3. 进行瞳孔对光反射检查，查看有无相对性传入性瞳孔障碍（relative afferent pupillary defect，RAPD）。瞳孔必须大小对称，形状为圆形，对光反应一致。任何不规则的现象可考虑为严重颅骨或眼内创伤的迹象（传入性瞳孔缺陷可能提示有视神经损伤）。

4. 可通过数手指（或便携式斯奈伦视力表）来进行视觉灵敏度的肉眼检查和对抗视野检查。

5. 通过让患者看四个方向（上、下、左、右）来检查眼睛运动情况。双眼应能够看到四个方向。眼睛运动不足可能提示眼眶底骨折，这会导致复视。此外，严重的眼眶周的水肿、出血或患者不配合，禁止进行运动测试。

6. 最后，应做眼底检查来检测视网膜红光反射。

7. 如果怀疑眼球破裂，要把护眼罩放在眼睛上，不要再做其他的检查，立即转送患者去医院。

三、眼部钝伤

当眼睛被网球、高尔夫球、球拍、拇指（刨）、拳头或其他坚硬物体击中时就形成了钝伤。眼部损伤是由于突然压迫眼睛和凹陷造成，可能会引起前房积血、晶状体瘢痕（创伤性白内障）、晶状体半脱位/脱位、视网膜撕裂伴玻璃体凝胶出血（后室出血），视网膜撕裂可能会引起视网膜脱落，甚至眼球后出血。如果外力足够大的话，会发生骨折甚至爆裂性骨折。

根据受伤的等级，症状可能从眼部轻微疼痛伴随/不伴随视线模糊，到剧痛、视力丧失或复视。钝伤后会出现下列情况。

（一）眼前房出血

眼前房出血是一个常见的运动导致的眼部受伤。曲棍球球棍、冰球、网球或壁球拍等直接对眼睛造成的钝伤会导致虹膜血管破裂、眼前房出血。血液沉淀并形成了一层液体，所以虹膜底部呈红色，像一个血红的半月。这一个情况需要几个小时才能完全出现。患者会说感到视力下降、视野缺陷、疼痛及畏光。出血量大小与发病严重情况及视力预后有关，可能导致眼压增加，较大的前房积血会引起继发性青光眼（图14-1）。

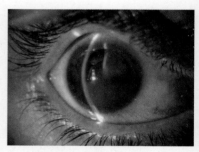

▲ 图 14-1 外伤性前房积血。鲜红色的血液在前房分层
由哈斯特帕大学眼科提供

前房出血的临床发现／治疗

症状：疼痛、视线模糊、视野缺陷、畏光。

眼周和眼睑大体检查：可能会有瘀伤、肿胀、结膜和巩膜损伤或出血。前房有血液的分层，有"液面"。

瞳孔检查：可能正常。

瞳孔对光反射：可能正常。

视力大体检查：可能下降。

眼睛运动：可能正常。

眼底检查：可能正常，但由于前房积血会受限。

治疗：眼罩盖住眼睛。将运动员送往医院做进一步的检查和治疗。

（二）晶状体半脱位

创伤性晶状体半脱位可能继发于悬韧带撕裂伤。晶状体可能脱落至前房中（图 14-2）。

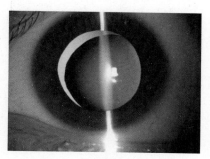

▲ **图 14-2　下侧和颞侧晶状体脱位**
由哈斯特帕大学眼科提供

晶状体半脱落的临床发现／治疗

症状：复视，视力下降。

眼周及眼睑大体检查：可能会有结膜、巩膜及眼眶周围创伤的迹象。

瞳孔检查：可能可以看到半脱位晶状体的边缘。

瞳孔对光反射：可能正常或异常。

视敏度：视敏度可能会严重失调。

眼睛运动：总体正常。

眼底检查：会异常，受伤机制不同，检查结果也不一样。

治疗：用眼罩盖住眼睛。将运动员送至医院进行进一步的检查和治疗。

（三）后房出血

由于伤到了视网膜血管，眼部的直接创伤会导致玻璃体积血（图 14-3）。也有可能对视网膜造成损伤，增加视网膜脱落的风险。

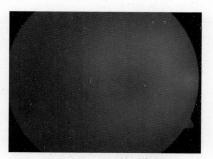

▲ 图 14-3 创伤性后房出血
由哈斯特帕大学眼科提供

后房出血

症状：视物模糊或飞蚊症。

眼眶周围及眼睑大体检查：可能会有结膜、巩膜及眼眶周围创伤的迹象。

瞳孔检查：可能正常。

瞳孔对光反射：可能正常。

视敏度：可能下降。

眼睛运动：总体正常。

眼底检查：玻璃体中积血可能会隐藏红色反射。

治疗：用眼罩盖住眼睛。将运动员送往医院进行进一步的检查和治疗。

（四）视网膜脱落

在运动中，视网膜脱落，即玻璃体液体从视网膜撕裂处渗出，通常是由眼球的钝性创伤造成的（图 14-4）。非创伤性的原因包括糖尿病、镰刀形红细胞贫血症及视网膜中央静脉阻塞。这可能立即发生，也可能需要几天甚至几个星期才会发病，必须转诊至医院。如果是自然受伤，建议运动员行脑部和面部的 CT 扫描检查。在无明显或已知创伤的情况下，视网膜也可能脱落。合适的事先评估是必需的，要了解既往的病情，例如高度近视、视网膜脱落及眼部外科手术的病史和家族视网膜撕裂史。有上述任何一种情况的运动员，患视网膜脱落的风险都会增加。有这类风险因素存在的运动员，应使用眼部保护设备来减小伤口的严重程度。

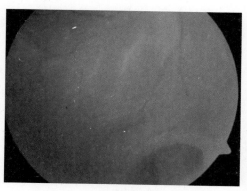

▲ 图 14-4　视网膜脱落时视网膜撕裂
由哈斯特帕大学眼科提供

视网膜脱落的临床发现 / 治疗

症状：眼前有漂浮物和闪光点、感觉"眼前有垂帘式黑影"及视物模糊。

眼眶周围和眼睑大体检查：可能正常或有结膜、巩膜和眼眶周围创伤的迹象。

瞳孔检查：可能正常。

瞳孔对光反射：可能正常或有相对性传入性瞳孔障碍（如果大面积脱落）。

视敏度：视敏度可能下降。

眼睛运动：总体正常。

眼底检查：玻璃体中积血可能掩盖红色反射。

治疗：眼罩盖住眼睛。应将运动员送往医院做进一步的检查和治疗（图 14-4）。

（五）爆裂性骨折

眼底爆裂性骨折发生在眶壁创伤后，例如面部受到拳击、棒球棒、膝盖或足球的击打。框内压力可能会突然增加，导致眼球向后移动，然后向下穿过眼眶最脆弱的部位——眶底。

研究发现，受伤的眼球在测试时无法提升 / 旋转（头顶异位）。有可能伴有颅内损伤、颅骨骨折及其他面部创伤，医疗专业人员需要重视（图 14-5）。

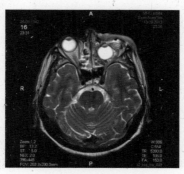

▲ **图 14-5** 左眼眶爆裂性骨折 CT 图
由哈斯特帕大学眼科提供

爆裂性骨折的临床发现 / 治疗

症状： 眼皮出血斑或水肿、眼外运动疼痛、复视、同侧下眼睑、脸颊和上唇感觉下降。

大体检查： 前垂（眼睛异常突出）或眼球内陷（眼睛后面异常移位），甚至旋转眼球时会伴有出血斑、肿胀或眼眶瘀青。有时会看到或触诊到气肿。

瞳孔检查： 可能正常。

瞳孔对光反射： 可能正常。

触诊： 可能会有骨性压痛、皮下气肿或由眶下神经损伤造成的眼部和脸颊麻木。

肉眼视敏度： 可能有复视。

眼睛运动： 较典型的是，由于眼外肌截留，眼外运动，尤其是向上凝视的时候可能会受限。

眼底检查： 可能正常。

治疗： 固定患者，将其送往有 CT 设备和眼科专家的医院。

（六）眼眶骨折

眼眶周围的骨折可能是单一或多发的。眼眶内及周围的多发骨折可能会导致有明显变形的"眼眶扩大"。骨折也可能是 Le Fort 骨折线的一部分，可能与颅部或面部骨折相连（见第 13 章）。不是所有的眼眶骨折都是"爆裂性"骨折。结膜上的出血可能提示眼眶顶部骨折。

眼眶骨折的临床发现与治疗

　　与爆裂性骨折一致。

（七）眼球破裂

眼球破裂是最严重的眼部创伤，并发严重的视力障碍。破裂常发生在眼睛最脆弱的部位，眼内结构可能脱垂，造成开放式眼球外伤。破裂可能是由于钝伤或异物贯穿形成。移除贯穿异物会导致脱垂。

眼球破裂的临床发现 / 治疗

症状：疼痛，视力下降。

眼科检查：眼睑较深的撕裂伤、眼角膜肿胀、结膜出血、眼前房出血，可以看到浅前房，瞳孔不规则（泪珠状物或 D 形瞳孔），眼球外可看到眼内物质。

治疗：不要触摸眼睛。硬质眼罩放在眼眶骨周围，将患者送至医院进行外科手术修复。患者应避免咳嗽、擤鼻子和前屈。患者应禁食，静脉镇痛治疗。

（八）眼球后出血

这种情况发生在眼睛创伤后，属于眼部紧急情况，因为血液流进眼眶会形成压迫，导致眼睛或视神经缺血。需将患者尽快送至适合的医院。

眼球后出血的临床发现 / 治疗

症状：严重疼痛，视力逐渐下降。

眼科检查：可能会有眼睛和眼睑受伤的迹象，进行性视力下降、进行性眼肌瘫痪、眼球运动丧失，以及眼睛向前突出（眼球前垂）。

治疗：不要触摸眼睛。硬质的眼罩放在眼眶骨周围，立即将患者送至医院进行外科手术修复。

（九）眼周瘀青

眼周瘀青（弥漫性擦伤）或由血肿形成的"眼眶瘀青"（局部瘀血）（图14-6）是大多数接触式运动钝伤的常见结果。这类损伤的危害就是可能会有眼内伤，所以一定要询问是否有复视，检查眼睛和眼眶周结构，触诊骨性压痛，检查视敏度和眼球运动情况，做眼底检查以排除眶内出血。

很重要的一点是要排除包括眼眶骨折和任何开放式眼球创伤这一类更为严重的病情。眼眶周围血肿可能与眶下区域骨折和爆裂性骨折有关，所以在对运动员做检查时必须排除这些情况。眼睛下方眶下神经分布区域失去感觉

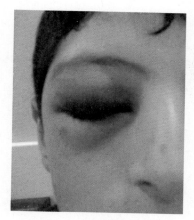

▲ **图 14-6　眼眶周围血肿和水肿**
由哈斯特帕大学眼科提供

可能提示眼眶底或上颌骨骨折。如果有双侧环状血肿（熊猫眼），应考虑颅底骨折。

眼周瘀青的临床发现 / 治疗

　　症状：疼痛、肿胀，眼皮肿胀引起视力下降及视物模糊。

　　检查：眼睑肿胀，由于眼睑充血导致眼睛活动受限（尤其是急性期），可能看到结膜下出血。

　　瞳孔检查 / 反射 / 眼睛运动及眼底检查：可能正常。

（十）眼睑外伤

　　眼睑损伤可能会很严重，可能导致眼睛干燥、慢性感染及角膜炎症。深的撕裂伤可能会穿透巩膜或眼角膜，造成开放性眼球损伤。这些患者需要转诊。眼睑最常见的外伤是擦伤和撕裂伤（见第 27 章）。小的且不复杂的眼睑撕裂伤可在局部麻醉下修复，但如果涉及眼睑边缘或小血管系统（图 14-7），

177

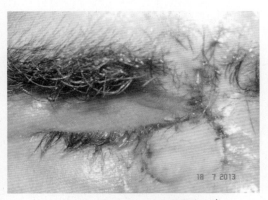

▲ 图 14-7　眼睑外伤后眼睑撕裂伤修复

需要咨询眼科专家。涉及眼睑中间的任何伤口都要特别注意。

（十一）结膜下出血

这是由于巩膜和结膜间毛细血管出血，通常为鲜红色出血（也可能是深红色）（图 14-8）。出血只能局限在白色巩膜，不会跨界进入透明的眼角膜。可能只出现在眼睛的一小部分，也可能延伸弥漫至大部分巩膜。眼睛直接外伤、眼眶顶骨折、提重物或剧烈咳嗽都会导致结膜下出血。出血也可能与高血压或血液疾病有关。需要给运动员测量血压，询问是否有血液病史。良性病变是自限性的，无须治疗，症状可在 1~2 周内消失。无任何眼部病变的结膜下出血不会造成视力丧失。

结膜下出血的临床发现／治疗

症状： 无痛感、无分泌物流出，眼睛空白区域有红色斑块。

眼科检查： 肉眼检查可看到结膜和巩膜间的出血。所有的其他指标正常。如果还伴有其他创伤，需做更详细的检查。

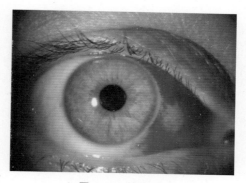

▲ 图 14-8　结膜下出血
由哈斯特帕大学眼科提供

（十二）角膜擦伤

指甲划伤会造成角膜擦伤（图 14-9）。许多运动员戴隐形眼镜，如果不及时摘除或粗暴地取出可能会擦伤角膜。如果在赛场不慎将镜片插入，也会成为异物。主要症状是疼痛和红肿，通常随后会发生感染。治疗包括移除异物、局部使用抗生素及戴眼罩。

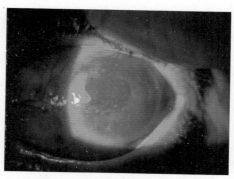

▲ 图 14-9　角膜擦伤及荧光素点状染色
由哈斯特帕大学眼科提供

（十三）眼部化学烧伤

值得庆幸的是，这类损伤在体育运动中很少见。一旦发生需要立即救治。液体和气体都有各自的 pH。酸性试剂侵及眼部组织，只需几秒钟就会形成烧伤。碱性试剂会灼烧几个小时，患者需要连续冲洗眼睛长达 8h。当发生化学损伤时，需要马上用液体（如水）来冲洗眼睛以减少灼烧，并需一直持续清洗至医院。在救护车上进行连续的冲洗比较困难。可以将输液装置固定在张开的眼睑上，这样就可以在运送过程中进行连续冲洗。

如果有看得见的化学烧伤，还要检查气道 / 呼吸情况来判断呼吸系统损伤。

（十四）非穿透性眼部异物

在运动中，最常见的异物是粉末、灰尘、玻璃、小石头和小金属颗粒（当打磨 / 磨快溜冰鞋、刀片等时），且绝大多数损伤是非穿透性的，但是不能忘记有穿透伤的可能性。对于灰尘和小颗粒，轻揉眼睛就可以。对于其他异物，建议先用 Q 形尖端的棉签上翻上眼睑完成检查。涂抹局部麻醉药后，用第二根 Q 形尖端棉签轻轻地将异物移除。棉棒可能会留下细小的纤维，所以使用时要小心。有时还可能需要角膜剥离刀。向眼睛内滴荧光造影剂，然后用检眼镜检查，可发现异物或结膜 / 巩膜痛点。此检查最好能在暗处进行，可回到运动员医疗站进行。

如果治疗后眼睛疼痛，可涂抹氯霉素眼膏，并用眼罩盖住眼睛。如果疼痛很严重，口服 500mg 对乙酰氨基酚片。如果相比疼痛，眼睛感到的更多是不舒服，可使用氯霉素滴眼液。如果运动员痛感强烈，需要重新考虑诊断结果。

四、眼部贯穿伤

不要移除深部的贯穿伤异物，因为可能会撕裂整个眼眶。应用救护车立即将患者送往医院。如果贯穿物不稳定，试图尽最大的努力固定住。如果异物在眼睛里，用硬质眼罩盖住眼睛。也要把健康的眼睛盖住，以避免不必要的眼球运动。可能同时伴有脑损伤，必须在初步评估时稳定病情。

对于一些较小的金属异物，如果异物速度快或检查时发现有结膜裂口的话，医疗人员必须考虑眼内异物的可能性。尽可能明确眼睛贯穿物的材质，如金属、塑料或其他材质。建议仔细询问病史，检查运动员的视力，用检眼镜检查眼睛。如果异物速度快且检查发现有结膜裂缝的话，不能排除眼内异物的可能性。

治疗

初步评估后确保患者状态稳定。需要固定异物，在不造成二次损伤的前提下，用眼罩盖住眼睛。不要口服镇痛药。患者应禁食，一直到专科医生进行评估，因为进食或饮水可能会耽误手术治疗。

五、非创伤性眼部紧急情况

排除一些急性红眼的原因（图14-1）后，下列眼部紧急情况均需要马上转诊专科医院（表14-1）。

表14-1 急性"红眼"症状和迹象概述

	红	疼痛	痒	视物模糊	畏光	睫状体充血
结膜炎	有	无	可能有	可能有	无	无
异物	可能有	有	有	可能有	可能有	无
角膜擦伤	有	有	无	可能有	无	无
角膜炎（图14-10）	有	有	可能有	有	有	可能有
虹膜炎	经常有	有	无	有	有，可能双侧	可能有
巩膜炎（图14-11）	有	有	无	有	有	有
葡萄膜炎（图14-12）	有	有	无	有	直接且交感性的	有
结膜下出血	有	无	无	无	无	无

1. 急性视力丧失或视野缺陷。
2. 急性复视。
3. 闪光灯闪烁或飞蚊症（也可能是创伤性的）。
4. 急性"红眼"。
5. 急性眼痛（图 14-10 至图 14-12）。
关于上述情况的详细介绍不在本手册的范围内。

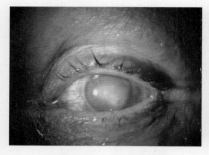

▲ 图 14-10　疱疹性角膜炎
由哈斯特帕大学眼科提供

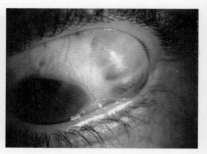

▲ 图 14-11　巩膜炎
由哈斯特帕大学眼科提供

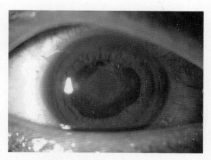

▲ 图 14-12　急性前葡萄膜炎症状：房水闪光和纤维性渗出物
由哈斯特帕大学眼科提供

参考文献

[1] Holck, D. (2005, ISBN-13: 978-0-7216-8756-8, ISBN-10: 0-7216-8756-3) *Evaluation and Treatment of Ocular Fractures*. Elsevier.

[2] Kuhn, F. & Pieramici, D.J. (2002, ISBN-3-13-125771-7, ISBN 1-58890-075-4) *Ocular Trauma. Principles and Practice*.

[3] Kim, T., Nunes, A.P., Mello, M.J. & Greenberg, P.B. (2010) Incidence of sport related eye injuries in the US: 2001-2009. *Grafe's Archive of Clinical and Experimental Ophthalmology*, **249**, 1743-1744.

[4] MacEwen, C.J. (1986) Sport associated eye injuries: a causalty department survey. *British Journal of Ophthalmology*, **71**, 701-705.

[5] Prevent Blindness America(Formerly National Society to Prevent Blindness): 1993 (1994) *Sports and Recreational Eye injuries*. Prevent Blindness America, Schaumberg, IL.

[6] United States Consumer Product Safety Commission (2000) *Sports and recreational eye injuries*. Washington, DC. United States Consumer Product Safety Commission website. http//www.gov/library.html [accessed 6 February 2011].

第 15 章　牙外伤

Dental Injuries

Paul Piccinini　Anthony Clough **著**

卢　兵 **译**

杨亚东　黎檀实 **校**

运动损伤少有永久性伤害。骨折会痊愈，撕裂伤可以修复，韧带可以通过手术重建。但是口面部损伤，尤其是前牙外伤，会影响外貌，需要终身戴用修复假体。

这类外伤的发生率惊人。一个北美的外伤预防组织估计，仅在美国，每年就有 300 多万起运动中的口面部外伤发生。

这些外伤的修复和维护费用很高，且基本不在医疗保险范围内。修复和维护一名年轻运动员缺失的一颗牙的终身费用很容易就超过 20 000 美元。不幸的是，运动员的牙外伤更加严重。统计数据显示，高达 80% 的牙外伤是 4 颗上颌前牙的外伤。

医疗人员必须能够识别处于危险中的运动员，当牙和口面部外伤发生时方便进行救治，以减小创伤的进一步发展。最重要的是，建议并推动使用适当的护具，以帮助降低外伤的发生率。

一、外伤的类型

任何关于口面部外伤的讨论都需要涉及牙齿、软组织及支撑结构、面骨的损伤，尤其是上、下颌骨及颞下颌关节（temporomandibular joint，TMJ）。高速冲击（如来自球或棍棒）通常会造成牙折。而低速和中等力度力量会导致牙齿脱位、移位或 TMJ 半脱位。

牙外伤的发生率曾经在冰球、曲棍球和橄榄球中最高，随着在这些运动中面部和口腔护具使用率的增加，使得篮球、棒球和足球成为牙外伤最严重的运动。但是任何运动或运动员无法完全幸免，滑冰时的坠落、帆船桅杆的撞击或排球的碰撞都会造成牙或颌骨外伤。

二、牙与口面部外伤的处理

虽然牙外伤通常是引人注意的、会出血且令人情绪激动，但只有在堵塞气道的时候才会危及生命。必须优先清除气道中的异物（见第 4 章）。必须检查牙齿，如果有牙齿或碎片缺失，医生要特别注意。未发现的脱落牙齿或碎片很容易卡在气道内。口内出血很容易堵塞气道，尤其是对于身体状况不佳的运动员。

三、牙折

牙折是最常见的牙外伤。从切角或切缘的小缺口（这类损伤只需进行简单的抛光）到需要修复的大块折断（有些断片收集并交给医生后有可能重新修复）。断片再植通常会有很好的美观效果。

除简单的牙折外，任何牙折都必须在赛场或场边进行评估，确保锋利的或没有支撑的边缘不会增加运动员进一步的牙齿或软组织损伤的危险。在某些情况下，现场牙医可进行快速修复来固定或平滑小的牙折，让运动员能够安全地重返赛场。

神经暴露的牙折较为复杂。在某些情况下，大的牙齿断片可能丢失，应设法找回，并安全保存以便运输。神经暴露者因为风险和疼痛，需要退出比赛。大多数情况下，这种牙折需要摘除神经并放置永久牙冠。

牙齿受到重击后，医疗专业人员应考虑尽快转诊运动员以进行影像学检查，因为许多骨折会发生在牙龈下，只有在 X 线片上看到。如果需要，仔细检测和治疗这些牙齿。同样重要的是，赛场医生要确定折断牙片的位置，确保它不在被刺穿的嘴唇或其他软组织中，没有被吸入气管，也不在与其冲突的另一个运动员的手或头上。

四、牙移位

任何传递到牙齿上的力都会导致一些反应。如前所述，高冲击力通常会导致牙折，小一些的力会引起其他的问题。

最常见的牙外伤是脱位。在受到撞击后，运动员常常会主诉咬合时的感觉和以前不一样，有牙齿（通常是受伤的牙）先接触到。这就可能是脱位。因为牙齿仅通过牙周韧带（periodontal ligament，PDL）与牙槽窝相连，受到撞击后，牙齿可能沿任一轴向移动。除了咬合问题外，医护人员或运动员可能会发现牙痛或触痛，轻度松动，在牙颈部周围可能有少量出血。

对这类损伤的即刻处置就是移出赛场，如果可能的话，将移位的牙齿复位到原来的位置。这个过程一般不疼，因为牙齿在撞击后的一段时间内可能会表现出压力知觉障碍。然而，复位时出现明显的松动或疼痛可能表示牙龈下有骨折，复位应延迟至 X 线检查之后。脱位牙可能需要夹板固定（用非刚性的金属丝将受伤的牙齿与相邻牙齿连接在一起），同时还要仔细随访观察牙神经的活力。

五、嵌入

牙齿，尤其是上颌切牙，也会嵌入牙槽骨内。因为在嵌入过程中会刮伤牙根，是一类特别棘手的外伤。

这种外伤的预后直接取决于嵌入的程度，但在所有情况下，运动员必须退出比赛，并立即转诊进行 X 线检查和治疗。嵌入 3mm 以内者可让其自然萌长，或者进行复位和夹板固定；嵌入 3～6mm 者一般需要外科手术复位和夹板固定。嵌入超过 6mm 者则过于严重，可能无法保留牙齿。

六、脱出

脱出是整颗牙齿从牙槽窝脱离。研究已经改变了此类外伤与牙齿脱出牙槽窝时间相关的预后。目前的观点认为，脱出的牙齿必须在 5min 内重新植入，才能有机会再附着。因此，赛场医生、队医、治疗师或教练都掌握着治疗成功的关键。

牙脱位时，牙槽窝内固定牙齿的牙周韧带撕裂，牙齿因此脱落。治疗的基础是保持牙周韧带的完整性。不能让牙齿变干，否则就丧失了韧带重新附着的可能性。这就是为什么要建议立即将脱落牙再植的原因。

应找回脱落的牙齿，轻轻冲洗掉牙根或牙冠上的污物。必须要注意不能去除或损伤牙根表面的残余牙周韧带。用生理盐水轻轻地冲洗牙槽窝，去除血凝块，然后把牙齿放回牙槽窝。压力感觉障碍通常会减轻不适感，也可以使用一些局麻药。牙再植后，用湿纱布将牙齿固定在位，或者闭口咬住多层纱布，转运运动员做进一步治疗，包括牙齿夹板固定。

当运动员有脑震荡或面部外伤时，不能再植脱落的牙齿，因为会有将牙齿吸入的风险。在这种情况下，或者是运动员转送后才在赛场找到牙齿，应将牙齿存放在适合的介质中（Hanks 平衡盐溶液、Sav-a-Tooth、冷白牛奶或根据当地/现有指南保存）可能有助于将牙周韧带的存活时间延长到 30min。

无牙周韧带愈合机会的再植牙，可能会发生固连，随后被周围骨组织排斥。

七、牙槽创伤

颌骨骨折在高冲击力和高强度碰撞的运动中很常见。上颌骨的区段性骨折可能与牙脱位有类似的表现，该区域的牙齿会移位，上下牙可能咬合不正常。然而因为牙槽骨有骨折，这些牙不能轻易复位。这类骨折需要进行更广泛的固定和观察，但通常预后良好。

无论下颌骨的下颌体、升支还是髁突，骨折都很常见。直接击打下颌骨前部通常会导致该区域骨折，也可能会造成双侧髁突骨折。对下颌一侧的撞击可导致撞击点和对侧髁突骨折。在大多数情况下，运动员会报告有严重的错𬌗畸形，可能有受伤前不存在的反𬌗，或者有单侧或双侧的开𬌗。一旦确诊，必须将患者从赛场转诊，由口腔颌面外科医生进行相应的处置。

八、TMJ 创伤

尽管 TMJ 复合体会发生骨折及其他严重损伤，但更为常见的外伤是髁突半脱位。在大多数情况下，髁头锁定在前方位置之前，沿关节结节向下向前移动。与之前讨论的其他外伤一样，及时救治很重要。几分钟后，该区域的支撑肌肉会痉挛，如果不使用镇静药或肌肉松弛药，将无法进行简单的复位。

一旦排除骨折是开𬌗的原因，医生站在取坐姿的运动员身后，用戴着手套的双手，向下向前轻压下颌磨牙或磨牙颊侧下颌骨。一般可以使髁突回到原位，通常很快，所以要小心及时地将手指从口内移出。成功复位后，需后续 X 线片检查，避免大张口，进软食。

九、软组织创伤

赛场医生在软组织外伤的处理中发挥关键作用。因为许多运动都有流血也要返回比赛的规则，所以能够迅速有效地处理外伤就非常重要。

唇裂伤必须检查是否有异物，以及伤口的范围。超过唇红缘的伤口，最好固定后转诊专科处置，因为会有潜在瘢痕的风险。深的唇裂伤应多层缝合，先用可吸收缝线来最小化伤口无效腔，促进更好地愈合。

完全穿通的唇及其他面部撕裂伤应从两侧缝合。一个非常普遍的误解是撕裂伤的口内侧不应缝合。现场消毒可能是一个问题，但是适当的缝合会促进愈合、恢复受损结构并减少瘢痕和不适感。在大多数情况下，应先缝合口内区域。

另一个常见的谬误就是不能缝合撕裂的舌头，主要是因为担心术后肿胀及可能对气道构成危险。同样，这种情况很少见。舌头很容易进行局部麻醉，只需要在适当的位置缝合数针，就很容易将撕裂伤缝合。

嘴唇或面部受到击打后，舌下或上唇中线的系带会撕裂。这些损伤出血量大，但通常不需要缝合。可是，真正的脱套伤，即唇组织从牙齿和牙槽骨前面撕脱，必须仔细冲洗、清创并复位，以避免永久性的牙周损伤。

十、外伤预防

有充足的证据证明，护齿托是运动中最有效的防护装备。但是，并不是所有的护齿托都能起到同样的作用。运动员必须在队医的鼓励下，确保在比赛或训练时进行适当的牙齿保护。

护齿托旨在防止直接或间接撞击牙齿所造成的伤害。因为 80% 的牙外伤发生在四颗上颌切牙，所以护齿托通常戴在上颌。

入门级的护齿托有两种，一种是成品（打开包装即可戴用，无须调整），另一种是"煮沸并咬合"式（加热后在口内进行一定的塑形）。这两种都不能为大多数运动员提供可靠的保护，因为大小不合适、呼吸或发音的问题，丢失或在受到撞击时未戴用的风险很高。

　　现在最先进的护齿托是在运动员上颌石膏模型上个别定制。通过加热和加压，构筑保护性的醋酸乙烯乙酯（ethyl vinyl acetate，EVA）材料层，根据运动员的运动要求，在最需要的部位提供保护，同时还保持一定程度的舒适和固位，效果远超过之前提及的护齿托。一些人认为，运动员脑震荡后返回比赛时，应确保其佩戴最好的定制护齿托，以减小对口面部的进一步影响。

　　面部护具（包括面罩和护目镜）在许多运动中也有助于减少外伤。

　　队医应鼓励运动员进行参赛前牙科检查，作为季前赛筛选的一部分。适合的 X 线检查可发现智齿、病变和龋齿，如果不治疗的话，这些问题会增加牙创伤的风险。研究表明，存在阻生智齿的情况下受到撞击，颌骨骨折的发生率增高近 9 倍。通过详细的牙科病史问诊和口腔检查，可以确定是否有比赛期间需要保护或去除的冠修复体、正畸矫治器、固位体和义齿。

第16章　胸部损伤

Thoracic Injuries

David McDonagh　David Zideman　**著**

陈　成　**译**

张睿智　周建新　**校**

大多数胸部损伤发生在高能量运动（冰球、足球、橄榄球、高山滑雪等）和具有内在穿透性危险的运动（标枪、击剑、滑雪杆等）中。最常见的胸部损伤是简单的肋骨骨折。虽然在运动中严重的胸部损伤少见，但在运动性项目、马术运动和潜水运动中存在着潜在的伤害，这些运动的伤害力量通常都是钝性的。击剑，甚至撑竿跳或标枪比赛中随时都可能发生穿透性损伤！本章重点介绍了运动环境下院前严重胸部损伤的紧急诊断和治疗。重要的是能够诊断和治疗以下情况，其中一些可能会有潜在的生命危险。

- 张力性气胸。
- 气胸。
- 血胸。
- 连枷胸。
- 肺挫伤。
- 胸骨骨折。
- 心脏挫伤和心脏压塞。
- 心脏震击猝死综合征。
- 胸部穿透伤。
- 肋骨和肩胛骨骨折。
- 胸锁关节损伤。
- 肋软骨关节损伤。

● 肌肉损伤。

一、场边和接近运动员时的观察

在比赛过程中，如果可能的话，医生应该随时注意比赛。这可以让医生观察运动员状况并收集重要的直接受伤信息。

确定运动员是否受伤或在没有任何明显外伤的情况下倒下的原因。该运动员是否与其他运动员或物体（如球门柱或硬物）碰撞？运动员是否一动不动？

如果运动员没有外伤，那么就要考虑更严重的情况，如昏厥、低血糖、心脏病、脑出血。

二、胸部损伤的赛场治疗

根据 S-ABCDE 助记符（详见第 3 章）启动赛场评估。现场治疗的步骤如下。

胸部损伤的临床表现 / 治疗

　　快速评估运动员的病情以判断其是否存在生命危险。如果运动员能够站立并且功能正常，则应进行检查并决定是否恢复比赛。如果运动员是站立的，但明显已经受伤，则应让其平躺在地上，再进行评估。如果运动员已经躺下，那么对其进行警觉、语言刺激反应、疼痛刺激反应或反应迟钝测试（AVPU）。如果运动员是有意识的，则重点询问病史。"你哪里疼？你可以正常呼吸吗？发生了什么？"如果已经对患者做了简单的检查，注意患者是否清醒、能否说话、是否疼痛、是否发绀，以及是否呼吸困难。如果运动员是无意识的，立即进行 ABCDE 评估。打电话寻求帮助。如果有任何颈椎损伤的可能性，在进行初步检查时，小心固定其颈部。

　　一般检查：伤员是否有发绀、呼吸困难、呼吸杂音或因颈部受伤引起的喘鸣，或有任何其他明显的发现？

颈部检查：所有对胸部损伤的评估都要从检查气道开始（详见第3章）。检查伤员口腔是否有异物。如果发现有异物，应立即将其取出。确保气道通畅，压额抬颏法开放气道。如果不成功，使用托颏法。插入口咽通气道以协助维持伤员气道通畅，特别是当伤员意识减退、呕吐或癫痫发作时。没有必要通过气管插管、环甲膜切开术或气管切开术来建立高级人工气道，但如果通过简单的气道操作或辅助手段无法很好地控制伤员气道，尤其是喉部有损伤的情况下，就只能实施高级气道管理。这些治疗最好是在赛场以外受保护且比较安静的环境中进行，尤其是需要药物辅助的快速顺序诱导插管（rapid sequence induction，RSI）。

胸部检查：计算呼吸频率。检查胸壁是否有伤口、穿透性异物和畸形。评估胸壁运动，如深浅、对称性。是否存在矛盾呼吸（部分胸壁与其余胸壁运动的方向相反）？

触诊：确定触诊胸部时是否疼痛或呼吸时是否疼痛。触诊是否显示胸壁异常运动？戴上脉搏血氧仪并进行读数。触摸脉搏——在轻度至重度胸部损伤时，脉搏频率通常会增加。由于创伤前的活动水平，脉搏频率可能偏高，但由于疼痛，脉搏频率可能维持不变。心脏问题或出血也可能导致脉搏升高。心律失常、心脏压塞（心率降低和脉搏量减少）及恶化的严重损伤（经常出血）患者可能会出现比正常心率慢的情况。因此脉搏缓慢可能表明有大出血、心脏压塞或心肌梗死。

叩诊：叩诊裸露的胸部可能会发现实音（血胸）或鼓音（气胸）区域。注意叩击时是否有疼痛。

听诊：对伤员的胸部进行听诊可以发现正常或异常的呼吸音。部分或完全肺区的呼吸音减弱可能表明存在气胸或血胸、肺不张，甚至在受伤发生数小时后出现肺挫伤。哮鸣音是哮喘或呼吸道感染的典型症状。

建议听诊腹部的肠鸣音是否正常。如果在胸腔内可以听到肠鸣音，表明可能有膈肌损伤，部分胃或肠道疝入胸腔内。由于缺乏肺组织，大的气胸也可能听到肠鸣音。

一旦将伤者置于复苏体位，还必须检查、触诊和听诊胸部后部。否则可能会错过重要信息。

治疗

- 如果有必要，可以通过实施压额抬颏法或托颌法打开气道。
- 检查伤者呼吸情况，用简单的无呼吸面罩以 15L/min 的速度提供 100% 氧气。
- 如果有脉搏血氧仪的读数，则调整氧流量以保持氧饱和度（SpO_2）范围为 94%～98%。
- 如果发现气胸，患者的生命受到威胁，应进行减压。在运动环境中不太可能插入胸腔穿刺针或引流管。然而，如果出现张力性气胸或心脏压塞，那么立即减压可能是挽救生命的干预措施。穿刺等操作应该在赛场外受保护的环境中进行，除非判断可能出现即刻心搏骤停。
- 如果患者没有呼吸，应立即用简易呼吸器进行通气。
- 考虑张力性气胸可能是心搏骤停的一个可治疗原因。
- 对任何明显的动脉出血进行手指压迫止血。
- 继续进行初步评估。
- 将伤者转为复苏体位并检查其背部。
- 固定患者，避免压迫受伤的胸部。
- 从赛场转运离开。

一旦初步评估完成，患者病情稳定，将运动员从赛场转移到场边，必要时直接送至救护车。如果没有必要则进行场边评估。

三、胸部损伤的场边治疗

开始检测生命体征——呼吸、脉搏、脉氧、血压和格拉斯哥昏迷量表。

由于创伤发生时活动量大，血压可能会略有升高。即使在有严重内出血的情况下，最初的血压仍然可能这样。如果病因是晕厥或伤者即将休克，则可能出现低血压。

如果怀疑有潜在的心搏骤停或心脏压塞，应粘贴上心电图电极片。

重复初步评估并解决任何发现的问题。

如果患者的生命体征受到威胁，对气胸进行减压。

如果尚未确立静脉通路，则建立静脉通路。

具体情况的具体治疗指南见后续描述。

进行二次检查（详见第 3 章）。

（一）气胸

当胸膜腔内有空气聚集在壁胸膜和脏胸膜之间时，就会发生气胸。这些空气可能是在胸部钝伤后通过脏胸膜损伤（闭合性气胸）部位从肺实质内部漏出的，也可能是来自胸壁损伤或膈的穿透伤，空气通过壁胸膜的病理开口进入胸膜腔（开放性气胸）。一个健康的运动员，胸膜腔是负压状态。吸气会增加胸腔内负压，从而导致空气进入肺。当空气（或液体）进入胸膜腔时，压力梯度受到干扰，正常的肺扩张受阻，从而影响了肺功能。在简单的气胸中，空气的聚集是不膨胀和相对静止的。在张力性气胸时，空气的体积不断增加——吸气时空气进入胸腔，而呼气时空气没有排出——从而导致胸腔内的压力动态地逐步增加。在某一阶段，胸膜腔内的压力会高于周围肺组织的压力，导致吸气时肺组织扩张失败，并可能发生移位。这部分肺输送气体的能力受到抑制。如果允许胸膜腔内压力继续增加，最终会导致肺功能下降，临床症状恶化，如果不及时加以治疗，甚至可能导致心搏骤停和死亡。当张力性气胸发生时，压力会在几分钟内急剧增加，导致病情迅速恶化和死亡。必须立即诊断和治疗这种动态的、可能致命的疾病。

在运动员中，正常的肺组织中充气的肺泡破裂，就会导致原发性自发性气胸。这通常与运动有关，特别易发于健康人在水下或高海拔地区活动时。有病变的肺出现类似的破裂时，继发性或复杂性自发性气胸就会发生。奥运会运动员不太可能患有严重的肺部疾病。有潜在肺部疾病的气胸患者往往比健康的单纯自发性气胸患者更痛苦。在运动员群体中，自发性气胸范围通常较小，大面积的自发性气胸不常见。自发性气胸的症状和表现与外伤性气胸相似，只是没有创伤症状。

创伤性气胸临床表现

视诊

- 患者可能意识清醒（如果没有出血或头部受伤的情况）。
- 患者可能由于肋骨骨折和肺损伤而感到疼痛。气胸引起的疼痛可能是钝痛、锐痛或刺痛，突然发生，深呼吸或咳嗽时疼痛加剧。
- 患者可能会有呼吸急促和咳嗽。
- 可能有中度发绀。
- 由于疼痛，胸部活动很可能受到限制，但也是对称的。有时损伤侧的胸部活动可能略有减少。

叩诊： 可能会发现鼓音（没有鼓音并不能排除气胸，因为叩击的鼓音很难在赛场或场边听到，首先会在相对安静的医疗站中发现）。实性的叩诊声更多的是提示胸腔内出血，如血胸（如果患者有血胸，通常情况要严重）。

触诊： 疼痛，表明可能有肋骨骨折；运动异常，呼吸不对称。

脉搏血氧仪： 可能显示稍低于正常水平但可以保持的氧饱和度。

听诊： 呼吸音减弱或消失。可在胸部闻及传导的肠鸣音。

脉搏可能会加快。

呼吸频率可能会升高。

血压可能表现不一样，但是低血压往往是出血和张力性气胸的早期表现。

如果出现大面积气胸，往往还会伴有其他损伤，如血胸、多根肋骨骨折、胸骨骨折、心脏或血管损伤、颈部或腹部损伤、脊髓损伤或头部损伤。这些气胸总是有可能发展为张力性气胸，必须密切监测。

检查胸壁是否有伤口。出现大的开放性伤口通常表明同时存在开放性气胸和血胸；患者通常有严重的呼吸困难现象，并伴随大量出血。以上情况出现表明患者有生命危险。如果伤口直径大于气管直径，那么大部分空气会通过这个伤口进入。如果伤口形成了皮瓣，就有发生潜在的致命性张力气胸的严重风险。在吸气时,空气可能通过胸壁伤口进入,在呼气时可能不会被排出。空气从伤口进入或排出的声音应立即引起关注。注意听胸部伤口是否有少量空气涌出声音,这可能是张力性气胸的征兆。

开放性胸部伤口需要包扎,经典的做法是三面巾包扎,伤口一侧不包扎。这是为了让空气从胸膜腔排出,从而避免产生张力性气胸,但可能会失败,张力性气胸再次发生。或者可以使用商品化胸腔密封敷料。在可能的情况下,应在同一侧置入带水下密封或瓣膜的胸腔引流管,但应远离胸部伤口,以防止发展为张力性气胸。在开始静脉液体复苏治疗之前,必须保持患者的气道通畅,给氧,必要时辅助呼吸。患者需要迅速送往医院。

严重创伤性气胸的临床表现

视诊:观察异物穿透、开放性或封闭性伤口、肿胀、出血、瘀伤和胸壁畸形。

患者可能没有意识;然而,如果患者意识清醒,可能会感到巨大的疼痛并对骨折有触诊压痛。

患者通常面色苍白、发绀,皮肤湿冷。

受伤的一侧或两侧胸部活动会受到限制且不对称。

触诊:呼吸时会出现皮下肺气肿、骨折压痛和不对称胸部扩张。

叩诊:气胸有鼓音,但也可能有血胸的叩击实音。

听诊:检查结果可能是正常的,但受伤肺部的呼吸声可能还会减弱。可能会听到传导性肠鸣音。如果有开放性伤口,听到空气流动或伤口皮瓣的呼啸声,也表明紧张状态。还要听诊腹部的肠鸣音。

脉搏血氧仪的读数可能显示低于正常氧饱和度。

脉搏可能会升高。

呼吸频率会升高:在未经治疗的患者中,呼吸频率的下降是一个重要发现,并且表明严重的肺功能障碍。

低血压可能提示一定程度的出血或早期张力性气胸。

张力性气胸的临床表现

视诊: 观察是否有异物穿透、伤口、肿胀、出血、瘀伤和胸壁畸形。

可能有一个开放性的、杂乱的胸壁伤口。

由于广泛的皮下气肿，面部和颈部可能会出现臃肿——米其林人的样子。

患者可能没有意识；但是如果有意识的话，患者可能非常痛苦。

患者面色苍白、发绀、皮肤湿冷。

受伤的一侧或两侧的胸部活动会受到限制且不对称。

触诊: 可能有皮下气肿、骨折压痛和不对称胸部扩张。

叩诊: 气胸上方有鼓音，但也可能有血胸的叩击实音。

听诊: 检查结果可能是正常的，但受伤肺部的呼吸音可能减弱。如果有开放性伤口，听到空气流动或伤口皮瓣的呼啸声，也表明紧张状态。还要听诊腹部的肠鸣音。

脉搏血氧仪显示低于正常氧饱和度水平。

脉搏会加快。

呼吸频率最初会升高；在未经治疗的胸部创伤患者中，呼吸频率下降是一个重要的发现，表明肺功能严重失调。

受伤后血压可能会立即升高。它可能在一段时间后由于腔内出血或作为心脏即将停止的前兆而下降。

在院前环境中，如果已经决定对气胸进行减压，细针穿刺胸腔是最简单的治疗方法。院前处理气胸的方法有两种。

1. 如果在嘈杂的院前环境下诊断为气胸（如病史、呼吸困难、呼吸频率增高、心动过速、叩诊鼓音、呼吸音缺失等），则可能存在较大的气胸，应尝试细针穿刺胸腔（见下文）。

2. 如果诊断为气胸，只有在患者生命体征恶化和病情不稳定时才应该尝试细针穿刺胸腔。这种方式得到了作者的支持，因为将针插入胸腔可能会刺穿健康的肺，导致气胸或加重已经存在的气胸。

无论气胸是否减压，患者都应立即用面罩接受 15L/min 的高流量氧气，维持 SpO_2 在 94%～98%。如果患者没有意识，应插入口咽通气管，并准备好储氧面罩、简易呼吸器辅助通气。如果使用持续气道正压通气（continuous positive airway pressure，CPAP）或其他呼气末压力通气方式要非常小心，因为这些会加重气胸。

（二）张力性气胸：立即治疗

张力性气胸与气胸表现相同，但有一个主要区别：气胸每分钟逐渐加重，症状随着时间的推移越来越明显，患者病情迅速恶化。

因此，张力性气胸是一种动态状态，可导致显著的临床恶化、心搏骤停，并在几分钟内死亡，必须立即诊断和治疗。千万不要等 X 线检查来确诊张力性气胸。

如果发现张力性气胸，则必须立即进行胸腔减压，否则患者可能会继续恶化并最终死亡。可采用两种减压技术：细针穿刺或手术引流管插入。

对于没有受过外科训练的医生来说，细针穿刺是最简单的手术。特别是在院前环境中。然而，这个手术往往会失败，失败的原因如下。

1. 针头可能未进入胸膜腔。

2. 软塑料套管虽然最初有效，但可能扭结，从而不再发挥其作为压力释放装置的功能。

3. 导管直径可能细小，被组织或液体堵塞。

4. 针插入健康的胸膜腔，从而引起气胸。

如果最初的胸腔穿刺术已经成功，并通过套管排出了滞留的空气，那么就会出现严重的错误安全性问题：急诊医生可能会错误地认为张力性气胸已经得到了充分的治疗。患者情况的改善可能是暂时的，尽管有了最初的改善，但患者的情况可能会迅速恶化。这些患者必须持续监测。如果患者没有改善或生命体征恶化，应进行新的细针穿刺。如果在第二次术后仍无反应或在初步改善后恶化，则必须考虑手术开胸。这种技术需要训练。如果两种方法都没有尝试（由于缺乏训练），那么将镊子插入覆盖伤口的皮瓣并打开皮瓣，从而允许空气自由出入。

所有胸部受伤的患者，尤其是那些昏迷的患者，在离开赛场前应通过面罩给患者提供高流量的氧气，并使用脉搏血氧仪监测其脉搏。调节氧流量，保持脉搏血氧饱和度读数在 94%～98%。必须保持静脉通路通畅。

用颈托转运昏迷患者，但对于颈部活动正常、无痛且无颈部脊柱压痛的可移动胸部损伤患者，可以推迟使用颈托。

快速将患者送往医院是必要的。在插入正式的胸腔引流管和张力性气胸得到最终治疗之前，患者都处于危险状态。

张力性气胸减压治疗的引流管置入手术：虽然是首选的治疗方法，但这种技术需要培训，并应在清洁/无菌的环境中进行。现在提供的紧急胸腔引流包是小型的一次性包装。

本章的作者建议，在奥运会上，参加高速运动或具有穿透性胸部外伤风险运动的医务人员应接受细针穿刺和胸腔闭式引流手术的培训。

细针穿刺术治疗张力性气胸

- 用消毒清洗液清洁皮肤，并无菌操作。
- 戴无菌手套。
- 插入 14 号带有注射器的静脉输液导管。
  - 插入位置：将针插入锁骨中线第 2 肋间隙第 2 肋骨顶部，直到空气逸出。
  - 如果有疑问，将空气吸入注射器，或取出注射器，你可能会听到空气排出的声音。
- 从套管上取出套管针，将其固定在合适的位置，用胶带将套管固定在胸壁上。
- 如果可能的话，将套管针的枢纽连接到海姆立克阀门上并用胶带牢牢固定住。
- 一旦进行了细针穿刺术，用举额法或托颌法打开气道。
- 必要时应呼吸支持和通气。
- 必要时进行心肺复苏术（cardiopulmonary resuscitation，CPR）。

注意： 穿刺插管可能会移动，无法继续发挥空气出口的作用；可能有必要重复这个过程或进行更彻底的胸腔造口术。

（三）血胸

胸膜腔有积血时就会发生血胸。当钝性大面积创伤或物体穿透胸壁，穿过胸膜间隙，进入肺部时，就会发生这种情况；中途还会破坏肋间动脉、乳腺内动脉（可能会大量出血）或肺血管和肺组织。对于开放性（穿透性）血胸损伤，血液和空气都进入胸膜腔，增加腔内压力，从而阻止呼吸过程中肺的正常扩张。气胸和血胸也可能发生在闭合性损伤，特别是肺组织和（或）支气管破裂时。

受损的血管也可能大面积出血，最终导致低血压和休克。这时患者的呼吸和循环功能都会下降。如果在没有适当通气的情况下发生一定的漏气，也有发展成为张力性气胸的可能。尽快诊断和治疗是十分重要的。而血胸需要明确的手术治疗。

医生在院前环境下诊断血胸的能力是有限的，不幸的是，如果诊断变得更容易，病情就会变得更严重。在开放性胸部损伤或穿透性损伤情况下，一定要怀疑是否存在血胸和气胸。典型的情况是，患者胸部受伤，呼吸困难，并出现休克症状——血压下降，脉搏和呼吸频率上升，皮肤湿冷、发绀。

血胸的临床表现及治疗

一定要寻找张力性气胸存在的证据。

视诊： 如果神志清醒，患者很可能会感到疼痛，呼吸困难，并由于疼痛和（或）呼吸困难而出现语言困难。

可能出现中度或重度发绀。

患者通常面色苍白，皮肤湿冷。

患者受伤一侧或两侧的胸部运动将受到限制且不对称。

可能有伤口。注意开放性伤口及其与张力性气胸的联系。

触诊： 骨折处是否有压痛，是否有皮下肺气肿、胸壁畸形或呼吸时胸壁运动异常。

叩诊： 叩击胸部会发现声音沉闷，也可能是气胸的鼓音。

听诊： 检查结果可能正常，但可能在受伤的肺部呼吸音减弱。听诊腹部肠鸣音。

脉搏血氧仪读数将显示低于正常氧饱和度。

脉搏会加快。

呼吸频率会升高： 呼吸频率的下降可能意味着严重危及生命的伤害。

血压开始时可能是正常的。血压低或降低表明有明显的内出血或张力性气胸。

治疗： 院前治疗的主要目标有以下方面。

① 给予足够的氧气来补偿患者减少的肺活量并将 SpO_2 保持在 94%～98%。

② 必要时协助通气。

③ 建立大孔径静脉通路。

④ 使用 250ml 液体推注至收缩压 90mmHg，纠正因胸腔和肺出血而导致的血容量不足。

⑤ 治疗检查中发现的任何其他危及生命的疾病，如气胸。

⑥ 尽快将患者转移到合适的医院。

患者需要反复的检查和监测，直到他们到达适当的医院接受最终治疗。在没有可供输血和替代血液的情况下，不要试图引流血胸。

（四）连枷胸

当肋骨的一部分由于多处肋骨骨折而与胸壁的其余部分分开时，就会发生连枷胸。这种情况发生在胸壁受到严重钝器外伤后，可能合并气胸、血胸、肺挫伤、胸骨骨折和纵隔损伤。连枷胸在运动中很少见。

连枷胸节段与胸腔的其余部分在生物力学上不协调，因此肺扩张效率低下。吸气时，该部分节段向内移动或不移动，而呼气时，当胸部的其余部分向内移动时，该部分向外移动。大的或多个连枷节段会破坏肺力学，这些患者很可能需要通气（甚至使用 CPAP 装置）。

检查胸壁是否有伤口。出现大的开放性伤口通常表明气胸和血胸同时存在；这些需要在覆盖伤口之前先进行治疗。患者的气道必须始终保持通畅，如有必要，在开始容量替代静脉治疗之前，给氧和辅助呼吸。患者需要迅速送往医院。

连枷胸的患者可能会有其他危及生命的创伤部位。

连枷胸的临床表现及治疗

视诊：患者可能会失去知觉或极度疼痛。

① 患者会出现发绀，皮肤苍白、湿润。

② 受伤一侧或两侧的胸部运动受限制且不对称，呼吸运动异常。

触诊：骨折处有压痛。可能有反常呼吸和皮下肺气肿。

叩诊：可能有气胸的鼓音和血胸的沉闷音。

听诊：可能有受伤肺部呼吸音减弱。

脉搏血氧仪可能显示低于正常氧饱和度。

心脏压塞可导致脉搏量下降。

脉搏会加快。

呼吸频率会增加。

血压值可能会变化，低血压提示休克或严重血胸。

治疗：进行初步评估并处理所有危及生命的发现；警惕，可能会发现气胸、血胸、低血容量、不稳定的胸部和其他多处损伤。

紧急转院。

这是院前最严重的情况。在救援到来之前尽量稳定患者的病情。如果患者有意识，有效控制疼痛而不进一步损害呼吸功能是很重要的。

（五）肺挫伤

肺挫伤是在肺实质受伤后发生的，导致肺组织肿胀，肺泡内出血，从而导致丧失正常的肺部功能。肺挫伤常常发生在胸部钝性创伤后，通常在24h内发生，导致受伤部位的气体交换不良，肺血管阻力增加，肺顺应性降低。肺泡空间中血液成分的存在可能会导致显著的肺部炎症反应，液体充满肺泡，导致可能危及生命的急性呼吸窘迫综合征（acute respiratory distress syndrome，ARDS）。ARDS 可在受伤后数小时内发展，患者甚至可能需要在重症监护室（intensive care unit，ICU）治疗。患者出现发绀，呼吸困难，呼吸频率急剧增加，血压下降，胸部听诊可发现因肺积液引起的异常呼吸音（水泡破裂音）。通常血压低。脉搏血氧饱和度下降，$SpO_2 < 90\%$。

多数肺挫伤并不像前面描述的那样严重，它们很少在院前环境下被诊断出来。然而，对于严重的胸部钝器外伤，尤其是有胸壁外伤、咯血和呼吸困难的明显迹象，必须怀疑这种情况。肺挫伤常与其他胸部损伤相结合，如多发性肋骨骨折、连枷胸、血胸和气胸。初次检查时很少出现症状，但如果出现，则注意痰中带血、呼吸困难和听诊时水泡音等征象。这就是为什么急诊医生应该限制胸部受伤运动员重返比赛的原因之一。

肺挫伤的临床表现及治疗

视诊：最初疾病表现很少。

几个小时后，患者可能出现发绀，呼吸困难，皮肤苍白且湿冷。胸部运动正常。

叩诊：胸壁可能有压痛，并伴有少量血胸的实音。

听诊：受伤肺部呼吸音减弱。可以听到水泡音。

脉搏血氧仪可能显示低于正常氧饱和度。

脉搏会加快。

呼吸频率会升高。

血压值可能会变化，如果发生休克，会导致低血压。

治疗：如果怀疑有肺挫伤，则应将患者送往医院进行进一步评估——胸部 X 线检查、CT 扫描和血气分析；如果患者呼吸困难，完成初步评估并确保气道通畅，给予补充氧气，并将患者转移到医院进行完整的检查和监测；如果出现呼吸困难加重的 ARDS 体征和氧饱和度下降的体征，则可能需要进行气管插管，而且需要住院治疗。

（六）胸骨骨折

胸骨骨折是由严重的纵隔损伤引起的，最常见于机动车高速高能量冲击伤；在奥运会中很少发生。胸骨骨折可由用力过度屈曲损伤引起，因此可与脊柱损伤相关。胸骨骨折最常见于减速伤和（或）直接打击前胸，以横断性中体骨折为主。手部骨折也可能发生。摔跌运动员胸骨骨折的病例已有报道。

由于所涉及的冲击力，其他结构通常会同时受伤，尤其是心脏。心脏损伤可能包括心肌挫伤、心包损伤、心脏压塞，并且可能伴有相关的心律失常、心脏传导障碍或 ST 段改变。还存在纵隔和肺血管受损并导致出血的危险。同样，喉和气管都可能受伤或破裂，从而导致气道受损。如果冲击区域不限于胸部，则脾脏、肝脏甚至肾脏也可能因胸廓破裂而受损。

胸骨骨折的临床表现及治疗

视诊：如果患者意识清醒，会因运动、呼吸或咳嗽而加剧疼痛。

肿胀，可以隐藏骨畸形，尤其是骨凹痕。

患者可能发绀或呼吸困难。

由于畸形、呼吸疼痛或潜在的肺损伤，胸部扩张通常会减少，但胸部运动可能是正常的。

触诊：骨折部位压痛。胸骨和胸锁关节上可能有肋骨破裂和肿胀。

叩诊：如果伴有血胸或气胸，可能会出现浊音或鼓音。

听诊：在呼吸时可能听到异常的骨骼摩擦声。

脉搏可能会变快。脉搏缓慢可能表明心脏压塞。

呼吸频率可能会由于通气不足而加快。疼痛会限制呼吸频率和呼吸深度。这将最终影响氧饱和度，因此脉搏血氧饱和度可能会下降。

如果有出血，血压可能会下降。

治疗：主要的首先是气道，其次是伴随的损伤，即肺、血管、心脏、腹部器官、头部和脊柱损伤。进行初步评估，稳定病情，并尽快转诊到医院。这些损伤非常痛苦，可能需要强效镇痛治疗或麻醉才能让运动员呼吸。

（七）心脏损伤和心脏压塞

钝器创伤中的心肌挫伤是一种常见的损伤，这可能导致心电图变化和酶的升高。冠状动脉的创伤可导致血栓形成和心肌梗死。急性心房或心室破裂通常会迅速致死，不过在某些情况下，如果心包完整，出血和渗漏可能会受到限制。主动脉破裂通常是致命的。

当心包脏层和壁层之间的心包腔内有出血或渗出液时，就会发生心脏压塞。心包液的正常水平为 15～50ml，但随着心肌损伤，该体积会增加数倍，从而限制心肌运动和心脏扩张，减少心排血量并可能引发心源性休克。

心脏压塞的第一个问题是诊断困难。由低血压、颈静脉怒张和心音遥远组成的贝克三体征并不常见。为了能明确诊断，必须记录 12 导联心电图。胸骨骨折、胸壁破裂或严重胸部外伤的患者出现心搏骤停伴无脉电活动（pulseless electrical activity，PEA），应考虑心脏压塞。

对于心脏压塞，只有一种挽救生命的方法——心包穿刺术。吸出少量的心包液可以明显改善患者的血流动力学状况。这是一项复杂的技术，操作不当可能会引发心律失常；只有在接受过专项培训的情况下才可以尝试。一些专家指出，心包穿刺术只能在超声引导下尝试，绝对不能在没有心电图监测的情况下进行。一些急救专家建议在这些情况下使用便携式超声设备，但这需要经过专项培训才能识别和判断结果。

治疗方法是将大口径导管插入心包，然后吸出血液。在心电图导联仍与胸部相连（或使用超声引导）的情况下将患者置于半卧位（将患者从仰卧位抬起 30°），使心脏靠近前胸壁，心包液靠近膈肌。如果可能的话，插入鼻胃管给胃部减压。

至少有两个穿刺点——剑突下和左胸肋缘（第 4 肋间）。如果采取剑突下入路的方法，使用至少 8cm 长的套管。胸骨肋缘部位可以使用较短的导管。管腔（孔）应尽可能大，以便于抽吸血液。使用 60ml 注射器吸出填塞的液体，当无法吸出更多液体时，应移除套管。在转移患者之前，必须拔掉套管。这是一项复杂的技术，手术人员往往无法将套管插入充满血液的心包腔，或误将针插入（右）心室，以为吸入的血液来自心包。

在患者心搏骤停时，尤其是与穿透性胸壁损伤相关时，可能值得考虑紧急（贝壳式）开胸术——这种操作显然需要在操作前进行培训，但已公布的数据表明，如果执行得当，可以挽救生命。

心包穿刺术

　　1. 戴手套（最好是无菌的）。

　　2. 用消毒液清洁皮肤。

　　3. 如果患者神志清醒，使用局部麻醉。

　　4. 用一根长套管连接一个三通和一个大的注射器。

　　5. 将套管与腹壁成 45° 穿过皮肤并瞄准左肩（最好在超声引导下与矢状面成 45°）。

　　6. 当插入套管时，用注射器抽吸液体，以便在与填塞区接触时吸出液体。

　　7. 套管的深度应该达到 5cm，如果没有液体吸出，则取出套管。

　　8. 如果注射器突然充满液体，则表明套管插入了正确的位置。

　　9. 取出尖锐的针头，保留套管，并继续吸出液体。

　　10. 当注射器充满时，关闭三通，更换注射器，操作期间不要拔出套管。

　　11. 心电图的波形变化可表明套管的位置是否正确或套管是否刺入心肌。如果有问题，可拔出套管。

　　12. 当不能再吸出液体时，拔出套管。

　　13. 在受过训练的医护人员的陪同下全程监护患者使其转移到合适的医院。

　　（八）心脏震击猝死综合征（见第 4 章）

　　这种了解甚少、罕见但可能危及生命的情况，通常发生于年轻的男性运动员，他们的胸骨或左前胸突然受到钝器（通常看起来无害）的非穿透性打击，导致虚脱、心室颤动和心搏骤停。与 T 形波相关的打击时间十分重要，目前的证据表明，该物体必须以至少 49km/h 的速度和 T 波升支 20ms 的窗口期撞击胸部。死亡通常是由心室颤动造成的，早期赛场除颤是医生唯一可用的工具，虽然复苏存活率不高，但最近在可以使用赛场除颤的情况下有所改善。在 1～3min 内进行早期复苏和除颤似乎可以提高存活率，但治疗通常会被延误，因为大家会对健康运动员突然出现病情恶化而震惊。

治疗：应立即进行 CPR，AED 可用时尝试电除颤（详见第 4 章）。

（九）肩胛骨骨折

肩胛骨骨折也与高能量或高速创伤有关，因此在运动中并不常见。肩胛骨是最常见的受伤部位。由于所涉及的创伤力量，始终可见相关的肺损伤、气胸、其他骨折和肺挫伤。

治疗：同样，除了使用手臂吊带之外，在院前环境中对骨折并不需要多做处理。然而，必须确保肩胛骨骨折、气胸和其他胸肺损伤也得到治疗。肩胛骨骨折必须进行影像学检查评估。如果脉搏血氧仪测定表明患者可能会因骨折疼痛而出现浅呼吸，则应给予氧气治疗。

（十）肋骨应力性骨折

一定要检查是否存在气胸、血胸和张力性气胸。肋骨的孤立性骨折会影响呼吸，有给予镇痛药的指征。

多根肋骨骨折可能导致连枷胸，并伴有气胸、血胸和肺挫伤的风险。

第一根肋骨骨折表明受到了很大的冲击力，底层的臂丛神经和动脉可能受损，导致臂丛功能缺损，桡动脉脉搏缺失，甚至出现锁骨搏动性肿块。

单纯性骨折的典型症状是咳嗽、大笑和深吸气时出现疼痛，触诊骨折部位时有压痛，伴或不伴有骨擦音。在特殊情况下，可以考虑用运动胶带固定骨折的肋骨，以暂时缓解疼痛。然而，一般不建议使用绑带，因为长时间或过紧的捆扎可能导致下部肺不张。许多医生在患侧固定手臂，而其他医生则完全不使用任何形式的包扎或捆扎。

应力性骨折可能发生在肋骨上，高尔夫运动员、划船运动员、游泳运动员和举重运动员中都有过报道。

未脱位的骨折很难在 X 线片上看到。

治疗：单纯肋骨骨折的治疗可对症治疗，包括休息，避免疼痛运动，初期可能需要镇痛药。

第一根肋骨骨折则需要在医院进行明确的检查和治疗。

（十一）穿透性胸腔损伤

与所有严重的穿透伤一样，在运动员被送到医院之前都不应该取出异物。取出异物通常伴随着大量出血，如果不立即进行手术和输血，患者可能会迅速恶化为休克。急诊室没有随时可用的输血血液，所以不要取出刺穿的物体。

在考虑穿透物体造成的损伤时，要考虑两件事：失血和结构损伤。就胸部而言，肺、心脏、主动脉、大静脉、脊髓、食管和膈都处于危险之中。因此，可以预见气胸、血胸、皮下气肿、纵隔气肿、咯血、血管损伤和呼吸困难等征象。还必须检查腹部，因为胸部穿刺伤可能涉及上腹部器官，如肝、脾和胃。

重要的是要记住，任何穿透第 4 肋间或以下区域的损伤都可能导致膈肌和腹内器官的损伤。

穿透性胸腔损伤的初级治疗

(1) 不要取出穿刺物。

(2) 尽可能固定穿刺物。

(3) 进行初步评估，必要时处理伤口。临床检查可能会发现血胸，也可能是气胸，或者一些器官损伤。

(4) 应给予高流量氧气，以帮助维持 SpO_2。

(5) 肋间动脉或乳腺内动脉撕裂可导致严重出血，如果可能的话，压迫这些动脉，以减少失血。

(6) 给予足够的静脉输液，以维持收缩压至少 90mmHg。

(7) 稳定病情和迅速送往医院是挽救生命的关键。

稳定刺穿的物体可能是一项困难的任务。物体在患者体内的位置越深，物体就越难稳定。如果穿刺物体的外部长度（即患者体外）超过 1m 长，那么这就会产生实际问题。在不摇晃异物的情况下人工移动是不容易的（可能对内部血管、器官等造成剪切损伤）。在救护车上也很难找到合适的位置。当一个异物超过一定长度时，必须决定是否切割异物。大多数现代消防服务都有强大的金属切割器，可以快速切割大多数物体。在此金属切割过程中明确存在剪切内部结构的风险，因此在切割过程中必须尽最大努力稳定异物。

应该有人专门负责稳定被刺穿的物体并防止任何扭曲或扭矩运动。

四、其他胸部损伤

（一）胸锁关节脱位

与任何其他关节一样，胸锁关节可能因直接外力或肩关节受伤而受到挫伤。胸锁关节是肩带损伤最少的关节。关节由肋锁韧带、胸锁韧带和关节囊、关节内盘和锁骨间韧带稳定。当锁骨向前或向后脱位时，关节会受伤并变得不稳定，通常是在肩部受到打击后。在急性期，如果纵隔结构受压或下面的肺有损伤，后胸锁关节脱位会产生严重后果。前胸锁关节脱位十分痛苦，可能会影响形体，除非在投掷运动中，否则不会影响功能。

运动员可能会抱怨胸锁关节的局部疼痛和压痛，以及肩关节运动时的不适。偶尔，后胸锁关节脱位可能造成呼吸和吞咽困难，必须认真对待这些症状，并建议在当天转诊至专科医院。不建议在赛场或在运动员医疗站还原复位。

处理：大多数损伤仅仅是挫伤或中度半脱位，没有完全骨脱位，因此可以通过冰敷、加压和休息进行保守治疗。包膜和韧带损伤可能需要长达 6 周的时间才能愈合。前脱位很少通过手术治疗。后脱位可能更严重，需要进一步检查。由于疼痛，即使损伤是挫伤，运动员通常也无法在受伤当天恢复比赛。当运动员具有全方位的运动和力量时，就可以重返赛场。22 岁以下有胸锁关节损伤的运动员很可能有骨骺骨折，因此需要至少 4 周的骨折愈合时间。

（二）肋软骨损伤

肋软骨损伤最常见于摔跤、橄榄球、美式足球和冰球等接触性运动，但也常见于举重。这些损伤包括肋软骨关节半脱位或脱位，以及骨骼和软骨的小骨折。类似的病变可发生在软骨胸骨连接处。在院前环境中，临床上区分这些不同的疾病非常困难或几乎不可能。然而，关节处爆裂样感觉的描述应提醒医生进行诊断。进一步的检查也并不总能得出明确的诊断。

治疗方法：基于休息和无痛运动的保守治疗是通常推荐的治疗方法。临时包扎可能会短期缓解症状。运动员应联系自己的医生进行进一步的检查。

（三）肌肉损伤

胸肌损伤并不常见，但即使发生，最常见的表现为肌肉挫伤。在举重和力量举重中，肌肉撕裂和完全破裂是非常罕见的。治疗方法与其他肌肉损伤相同——保护、休息、冰敷、压迫和抬高（Protection，Rest，Ice，Compression and Elevation，PRICE）。从赛场中退出可能是必要的，建议在受伤部位使用冰袋。伴随这些损伤的可能是一系列肋骨、软骨、骨膜和软组织损伤，很难确诊。

参考文献

[1] Bahr, R. (2012) *IOC Manual of Sports Injuries.* Wiley Blackwell.

[2] McDonagh, D. (2011) *FIMS Sports Medicine Manual, Event Planning and Emergency Care* ISBN–10: 1582558736, ISBN–13: 978–1582558738.

[3] Reichman, E. & Simon, R. (2004) Pericardiocentesis. In: *Emergency Medicine Procedures.* McGraw–Hill, USA, pp. 204–216 ISBN–13: 978–0071360326.

[4] John Marx MD , Robert Hockberger MD , Ron Walls MD (2009) *Rosen's Emergency Medicine – Concepts and Clinical Practice.* Elsevier| ISBN–10: 0323054722 | ISBN–13: 978–0323054720 | Edition: 7.

第 17 章　腹部损伤

Abdominal Injuries

David McDonagh　Dara Lundon　**著**

靳　衡　**译**

樊　庆　黎檀实　**校**

　　幸运的是，腹部受伤在体育运动中很少见，并且通常是轻微伤。偶尔发生严重创伤，尤其是脾损伤，更容易发生于高速和高能体育运动中，如滑雪、单板滑雪、马术、美式橄榄球、足球和山地自行车。在体育运动中，脾是最易损伤的腹部器官；然而，当所有创伤原因累计起来时，肝是最易损伤的腹部器官。肾也可能因钝性腹部创伤而受伤。

　　由于这些器官的损伤可能致命，急救医生必须能够识别体育运动相关的腹内和腹外损伤的早期症状。

　　虽然很自然地假定运动员的急性腹痛可能是因为体育运动相关的损伤，但疼痛可能是因为其他腹部状况或由于邻近解剖结构的牵涉性疼痛引起。如果疼痛不是由外伤造成的，需要获取完整的病史，评估运动员的血流动力学稳定性，并全面地按象限进行腹部检查。请注意，一些逐渐进展的严重腹内损伤患者可能在最初的时候相对无症状，且体征轻微。

　　如果运动员的腹部受到直接打击，导致脾、肝或肾损伤，可能会立即出现剧烈疼痛，并可能迅速出现休克和腹膜炎的体征。尽管器官在隐性出血，运动员也可以坚持继续比赛，但之后会在赛场、场边或在家昏倒。患者常常面色苍白、出汗、口渴，且在昏倒前脉搏微弱。因此，一名运动员在经历腹部钝性损伤后，如果仍在疼痛中，则不应该继续参加比赛。如果脾、肝或肾受到相对较轻的打击，应该定期检查脉搏和血压，并且运动员应保持空腹，以及避免口服药物或饮水。如果运动员昏倒或出现腹膜炎，应将其置于仰卧位，并抬高其双腿以帮助静脉回流，并安排立即转院。

本章重点介绍院前运动环境中腹部重伤和腹部轻伤的急诊诊断与治疗。重要的是能够诊断和治疗以下疾病。

- 腹壁损伤。
- 腹激惹。
- 穿透性损伤。
- 钝性损伤。
- 脾损伤。
- 肝损伤。
- 肾损伤。
- 胃肠道损伤。
- 急腹症。

赛场处理腹部损伤

根据 ABCDE 助记符启动赛场评估。现场处理步骤如下。

腹部损伤的临床发现/处理

快速评估患者的状况，以检测患者是否病情危急。如果患者是站立的，并且看起来机能正常，则建议将患者从赛场转移出来进行正式检查，特别是患者眩晕或摇晃的状态下。

腹部内脏器官损伤的症状和体征往往存在延迟性。

如果患者躺在地上，则需要对其进行外界刺激的警觉性、言语刺激反应、疼痛刺激反应或无反应（AVPU）评估。

评估患者，注意患者是否有意识、能说话、疼痛表现、发绀或呼吸困难。

如果患者清醒，则获取重点病史——"您痛吗？您哪里痛？您能正常呼吸吗？发生了什么事？"

如果患者不省人事，则立即启动 ABCDE 评估法。呼叫支援。如果有任何颈椎损伤的可能性存在时，则在进行初次检查时，小心保持头和颈部的线性固定。

一般情况检查：是否有发绀，患者是否面色苍白、疼痛或呼吸困难。

腹部视诊：检查胸腔、腹部和骨盆。胸腔或骨盆下方是否有开放性伤口、出血、异物、瘀青、肿胀、下胸部或者骨盆发生骨骼变形迹象。

触诊：观察腹部触诊时的疼痛，包括其下胸部和骨盆下方的骨骼边缘（见第 18 章）。是否有皮下气肿。

戴上脉搏血氧计获取数值。

叩诊：暴露胸腹部后轻敲腹部和胸部，以获得浊音或鼓音。注意任何叩诊时的疼痛。尽管有些严重创伤可能会引起叩击疼痛，但是最初的叩诊结果可能不会在损伤后立即显示出与伤情一致的表现。

听诊：腹部听诊很可能会听到正常的肠鸣音。肠鸣音消失或减少可能与严重的肠道损伤有关。在膈肌损伤或大量气胸的情况下，可以在胸部听诊时听到肠鸣音（见第 16 章）。

记住：一旦患者进入复苏体位，必须对腹部的背面进行视诊、触诊和听诊。

处理：这通常包括保持患者稳定并转移到场边进行进一步评估。通常可以在运动员医疗站或更加隐蔽僻静的地方进行详细检查。如果运动员处于缺氧状态，使用面罩，以 15L/min 高流量吸氧。如果配有脉搏血氧计监测，则可调定氧气流量，使脉搏氧饱和度保持在 94%～98%。

压迫住任何明显的动脉出血处。

继续进行初步评估。

将患者翻转到复苏体位，并且检查其背部。

把患者从赛场转移出来。

一旦完成初步评估，并且患者状态稳定下来，则将运动员从赛场转移到场边，必要时直接送上救护车。如果情况不是那么危急，则在场边进行评估。

（一）腹壁损伤

对腹壁的猛击在体育运动中也屡见不鲜，并且可以看到"腹激惹"或"腹腔神经丛"的受冲击效应，可能导致腹壁肌肉（通常是腹直肌）受到挫伤。统计学上的发病率因体育运动而异，据报道，英格兰足球超级联赛（英式足球）中，各种损伤中躯体相关损伤的发生率最高，占所有受伤事件的7%。与其他挫伤一样，早期冰敷、非甾体抗炎药（nonsteroidal antiinflammatory drug，NSAID）治疗和休息是通常应用的治疗方法。有些运动员可能需要休息几天，而有些运动员则需要休息几周。其他损伤，例如侧弯拉伸和旋转拉伸损伤、突然爆发力抬举、脊柱过伸可引起部分肌肉撕裂和挫伤。网球运动员经常遭受腹直肌和腹横肌的肌痛症，通常是由于在发球时旋转而导致。

肌痛症的诊断通常是直接的，因为疼痛通常呈浅表性，所以很容易因牵拉受累肌肉而引起。在一些病例中，腹部肌肉收缩常常会引起腹壁损伤处的不适。触诊会进一步加大不适感。有时，很难鉴别腹壁损伤和潜在较轻的腹部器官损伤，因而要注意！

一些运动员，特别是未做充分准备或餐后即运动的运动员，在跑步时可能会出现侧腹痛，即所谓的"一侧抽筋"或"岔气"，或更确切地说是"运动相关的短时腹痛"。这一现象的原因尚不清楚，此前人们大都认为是由于肌肉痉挛，尽管最近的证据似乎表明事实并非如此。膈肌缺血和肝静脉血流迅速加快也被认为是可能的原因。据说适当的热身运动可以防止岔气。除了精神上的支持和耐心等待，对于这种状况没有其他特效的治疗方法，因为这种状况通常在几分钟内就会自行消退。

（二）腹激惹

腹激惹是有身体接触的运动中比较常见的一种损伤，由上腹部的"腹腔神经丛"受到猛击而引起。确切的病理生理机制尚不清楚；然而，人们认为是外力引起迷走神经刺激和由此产生的临时性膈肌痉挛所引起的。发生腹激惹的运动员典型的表现是身体屈曲，并且呼吸困难，也可以有浅快的喘息。与"岔气"一样，这种情况很快就会自行消退，并没有任何残留症状。如果症状持续存在，则需要通过进一步检查、观察，必要时转诊到医院检查以排除内脏损伤。

（三）穿透性腹部损伤

当腹部区域突然与尖锐物体接触时，就会发生穿透性损伤。这些物体可以是运动装备的一部分，例如在剑术、曲棍球或体操中，但也可以是任何类型的物体——来自于尖桩围挡、摄像设备、支柱等。所有的穿透性腹部损伤都有伴发胸部和膈肌损伤的风险。

膈肌撕裂伤多发生在左半膈，并且通常发生于高速汽车事故后。胃会疝入胸腔，同时可发生扭转和扩张，甚至会压迫左肺，让纵隔向右移位。在极端病例中，胃扩张可导致其穿孔，应通过插入鼻胃管使胃部排气来加以预防。膈肌损伤常与其他严重胸腹部损伤相关。脾和肝损伤也常伴有穿透性膈肌损伤。

穿透性腹部损伤的临床发现 / 处理

在检查腹部之前，评估气道（A）和呼吸（B）及循环（C）。

患者可能不省人事，但如果神志清醒，通常运动员就会感到剧烈的疼痛。可因肺损伤或膈肌损伤而出现严重的呼吸窘迫，伴呼吸困难和发绀。出现腹膜炎时，呼吸频率大都可能升高。

视诊： 必须注意是否存在穿透性物体，以及可能由此引起的腹部器官损伤。虽然有异物穿入腹部并没有于其内的可能性，但这不太可能发生于运动环境中。患者将处于强烈的疼痛中，并可能会有持续加重的腹部膨胀和腹部肌卫。

叩诊： 可能是由于内出血而表现为浊音或因肠道刺穿而有游离气体引起的鼓音。

听诊： 腹部听诊可能会发现正常的肠鸣音消失。

脉搏血氧仪可能显示正常或较低的血氧饱和度数值。

脉搏速率可能会升高，而血压可能会下降，特别是如果有胸腔内或腹腔内器官损伤并伴有严重内出血，则患者可能会出现休克症状。

赛场处理：确保气道通畅，并在必要时辅助呼吸。确保充分的氧合和通气，并评估是否需要气管插管。这可能需要药物辅助下的快速气管插管（rapid sequence intubation，RSI）（见第4章），最好在救护车内或运动员医疗站内进行。

应该通过建立静脉通道和静脉推注来恢复血容量。不建议快速输注，因为血压突然升高可能会妨碍伤口的自然止血。建议缓慢输注，并且急诊医生应该尽量维持收缩血压在90mmHg左右。如果可能的话，则使用大号静脉留置针，两处静脉输液比一处静脉输液更加安全。

如果患者血流动力学不稳定，那么必须快速运送到最近的医院。运送途中也需要治疗观察，应该有一个能够处理患者病情的医生陪送。对于神志清醒的患者，应该考虑静脉镇痛，避免使用吸入性麻醉药（氧化亚氮和氧气的混合气体）。禁用抗休克裤，因为有加重腹腔出血的风险。切勿取出异物，因为取出异物几乎总会导致出血增加。虽然应该把穿透性异物留在原处，但必须对其进行支撑和固定，以防止在运送过程中对内脏器官造成进一步的剪切破坏（移动可能造成类似锯切的效果）。开放性伤口应该用盐水湿润的绷带加以包扎。

（四）腹部钝性损伤

虽然可以暂时让运动员失能，但大多数体育运动中的腹部钝性损伤性质并不严重。运动员们可能会出现腹壁肌肉挫伤或拉伤，而有时甚至会出现腹激惹。偶尔，他们可能遭受擦伤或撕裂伤，但这些状况通常性质轻微。体育运动中最为常见的腹部创伤机制是，当运动员与另一运动员碰撞或被另一运动员拦截或突然撞上静止物体后出现的快速减速。运动员的速度越快和体重越大，发生更加严重的腹腔内器官损伤的可能性就越高。由于大多数体育运动在本质上是相对低速，受迫性快速减速很少会导致腹腔内器官挫伤、断裂、撕裂或出血，然而，如果有潜在的器官病变或既往损伤，这些状况可能会发生。

最常见的受损器官是脾、肝和小肠，并且如果这类器官受损，将需要立即对患者进行医疗救治，稳定病情，并送往创伤医院继续治疗。创伤患者的腹腔内和盆腔大出血在初诊和再次评估中可能会被误诊，原因可以是患者昏迷，也可以是最初出血量较少和出血较为隐蔽。

在高速运动（如高山滑雪、跳台滑雪、自行车、赛车运动和马术）、接触性运动（如英式橄榄球、美式橄榄球、手球、冰球和英式足球）和格斗运动（如拳击、柔道和跆拳道）中，预计可能会出现更加严重的损伤。

在腹部受到钝性损伤后，除非有高能力量介入，否则患者不大可能失去意识。寻找其他导致意识不清的原因并进行初步评估，从气道、呼吸和循环开始。如果怀疑意识不清的原因是由于腹腔内器官损伤引起，那么检查患者的血流动力状况（脉搏、血压、SpO_2）就极为重要，以防存在腹腔内出血的情况。

出现任何休克征象，如脉搏细速、血压低、呼吸频率增加、皮肤苍白出汗、毛细血管再充盈时间增长、外周血管收缩且疼痛，以及对肝区、脾区或肾区的肌卫现象出现，都应引起警惕。当大出血时，腹部胀气可能会发生，通常需要快速稳定循环状态，立即转送到医院，并进行紧急手术治疗。

腹部钝性损伤的临床表现 / 处理

　　一般检查：患者是意识清醒还是昏迷？患者很痛苦吗？

　　初步评估：ABCDE。

　　病史：通常的抱怨是疼痛。疼痛的定位及其强度可以提供重要的线索，例如损伤的严重程度和解剖位置。

　　视诊：寻找擦伤、撕裂、挫伤和肿胀，以及呼吸时的疼痛。

　　触诊：触痛（浅表或深部）、肌卫、腹肌紧张和腹胀。下肋骨骨折的压痛提示可能有其深方腹腔器官损伤。

　　叩诊：鼓音常表现为胃扩张，浊音则提示腹腔积血。叩击痛也可能存在。

　　听诊：听诊可以揭示是否存在正常肠鸣音。

　　处理：要治疗，就首先检查并确保气道通畅，然后评估呼吸，以及如果运动员不省人事，则插入口咽通气管。给予高流量氧气，旨在将 SpO_2 维持在 94%～98%，必要时考虑药物辅助快速气管插管和辅助通气。最好在 2 个部位分别建立静脉通路，并输注足量液体，使收缩压（见上文）至少保持在 90mmHg。将患者转移到场边，以便做进一步评估，或安排立即送往医院。

如果急诊医生不确定是否存在器官损伤而选择不转送运动员做进一步检查，那么评估运动员的初始血流动力学状态、观察患者一段时间、定期重复评估患者的生理体征就至关重要。请记住，运动员在某个器官（特别是脾）受伤后的几个小时内会看起来状态相当不错，然后才会突然迅速恶化。运动员或其教练团队应该被告知这种可能性，以便能够调整计划，比如取消长途空中飞行，或返回偏远地点。如果救护车上的医护人员不具备所需的急救技能，则急诊医生须陪同运动员前往医院。

只要怀疑是轻微器官损伤，则运动员应该退出体育比赛，稳定状态，并转送到医院进行计算机断层扫描（CT）/超声检查。确保气道通畅，给予高流量氧，插入静脉留置针，静脉输注液体，使收缩血压保持在 90mmHg。

（五）脾损伤

用膝盖、肩膀或腿部直接猛击左上腹后，脾会出现挫伤、撕裂甚至破裂。由于脾有着丰富的血液供应（每分钟过滤全身血量的 10%～15%），所以创伤可引起不同程度的出血。如果脾包膜完整，脾损伤出血可能不会出现典型的腹膜炎表现，而疼痛的强度应该使急诊医生意识到有可能发生严重的器官损害。因此，脾损伤可能伴或不伴有腹膜炎表现，也可能伴或不伴有患者血流动力学状态的即时改变，这取决于脾血管和脾包膜是否受到损伤。受到轻伤时，可能会出现小型包膜下血肿和小型囊膜破裂，无明显的脾实质损害，出血量少且局限。还有人担心"重返赛场"的问题，因为如果再次遭受创伤，特别是如果合并有单核细胞增多症，则未诊出的囊膜破裂和挫伤可能会恶化。这些轻微病变也必须得到检查。更大的挫伤也可能出现，伴有瘀伤和出血，从而影响更大范围的脾。

主要的挑战是探查到这些严重的脾裂伤，尽可能稳定患者状况，并将患者紧急住院。

脾创伤在儿童中比在成人中更为常见，可能是因为他们比成人更加活跃，但也是因为他们的腹部器官较少受到骨骼、肌肉和脂肪组织的保护。对于成人和青少年，脾破裂有时与感染引起的脾肿大有关，如传染性单核细胞增多症、免疫系统紊乱、恶性肿瘤和其他脾疾病，这些可能是赛场上的医疗专业人员所不知道的情况，在创伤性脾破裂病例中也有报道。

穿透性损伤的情况下，脾受到损伤的风险性明显存在。一旦气道和呼吸功能得到保证，就应稳定异物，并且确保循环容量将成为优先考虑的问题。穿透性脾损伤时，必须非常小心避免感染，因为脾功能下降可能会导致白细胞生成减少。

脾损伤的临床发现

　　一般检查：患者是意识清醒还是昏迷？是否皮肤苍白，发绀？患者感到疼痛吗？

　　初次调查：ABC 评估。是否有休克的症状 / 体征，或在运动中更加常见的是逐渐出现休克的症状，例如头晕、呕吐、昏厥、出汗、皮肤苍白或湿冷、心跳加快和脉搏微弱、血压下降、呼吸困难、呼吸频率增加和生命体征整体恶化，从而最终丧失意识。

　　病史：左上腹部有钝性外伤史应该引起关注。通常的主诉是这个部位疼痛。疼痛的定位及其强度可以提供重要信息，例如损伤的严重程度和解剖位置。常规询问既往或现在的 EB 病毒感染和其他与脾肿大相关的疾病，如疟疾。

　　视诊：寻找擦伤、撕裂、挫伤、脾肿胀、呼吸时的疼痛。

　　触诊：触痛（浅部或深部）、肌卫、强直、腹部胀气都有可能。左肋的保护性肌卫及触痛应引起脾损伤的警觉。

　　叩诊：脾肿大或伴有腹膜积血时可能会出现浊音。叩击痛也可能存在。

　　听诊：表现可能正常。

（六）肝脏损伤

　　肝脏、胆管和胰腺损伤在体育运动中亦是较为罕见的。然而，与脾损伤一样，给运动医学医生在院前诊断和治疗造成巨大的挑战。急诊医生必须高度警惕这不仅仅是局部外部挫伤的迹象，为了更安全的诊断治疗，让运动员撤出赛场，并转诊到适合的医院进行针对性诊断和治疗。

　　尽管受到了较好的保护，肝脏是最常受伤的腹腔内器官（虽然脾损伤在体育运动中更为常见）。对于急诊医生来说，肝脏损伤的患者分为血流动力学稳定型或血流动力学不稳定型两类。对于血流动力学稳定型且可能有肝脏损伤的患者，应通过面罩给予高流量氧气，并提供适量的静脉输液，然后紧急转送至医院。患者可能需要静脉镇痛。

如果患者脉搏和血压参数正常且稳定，但头晕、呕吐、晕厥、感觉不适、出汗、皮肤苍白或湿冷，则腹内出血的可能性增大。需要迅速的气道/循环干预和转运至医院。

患者如有腹部压痛及其他别的症状（头晕、呕吐、晕厥、不适、出汗、皮肤苍白或湿冷），应立即退出赛场并转诊至医院。对于有腹部压痛但没有其他症状或体征的患者（血流动力学稳定型），必须根据个人情况进行转诊，但是如果疼痛和压痛是中等程度，并且病史表明没有严重的撞击创伤，则可以观察患者，并在10～15min后重新评估。必须要准确和详细的记录病历。

胰腺创伤虽然罕见，但会与其他腹腔内器官损伤一起出现。

肝脏损伤的临床发现

与脾损伤相似，只是病理检查所见位于腹部右侧，而不是在左侧。

一般检查：患者是意识清醒还是不省人事，感觉到疼痛吗？

初次调查：ABC——有休克的表现吗？

病史：右上腹部有钝性外伤史吗？有没有疼痛，位置在哪儿且强度如何？

视诊：寻找肝脏及周围区域（包括背部）的擦伤、撕裂、挫伤和肿胀，以及呼吸时的疼痛。

触诊：右肋缘下有深压痛、肌卫、强直，可能有腹部胀气。保护肋骨的触痛。

叩诊：肝脏受损或腹膜出血时可能会有浊音。叩击痛也可能存在。

听诊：表现可能正常。

（七）肾脏损伤

肾脏的前部通常由腹部结构保护，在侧面和后面则由下肋骨和背部肌肉保护。然而，钝性损伤仍然会累及肾脏，在英式橄榄球、美式橄榄球、冰球、英式足球、长曲棍球、自行车事故和马术运动中都有记录。

一旦完成体征检查，并决定不将患者转送医院，而是在医疗室观察时，就应采集尿样。肾脏损伤后通常会发生血尿，但不总是在伤后立即出现。此外，没有血尿并不排除肾脏损伤（例如肾脏和输尿管之间断裂时就可以有这样的现象）。出血包括镜下血尿到肉眼可见的血尿和大量出血。某些情况下，有明显的失血，可能会出现低血容量性休克。肉眼可见的血尿和低血压的结合提示伤情潜在的严重性。严重的肾脏损伤常伴有腹腔内其他脏器损伤。在明确尿样正常且没有出血迹象之前，任何运动员都不得重返比赛。大多数显微镜下的血尿会在一周内消失，因而不需要进一步的随访。然而，持续性的或重复发作的血尿就确实需要加以评估。

如果怀疑有肾脏损伤，那么就需要稳定患者的病情，并转院做 CT 检查；仅做超声检查是不够的。大多数钝性肾脏损伤都是保守治疗，严格卧床休息，直到血尿消失。在遭受钝性运动损伤后很少需要手术修复。

穿透性创伤要严重得多。稳定患者和固定穿透物，确保患者气道通畅和呼吸顺畅，通过面罩进行高流量供氧，建立静脉输液通道，稳定循环，尽快转送医院进行手术评估。谨记，患者的血流动力学稳定性至关重要。

肾脏损伤的临床发现

除了解剖位置外，与脾和肝脏损伤相似。

一般检查：患者是意识清醒还是昏迷，感觉到疼痛？

初次调查：ABC——有休克的临床症状和体征吗？

病史：有肾脏钝性外伤史吗？有没有感到疼痛，疼痛的位置，以及强度如何？

视诊：寻找躯体侧缘和背部的擦伤、撕裂、挫伤和肿胀，腰部轮廓的丧失和呼吸时的疼痛。

触诊：肾脏或邻近肋骨上的深触痛或肌卫。

叩诊：只要没有腹腔内损伤，就可能正常。叩击痛也可能存在。

听诊：表现可能正常。

（八）胃肠道破裂

对于腹部区域受到高能创伤性损伤，必须始终怀疑有严重的腹腔内病变。小肠或结肠破裂可引起类似腹膜炎的症状。结肠破裂会引起疼痛并表现为压痛、肌卫和板状腹，因而患者可能会出现休克症状。在场边进行准确诊断是困难的（即使使用精密的便携式超声），应该把患者转移到医院做进一步的诊断检查。由于早期缺乏临床表现，所以胰腺损伤常被忽视。

以常规性维持患者稳定治疗为目标，确保患者的气道通畅和呼吸顺畅，用面罩给予高流量氧气，并进行静脉输液。必要时应该给予镇痛。如果出现胃肠破裂，那么患者病情可能会迅速恶化，所以建议紧急转院。由于存在隐匿性损伤的风险，所以对于所有高能量腹部损伤，都应转诊到医院进行观察和（或）高级别诊断影像学检查。

（九）急腹症

少数情况下运动员在比赛结束后的几个小时内会出现剧烈的腹痛，运动员不确定疼痛是由猛击引起还是非创伤性。考虑到撞击的力量，运动员很可能会对身体不适的强度感到惊讶。这是一种潜在的危险情况，因为医生可能误导性地认为轻微创伤实际上是患者疼痛的原因，而实际上运动员可能诊断为非创伤性的急性腹痛。腹痛原因待查仍然是急性腹痛（35%～41%）入院患者最常见的诊断。患者可以是各种形式的胃肠炎、尿路感染或妇科感染。急性阑尾炎在年轻人群中总是一个潜在诊断，因而必须始终加以考虑。停经的运动员出现腹痛可能是因为妊娠，但同样的症状也可能是由卵巢囊肿扭转或痛经引起。可能的原因很多，因本手册的篇幅所限，不会就此类原因做详细的讨论。

（十）生殖器损伤

生殖器损伤在男性中更为常见，包括睾丸、阴囊和阴茎的损伤。穿透性损伤可能发生，尽管这种情况很罕见。小撕裂伤及咬伤、烧伤和拉链损伤可能发生于阴茎或阴囊。钝性创伤是睾丸损伤最常见的原因，睾丸内及周围出血可导致睾丸挫伤。如果有重大损伤，那么对睾丸起保护作用的白膜可能会受伤，并可能导致睾丸破裂。在摩托车事故中，当睾丸因外力自阴囊进入腹部时，就把这种状况描述为睾丸脱位。

出现肿胀或急性疼痛时转诊医院。

阴囊损伤的临床发现 / 处理

症状： 运动员描述阴囊受到直接猛击（通常来自膝盖、拳头和脚部）。有剧烈疼痛、恶心，甚至阴囊肿胀。

视诊： 运动员可能蜷缩着躺在地上，握住或保护下体位置。运动员通常在疼痛减轻之前一直抵制各种形式的检查。将患者转移到场边，并询问患者是否愿意接受检查。这可能发生在救护车上或运动员医疗站中。在绝大多数情况下，这种状况是可以自行缓解，并且运动员通常会希望重回比赛。

阴囊可能会变色且触痛。如果阴囊存在出血，则可能会触诊到阴囊硬块或囊内积血，但检查通常因疼痛受限。阴囊可能无法实施透光试验。在这些情况下，明智的做法是转诊患者做阴囊超声检查，以防有手术修复的需要。

触诊： 如果患者同意，那么就会有压痛感。

处理： 如果疼痛持续或肿胀出现，则转送医院。

阴茎损伤是罕见的，尽管拉链损伤可能发生（由于运动裤和内衣很少有拉链，所以在体育运动中不常见）。使用钢丝钳，可以通过切割拉链滑块顶部的滑动条来纠正损伤，拉链通常会分开。向患处注射局部麻醉药，并尝试拉开拉链是另一种选择。

虽然女性会阴部可能发生撕裂伤，但很少见。创伤应由急诊医生在运动员医疗站进行评估，并有一名女助理在场。

（十一）急性睾丸疼痛

急性非创伤性睾丸疼痛可发生于任何年龄段和时间，最常见的原因是睾丸扭转、急性附睾炎和急性附睾睾丸炎。最重要的任务是能做出急性睾丸扭转的疑似诊断并将患者转诊到医院外科诊治。在院前情形中，鉴别上述疾病几乎是不可能的，也是不必要的。睾丸扭转是一种外科急症。未在适当的时间内进行手术可能会导致受累睾丸精子发生减少（4h），甚至梗死（6h）。通常有一种先天性畸形（常称为"铃铛型"异常），使得睾丸在鞘膜内转到精索的上方，这会引起静脉和动脉闭塞，随后出现缺血和睾丸梗死。扭转可分为完全扭转、不完全扭转或短暂扭转。

受到损伤后可能发生扭转。

睾丸扭转的临床发现／处理

症状：单个睾丸突然剧痛，通常无外伤史。询问最近的或既往的创伤史，以及创伤是轻微的还是严重的。疼痛有时会缓慢而渐进性发展。有些患者有自发消退的间歇性睾丸疼痛既往病史（间歇性扭转和复位）。患者可能会感到恶心和头晕。

视诊和触诊：患者可能呕吐，并保护下体。受累睾丸周围可能出现肿胀，伴触痛。受伤的睾丸可能上升并处于水平位。还可见伤侧阴囊皮肤红肿，提睾反射丧失和局部温度升高。

处理：所有急性非创伤性单侧睾丸疼痛的患者都应该转诊到外科专科。切勿将怀疑是睾丸扭转的患者转到放射科进行超声检查——这样会花费较长的不必要的时间。如果扭转时间接近 6h，则患者可能会遭受睾丸缺血和坏死。获取详细病史，以找出确切的疼痛起病时间。

（十二）阴道异常出血

如果遇有阴道排出大量深色带血凝块的血，常伴有疼痛的情况，则可考虑存在阴道异常出血。在没有外伤的情况下，这可能与自然流产或卵巢囊肿破裂有关。对于外伤病例，阴道撕裂伤、子宫破裂或骨盆骨折可能表现为阴道出血。

如果怀疑是骨盆外伤、自然流产或异位妊娠，则应该把患者转诊至专科医院。

参 考 文 献

[1] Advanced Trauma Life Support (2008) *Advanced Trauma Life Support (A.T.L.S.)*, 8th edn. American College of Surgeons, Chicago, Illinois.

[2] Flik, K. & Callahan, L.R. (1998) Delayed splenic rupture in amateur hockey player. *Clinical Journal of Sports Medicine*, **8**, 309–310.

[3] Kim, P. (2006) Mountain biking injuries requiring trauma center admission: a10-year regional trauma system experience. *Journal of Trauma Injury Infection & Critical Care*, **60 (2)**, 312–318.

[4] Marquirriain, J. (2007) Rectus abdominis muscle strains in tennis players. *British Journal of Sports Medicine*, **41**, 842–848. doi:10.1136/bjsm.2007.036129

[5] McDonagh, D. (2011) *FIMS Event Physician.*

Lippincott Williams Wilkins.

[6] Rifat, S.F. & Gilvydis, R.P. (2003) Blunt abdominal trauma in sports. *Current Sports Medicine Reports*, **2 (2)**, 93–97.

[7] Tsalkidis, A. *et al.* (2008) Acute abdomen in children due to extra–abdominal causes. *Pediatrics International*, **50**, 315–318. doi:10.1111/j.1442–200X.2008.02578.x

[8] Walter, K.D. (2007) Radiographic evaluation of the patient with sport–related abdominal trauma. *Current Medicine Reports*, **6 (2)**, 115–119.

[9] Waninger, K.N. & Harcke, H.T. (2005) Determination of safe return to play for athletes recovering from infectious mononucleosis: a review of the literature. *Clinical Journal of Sports Medicine*, **15**, 410–416.

第 18 章　骨盆损伤

Pelvic Injuries

Andy Smith　João Grangeiro Neto　**著**

陈　威 **译**

刘宝戈　黎檀实 **校**

运动员骨盆损伤的情况相对少见。在英超英式橄榄球联合会中，比赛日骨盆损伤的发生率为每 1000 小时 2.61 次（每 10 场比赛就有 1 次受伤事件）——在马术和赛车等高能量体育项目中可能存在更加频繁、更加严重的损伤。骨盆骨折可能相对轻微，也可出现严重失血，危及生命。重要的是，在赛场对骨盆损伤的运动员进行适当的处理，用必要的将其正确、安全地运送到适当的医院，以处理此类损伤。事前规划应确定合适的设施。

骨盆是由骶骨、尾骨和双侧髋骨组成的骨环。它们由双侧骶髂关节、骶尾关节和前方的耻骨联合连接。骨盆环在两个或多个部位的破坏可能导致血流动力学和生物力学的不稳定。重大骨盆损伤通常是由于骨盆受到强大的力量所致。损伤机制通常是骨盆直接摔伤、重物砸落在骨盆上，或外力通过股骨干传递导致前后、侧向或垂直压迫。骨折的类型取决于骨盆在损伤机制中所受到的力。它可分为以下几类：

- A 型：不累及完整骨盆环的稳定型骨折，如髂嵴、髂前下棘，或轻微移位的稳定型骨盆环骨折，如耻骨上支。
- B 型：旋转不稳定型、垂直稳定型骨折，如开书样损伤。
- C 型：旋转和垂直不稳定型骨折，涉及骨盆环两个或两个以上区域的主要损伤。

三种主要的力向量可单独或联合作用导致骨盆骨折。侧方撞击可能造成侧向压缩，导致半骨盆内旋转。前、后压迫导致患侧半骨盆的外旋转（可见机械性挤压伤）和垂直剪切型损伤导致半骨盆的头端移位（通常发生在高处坠落后）。

骨盆可以被视为是一个包含泌尿系统、生殖系统、肠道系统、软组织、动脉、静脉、神经和骨骼的内脏器官。重大骨盆损伤常与其他严重损伤相关。骨盆外伤可因骨盆破裂而导致大量出血，引发骨盆直径扩大，从而使骨折血肿和（或）静脉丛破裂的潜在空间更大。腰骶丛和股神经受损时也会发生神经损伤。

骨盆外伤可能包括以下情况。

- 重大骨盆骨折伴骨盆内的并发症。
- 髋部骨折。
- 微小骨盆骨折。
- 髋关节脱位和半脱位。
- 软组织损伤。

一、赛场骨盆损伤的处理策略

对骨盆损伤的运动员应该进行评估，并根据他们的伤势、生命体征和受伤机制确定他们的治疗重点。确认现场安全后，应遵循 ABCDE 原则进行评估和处理，如第 3 章所详述的那样，确保及时识别和处理危及生命的状况。

S：安全的方法。

A：处理任何气道问题和颈椎手动直线固定（MILS）（如果合适的话）。

B：处理呼吸问题，包括充分通气。

C：循环和控制出血，这在骨盆外伤中是重要的。

D：评估是否合并颅脑损伤，并采取措施最大限度地减少继发性颅脑损伤。

E：必要时暴露、评估和处理其他损伤，以便于包扎和转移到更合适的环境中。

优先处理涉及气道或呼吸的潜在危及生命的损伤。这一规则的例外是发生外出血。评估循环状况时可识别和处理大多数非即刻危及生命的外出血。在初步评估或二次评估时通常能识别出较不明显的外出血和畸形。当运动员出现休克征象（心率加快、呼吸频率加快、面色苍白、周围脉搏微弱或消失、脑灌注不足引起的意识模糊、毛细血管再充盈时间延长），并诉骨盆疼痛时，应使用夹板固定骨盆，而不行进一步骨盆检查。如果运动员表现出休克的迹象，并且没有指出特定的创伤区域，则应从胸部、腹部、骨盆、长骨或腹膜后间隙等外部寻找出血源。

骨盆损伤的临床表现／处理

　　如果存在循环性休克的临床表现，有可能是轻微的，不能立即确定，但可能提示严重的内出血。因此，必须进行彻底全面的初步评估。如果怀疑是骨盆外伤，则用夹板固定骨盆，并将患者双脚捆绑在一起，以减少骨盆容量。切勿触诊骨盆。

　　一般检查：患者可能没有反应。可能有严重的下肢畸形。如果有反应，患者可能会因骨盆外伤而感到剧烈疼痛。

　　视诊：是否有一条腿比另一条腿短，骨盆畸形，骨盆区域尿道或直肠有血迹。如果是，应该假定有骨盆外伤，不应该触诊骨盆（因为触诊可能造成进一步损害）。继续监测初查情况，尽快将患者固定包扎后送往医院。

　　触诊：在没有明确的骨盆外伤迹象的情况下，腹股沟或骨盆区域的骨擦音可能提示有骨盆骨折。腹股沟疼痛时出现骨擦音是骨盆损伤的征兆。骨性压痛可以通过轻轻地触诊耻骨上支和耻骨联合是否有畸形或疼痛来检测。触诊只能进行一次。

　　稳定性：在没有上述表现的情况下，继续检查，轻轻地按压髂前上棘，使其疼痛或向内加压增加活动度（由于血块移位、进一步出血和骨盆容量扩大的风险，不应该施加向外的"弹跳"压力）。

　　骨盆检查应该只进行一次。

　　诱发阳性表现应停止进一步检查，并且固定骨盆。

　　处理：如果患者的生命体征恶化或在任何阶段有令人担心的原因，则回到初步评估。如果患者反应迟钝，且怀疑是骨盆损伤，则必须稳定 ABC（气道、呼吸和循环），应该将患者安全固定并迅速转送至医院。如果患者意识清醒，则快速获取病史，会有骨盆或腹股沟区疼痛，伴髋部活动疼痛。如果患者出现休克且有骨盆区疼痛的征象，则应假定是重大骨盆外伤，因而不应该触诊骨盆。

应通过非重吸入面罩以 15L/min 的速度给受伤运动员提供高流量氧气，控制氧剂量，使目标氧饱和度在 94%～98%，并由急救人员尽早将其送往配备合适资源的医院。如果运动员没有表现出休克的迹象，可以暂缓静脉输注，直到患者在场边等待紧急转运时进行复查。根据有无桡动脉脉搏或收缩压是否为 90mmHg，静脉输注晶体液维持末梢组织器官灌注。液体应以 250ml 等分给药，以维持收缩压为 90mmHg。

可以使用定制的夹板，如 SAM 固定带（图 18-1）或被单 / 三角绷带，来固定骨盆。重要的是，这些骨盆夹板不是被用作皮带，而是跨越转子间线向骨盆施加压力，以确保骨盆容量减小，且不被扩大。

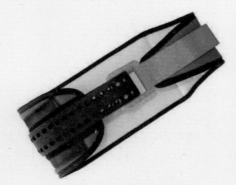

▲ 图 18-1　骨盆用 SAM 固定带

除了包扎骨盆外，运动员的双腿还要以一定的内旋角度捆绑在一起。在使用任何骨盆吊带 / 夹板前后，检查远端神经血管状态至关重要。

充分的镇痛治疗常常被遗忘（但不是被患者遗忘）或者延迟。在安全的情况下（初步评估中对危及生命的情况进行处理后），应该立即给予镇痛治疗。传统上，吗啡一直是首选的药物。然而，鉴于目前对吗啡的储存和使用的限制，以及其会导致呼吸抑制和诱发恶心等不良反应，可考虑根据当地的规定使用曲马多或对乙酰氨基酚等其他静脉注射替代品。如果疼痛非常剧烈，则这两种药剂都不足够强劲，吗啡的起效可能太慢，无法真正起作用。如果从业人员接受过使用氯胺酮的培训，则另一种选择是静脉注射小剂量氯胺酮（0.1mg/kg）。氯胺酮具有起效快、镇痛效果好、无相关呼吸抑制的优点。

根据爱丁堡皇家外科医学院院前护理学院最近的共识会议和出版物，推荐对于脊柱损伤患者的转运应采用分离式铲式担架，以促进止血，而不是采用传统的脊柱担架。采用分离式长板装置/铲式担架，仅需患者轻微倾斜，以便将担架板插入患者身体下方，减少患者的移动，从而降低了内出血加剧的可能性。越来越多的证据表明，用滚动法把骨盆外伤者转移到传统脊柱担架上而置于恢复体位可能会引发进一步的出血。使用第二代热塑性铲式担架可以进行影像学检查，因此进一步减少了患者在急诊科的活动。这些新设备仍有一些缺点，例如，宽度仅约为47cm，铝制延长件的重量限制及其成本，但随着铲式担架定制头座系统的发布，它们现在是固定、转移和运送至最终护理的首选设备。铲式担架应该被视为升降装置，应将伤员抬至附近的篮式担架或真空担架上进行运送。

二、骨盆损伤的场边处理

到达场边后，重新开展初步评估。在低血容量性休克的早期，可能存在极小的生命体征变化。神经系统变化可缓慢发展。如果患者反应迟钝，或有明显的休克或畸形迹象，则进行快速的全身检查，并建立基本的生理监测，然后送往医院。如果患者有反应且无休克或畸形迹象，则开始监测；如果在转运前有所延迟，则开始二次评估。必须包括对下肢的感觉和运动神经评估（最常受累的神经根是 L_5 和 S_1，以及由 L_2、L_3 和 L_4 组成的股神经）。当到达场边时，将运动员直接送入救护车是合适的，因为适当的骨盆检查需要脱掉运动员衣物以暴露骨盆。

场边骨盆损伤临床表现

症状： 如果患者意识清醒，则获取重点病史，询问患者疼痛的程度和位置。"您有没有听到脖子或后背有开裂声？有没有电击样疼痛或针刺样疼痛？"

检查：暴露骨盆区域可以揭示畸形的程度和可能的损伤部位。寻找腹股沟、腓骨、阴囊及周围区域的开放性伤口或瘀斑。尿道口出血可能是骨盆外伤的征兆。避免对患者进行不必要的移动。怀疑骨盆不稳定时，直肠检查在这种院前情形下没有必要。寻找四肢畸形、四肢旋转或四肢长度差异。

触诊：触诊可发现骨盆或下肢的骨擦音或骨性压痛。在触诊四肢时测试感觉。

感觉测试：大多数医生都很难记住哪些神经支配哪些皮节。下肢皮节的粗略指南是，大腿、小腿和足的前侧及内侧感觉支配是腰椎，大腿和小腿的后侧感觉支配是骶椎及足和会阴部的外侧。因此，下肢的感觉改变可能表示骨盆环骨折。

运动功能测试：如果患者有严重的髋关节或骨盆疼痛，切勿测试髋关节或膝关节的主动或被动活动度（range of motion，ROM）。让患者踝关节背屈（L_4 神经）和跖屈（S_1 神经），无力可能表明腰椎骨盆区有神经损伤。

所有相关文件，包括体征和症状、过敏史、药物史、既往史、外伤史、疾病史、最后一次口服药物史和月经史、导致受伤和（或）疾病的事件（Signs and Symptoms，Allergies，Medications，Past medical history，injuries，illnesses，Last oral intake and menstruation，Events leading up to the injury and/or illness，SAMPLE），以及患者的观察结果都应随运动员一同送往医院。

（一）髋部骨折

髋部骨折可分为髋臼骨折、股骨头骨折和股骨颈骨折。幸运的是，由于骨折所需的高能力量，这些损伤在大多数体育运动中很少见到。

（二）髋臼骨折

髋臼骨折通常发生于力量从股骨干间接传递时，例如从高处坠落。损伤模式往往取决于损伤时股骨的位置。如果髋部屈曲或伸展位，那么它通常会脱位，并有可能出现髋臼边缘骨折。如果髋部处于中立位，那么力量直接传递到髋臼，并有可能导致骨折。

运动员会感到疼痛，并且腿部的任何运动都会加剧疼痛。可能有缩短、内收、外内旋。如果髋臼破裂，可能会大量出血，因而运动员可能会出现休克的迹象。应通过 ABCDE 方法对运动员进行评估，从而处理危及生命的损伤，给予高流量氧气，并由急救车尽快送往合适的医院。在转院前应建立静脉通道，但这不应该延迟转运。静脉输液可维持 90mmHg 的收缩压，并且远端神经血管评估必不可少。

（三）耻骨支骨折

耻骨支骨折通常由跌倒引起。前后挤压可能产生孤立的同侧耻骨上支和耻骨下支骨折。在严重跌倒（例如从马上摔下）后，运动员可能会同时出现耻骨上支和耻骨下支骨折，从而导致骨盆不稳定。

运动员通常会抱怨髋关节疼痛，但经仔细检查疼痛部位会发现腹股沟疼痛，并且骨折部位触诊时有触痛。虽然腿部没有外旋或缩短，但运动员会有行走非常痛苦。由于骨折靠近股骨头，所以活动髋关节往往会很痛，但通常运动员会设法直腿抬高。骨盆前外侧通常会有压痛。

院前处理包括为运动员提供所需的支持性治疗，即充分的镇痛治疗、适当的骨盆固定、将双腿用夹板固定在一起，以及转运到医院进一步评估、检查和治疗。

（四）骨盆撕脱性骨折

许多力量肌群与骨盆有附着，例如坐骨结节处的腘绳肌、髂前上棘处的缝匠肌和髂前下棘处的股直肌。这些肌群在体育运动中的强烈收缩可导致撕脱性骨折。运动员在发生功能障碍的撕脱部位用力后会出现急性疼痛。应该为运动员提供适当的镇痛治疗，并将其转运到医院做进一步的检查和处理。

（五）髋关节脱位和髋关节半脱位

髋关节脱位在体育运动中是少见的损伤，但可能发生在橄榄球、自行车、体操、滑水、摔跤、足球、滑雪和篮球等体育活动中。应该进行体格检查，以排除合并损伤。

脱位的方向取决于髋关节的位置和受伤时所受力的方向。最常见的损伤机制是髋关节屈曲，膝关节向前摔倒，四肢着地时从后面被击中。前脱位较少见，并由外展和外旋暴力引起。髋关节脱位的运动员通常主诉感到明显的疼痛，并且无法移动患肢，不能从地上站起来和承受重量。下肢的位置是诊断的关键。后脱位的下肢通常短缩、屈曲、内旋和内收。前脱位中，下肢外旋伴随不同程度的屈曲和外展。

建议影像学检查后行闭合复位。运动员应该转运到医院。如果远端血管受损，或者患者有严重的畸形，以至于在转运过程中不能充分固定，则可能需要在赛场上或场边进行复位，但通常有难度。镇痛通常是必要的。复位技巧因脱位的方向而异。

与髋关节脱位类似，髋关节半脱位通常发生在膝关节屈曲时跌倒，且髋关节内收。由此产生的力量将股骨头向后推至但未超过髋臼边缘，如髋关节脱位。髋关节半脱位也可能发生在运动员突然停止并在负重肢体上旋转以改变方向之后。这使得肢体处于髋关节屈曲和内收的脆弱位置。这种表现是轻微的，并且髋关节半脱位的运动员也许能在受伤后立即起身行走。运动员可能会诉腹股沟酸痛和负重时持续性疼痛。一旦考虑此诊断，运动员应该离开比赛，辅以拐杖，并转诊做进一步的影像学检查。

（六）软组织损伤

挫伤是髋关节和骨盆最为常见的运动损伤，通常由与其他运动员碰撞或摔倒在地而引起。挫伤可以是浅表的（限于皮下组织），也可以是深部的，伴有肌肉或肌内出血及明显的血肿形成。根据挫伤的程度，疼痛、致残和局部水肿可能立即发生，也可能间隔 24～48h 后发生。赛场评估应排除骨折、严重肌肉撕裂和严重出血。应该给予休息、冰敷、加压、抬高（rest，ice，compression and elevation，RICE）组合方法治疗。

可能需要进行超声检查或影像学评估，以排除重大损伤。

（七）盂唇损伤

髋臼盂唇是一个沿髋臼边界排列的纤维软骨环，并与髋臼横韧带相连。据报道，这些病变为运动活动中髋关节内疼痛最常见的原因。通常，运动员诉腹股沟区域某些位置疼痛，通常伴有扭转或旋转的动作。运动员可能会有一种碎裂或交锁感。前盂唇撕裂检测可以通过将髋关节从完全屈曲的位置，外旋和外展至伸展、内旋和内收的位置来加以诊断。这些运动员应该接受镇痛药治疗、进一步的影像学评估及物理治疗。

（八）圆韧带撕裂

圆韧带是一个关节内结构，可以在遭受急性创伤时被撕裂。通常情况下，完全断裂与髋关节半脱位或突然扭转损伤有关。部分或全部撕裂可能导致机械性髋关节疼痛和功能障碍。检查结果呈阳性后，运动员应接受髋关节镜手术。

（九）股骨大粗隆滑囊炎

股骨大粗隆滑囊炎引起大转子外侧疼痛，这种滑囊主要由于外伤或反复外伤引起炎症。女性比男性更容易发生股骨大粗隆滑囊炎。对于运动员，原因包括髂胫束、足过度旋前和腿长差异。这种疼痛通常逐渐加剧，有时可向远端放射，必须与神经系统病变相区别。患者可能跛行或行走困难。由于外展和外旋的抵抗，疼痛加剧。运动员在休息时应该使用冰袋，进行伸展运动，并口服非甾体抗炎药（nonsteroid antiinflammatory drug，NSAID）。

（十）坐骨结节滑囊炎

坐骨结节滑囊炎引起坐骨结节水平的疼痛，并向下放射到大腿后侧。疼痛因髋关节屈曲或坐姿而加重，可能与坐骨神经痛混淆。治疗方法与其他类型的滑囊炎相类似。

（十一）髂腰肌滑囊炎

髂腰肌滑囊是人类最大的滑膜囊。滑囊的增生伴随着髂腰肌在骨盆边缘的迅速伸展和收缩。田径运动员和赛艇运动员好发。患者表现为腹股沟疼痛、触痛、屈髋外旋力量弱和 Thomas 试验阳性。治疗方法应从保守措施、休息、物理治疗和口服非甾体抗炎药开始。

（十二）髂耻滑囊炎

髂耻滑囊炎与髂腰肌在髂耻隆起上的弹响有关。伸髋时拉伸髂腰肌腱通常会加重这种不适。治疗方法包括休息、口服 NSAID 和可能的类固醇注射。

三、总结

虽然骨盆损伤在运动员中并不常见，但在接触/碰撞和高能量运动中可能会出现。如果存在相应的损伤机制，则应该怀疑这类状况。骨盆骨折可以是轻微的，需要保守治疗；也可以是重大危及生命的事件，则需要迅速稳定病情，静脉补液复苏，并转送到医院。

参 考 文 献

[1] England Professional Rugby Injury Surveillance Project Steering Group (2014). *England Professional Rugby Injury Surveillance Project 2012–2013 season report.*

[2] *Prehospital Emergency Care Course.* Faculty of Pre Hospital Care, Royal College of Surgeons of Edinburgh.

[3] Graves, I. & Porter, K. (2007) *Oxford Handbook of Pre-Hospital Care.* Oxford University Press.

[4] Greaves, I., Porter, K. & Smith, J. (2011) *Practical Prehospital Care: The Principles and Practice of Immediate Care.* Churchill Livingstone.

[5] Greaves, I., Porter, K. & Ryan, J. (eds) (2001) *Trauma Care Manual.* Hodder Arnold.

[6] *Sports Injuries, Their Prevention and Treatment.* Lars Peterson and Per Renstrom, (2001), Martin Dunitz. ISBN 1–85317–1190.

[7] Higgins, R., Brunker, P. & English, B. (eds) (2006) *Essential. Sports Medicine.* Blackwell Publishing.

[8] Safran, M. (2002) Hip injuries in the athlete. *Sports Medicine and Arthroscopy Review*, **10 (2)**.

[9] Scott, I., Porter, K., Laird, C., Greaves, I. & Bloch, M. (2013) The prehospital management of pelvic fractures: initial consensus statement. *Emergency Medicine Journal*, **30 (12)**, 1070–1072.

[10] The Orthopaedic Clinics of North America (2002) *Management of acute athletic trauma.*

第 19 章　脊柱损伤

Spinal Injuries

Éanna Falvey　Craig Roberts　**著**

靳　衡　**译**

刘宝戈　黎檀实　**校**

　　不幸的是，脊柱损伤在运动场上并不少见。脊髓损伤是由于脊髓挫伤或撕裂伤（部分或完全）造成的。根据损伤位置与严重程度不同，部分撕裂伤会导致损伤平面以下的部分或完全感觉、运动或脏器功能丧失。脊髓完全横断会引起损伤平面以下的即刻的完全感觉丧失、迟缓性瘫痪，以及反射活动丧失。部分和完全脊髓损伤都会导致自主神经功能障碍，造成心动过缓和低血压（神经源性休克）。这些变化可能在受伤后的几分钟内出现，但也可能在几小时后才显现。

　　脊柱损伤约占所有运动损伤的 10%。损伤带来的影响是多方面的，一项研究显示，6% 的职业自行车手因伤退赛，33% 高尔夫球手存在慢性疼痛、功能障碍及永久神经缺陷。橄榄球联合会运动员每年每 100 000 名运动员中有 0.8～13 人次颈椎损伤和相关的脊髓损伤。

　　脊柱损伤的预防措施被证实是难以实施的。最常见的损伤类型包括脊柱压缩损伤、脊柱压缩 - 屈曲损伤及脊柱屈曲损伤。

　　防护装备、保护规则和裁判监督的作用是有限的。然而，可以通过安排体育活动（主要是通过改变规则和合理裁决）减少脊柱损伤。急救医生必须做好准备，以最佳方式处理赛场发生的任何事件。要对负责高速运动项目或有明确脊髓损伤风险项目的急救医生进行应急气道管理和脊髓固定相关培训。应急医疗队应定期演练该应急过程。更佳的处理方式是提前设立高危患者转入Ⅰ级或Ⅱ级创伤中心的绿色通道。本章重点介绍院前运动环境中严重和潜在严重脊柱损伤的紧急诊断和治疗。

需拥有处理以下急性损伤和紧急情况的能力。

- 颈部脊髓损伤。
- 脊柱骨折。
- 脊柱小关节损伤。
- 一过性四肢瘫痪。
- 脊髓神经麻痹（刺伤 / 烧伤）。
- 椎间盘突出。
- 峡部裂和脊柱滑脱。
- 软组织损伤。

要找到急性背痛的原因往往很困难。表 19-1 列出了常见诊断和检查发现。还有一系列其他的可能造成背痛的原因，但探讨这些原因已经超出了本手册的范围。

表 19-1 急性背痛鉴别诊断

病 史	诊 断
脊柱伸展过度痛	小关节损伤、峡部裂
脊柱屈曲痛	椎间盘病变
屈曲时疼痛缓解	小关节损伤
中立或伸展时疼痛缓解	椎间盘病变
持续夜间疼痛	可疑系统性病变、肿瘤
发热、体重下降、身体不适	系统性病变
肠道或膀胱功能障碍	中央椎间盘突出
肢体放射性疼痛	神经根卡压
运动时腿痛	血管性跛行（椎管狭窄）
青少年运动员	考虑创伤性峡部裂
高龄运动员	留意肿瘤可能

一、赛场救治的准备工作

所有参与脊柱相关损伤的赛场救治医务人员都应接受过充分的培训，并应在赛前作为一个团队一起使用现有设备（如脊柱板、颈托、固定装置和铲式／篮式担架）来进行急救模拟。尽早确定组长，组员必须遵循组长的指示。理想状态是，所有队员都接受充分的培训，任何一位队员都可以指挥和使用固定与搬运装置。还有一点很重要，在场的医疗团队和护理人员要熟悉彼此的能力与不足。

二、潜在脊柱损伤的赛场管理

确保医疗救治团队能安全进入赛场。重要的是要知道不能损害颈椎的完整性。

赛场救治的步骤如下。

潜在脊柱损伤的初步评估

尽量从正面接近有意识的运动员，这样他们可以看到你和听到你。

患者昏迷的话，喊他／她的名字，试着唤醒他们。

如果运动员处于俯卧位，最好小心地把他们翻到仰卧位，保持脊柱直线固定，取出牙套（如果有的话）并评估呼吸模式。如果赛场团队受过良好的培训，这并不困难，但如果操作不当，可能会将不稳定的脊柱损伤变成永久性神经障碍。

应立即用手动直线固定（MILS）方法将头部和颈部固定在中立位。牢牢抓住运动员头部，并在运动员被翻转为仰卧位时将其保持在对应位置。不要遮住运动员的耳朵，以便他们能听见你的声音。在翻转过程中，头部应与颈部、肩部和骨盆保持同一角度和同一位置。一旦固定好，在患者安全转移到最终治疗环境前，不应该松开头部。

如果运动员无自主呼吸，用压额抬颌法打开气道，并尽可能保持颈椎的直线稳定。如果还是呼吸异常或无呼吸，患者无反应，应开始心肺复苏术（cardiopulmonary resuscitation，CPR）。如果昏迷患者恢复了自主呼吸，常规做法是小心地插入口咽通气道。一旦气道畅通，患者呼吸正常，应调整颈托大小后戴上。如果运动员戴着头盔（或面罩），在摘除头盔的过程中不要屈曲和伸展颈部，应牢牢支撑住头部，使头部与身体在一条线上（对美式橄榄球运动员的做法则不一样）。摘掉头盔的整个流程也需要赛场团队事先进行演练。

继续进行呼吸（B）评估。脊柱损伤可能出现的并发症如下。

- 胸部运动取决于肌肉活动，主要是膈肌和肋间肌。脊髓在 C_3 椎体及以上部位的损伤会造成膈肌功能丧失（膈肌受 C_3、C_4、C_5 神经支配）。如果已造成完全性脊髓受伤，必须开始心肺复苏术。如果是局部脊髓损伤，需要对患者进行人工通气。胸部水平的脊髓损伤可能会造成该平面以下的肋间神经功能障碍，所以患者可能需要呼吸支持。吸气时对胸部检查可能可以发现胸部运动减少和呼吸深度降低。呼吸频率可能增加，氧饱和度会下降。

- 脊柱损伤可能引起循环（C）并发症。交感神经输出受阻可能会引起迷走神经刺激、心律失常、心动过缓、血压过低及循环系统衰竭。这是一种可能危及生命的紧急事件，常发生在 T_6 或更高位的严重脊髓损伤。脉搏过缓（50～60 次 / 分）必须从病理性角度考虑（可能是由于脊髓病变和自主神经功能紊乱），而不是在顶尖运动员身上可以看到的生理性缓脉。这样的脉搏过缓对于在赛场上激烈运动的运动员来说很不正常。同时必须监测血压，建立静脉通道，以静脉输液的形式提供循环支持。

- 因为无法活动，脊髓损伤的患者有深静脉血栓（deep venous thrombosis，DVT）和肺栓塞的风险，同时还有潜在的血小板功能异常、凝血功能异常和纤溶活性异常的风险。

接下来，失能（D）检测评估运动员的意识情况。如其他章节所讨论的，通常使用对外界刺激的警觉性、言语刺激反应、疼痛刺激反应或无反应（alert, verbal stimuli response, painful stimuli response, or unresponsive,

AVPU）量表进行评价。在橄榄球联合会中，与大多数运动不同，医生可以在赛场检查患者，这样就可以在赛场进行再次评估。如果患者清醒，ABC正常，但有明显颈部或脊柱疼痛，应戴颈托，直到运动员可以安全转送至铲式担架上。意识改变的运动员可能无法保持颈椎的完整性，必须当作脊柱损伤来处理，直到可以排除脊柱损伤。

暴露（E）：保护患者隐私的前提下暴露患者以排除其他危及生命的伤情。

三、提示脊柱损伤患者的赛场管理

确定转运脊柱损伤运动员的时间点是非常困难的。如果赛场还在比赛，有必要迅速且安全地转送伤员。然而，在怀疑有脊柱损伤的情况下，最好做到谨慎且安全地转运，但速度不一定要慢。

转运是一项需要提前演练的技术，要顺利且有信心地进行，不能因赛场技术人员的要求而妥协。

四、将患者转送至脊柱板／抬举装置

在实践中，赛场急救小组最可能由4人组成。急救小组的组长应轻柔地保持颈椎直线固定。第2名医疗人员负责躯干、骨盆和臀部。第3名小组成员负责骨盆和腿部。第4名小组成员将脊柱板或铲式担架移至适当位置。有些专家建议让第5名人员负责翻滚整个固定的脊柱，即组长负责头部，3名成员位于身体下方的胸部、盆骨和腿部，第5名成员负责管理急救设备。

抬举设备的选择和使用要遵循当地指南。

在组长的命令下，应将运动员翻滚到脊柱板或铲式担架上。目前的做法是倾向于用铲式担架作为抬举／转运设备，因为在放置该设备时滚动作用有限。将患者放置在铲式担架上，他们可以很容易地被安全捆绑起来，然后抬上脊柱板，更好的选择是篮式担架或真空气垫。

如果用脊柱板，确保患者被小心地安置在脊柱板中间，用绑带固定住，使用头部软块固定以防止颈椎运动。绑带必须足够紧，以防止伤员在脊柱板光滑表面平移或转动。在脊柱板上固定运动员最有效的方法之一就是使用蜘蛛形背带。不要长时间将患者固定在脊柱板上，因为这可能导致压迫性坏死。

如果用铲式担架，小心地将患者从一端到另一端翻转 10°，来固定担架的左右两半，然后对齐担架的两半。用勺状绑带和头部软块固定患者，小心地移至篮式担架或真空气垫。最后拴牢担架 / 气垫绑带，将患者移至场边。

五、从赛场转运至场边

抬起运动员时，至少两名医务人员位于抬举装置的两侧。如果是体重较重的运动员，有必要让更多的工作人员来抬举和搬运。确保所有的工作人员都紧紧抓住把手且熟悉流程。抬的时候向运动员简要说明。听从小组组长的口令（预备、稳定、抬起），所有的队员应抬起创伤设备，将运动员抬至一个合适的搬运高度。医务人员在抬的时候应背部挺直，用膝盖和腿部来抬。如果运动员在固定时呕吐，在不影响脊柱的情况下，将连接着运动员的设备转向侧面并清理呼吸道是比较易操作的。离开赛场时，团队应面朝行进方向，小心地向前走，谨防绊倒。有必要在行动前预先计划好撤离路线，使整个团队都知道行进方向。

六、潜在脊柱损伤的场边救治

到达场边后，再次进行初步评估。如果运动员医疗站就在附近，那么直接去医疗站，不要耽搁。

检查瞳孔反应及眼球运动。开始监测并在考虑到伤员隐私的前提下进行二次评估。应检查是否有阴茎勃起异常症（首先应征得运动员同意，然后解释这项检查）。应仔细检查四肢。

神经系统检查：开始用格拉斯哥昏迷量表（Glasgow Coma Scale，GCS）进行检查。GCS 得分较低可能提示有头部或脊柱损伤。检查是否有脑神经异常、异常乳头反应及局灶性神经系统异常。

潜在脊柱损伤的临床表现

在脊髓损伤的早期阶段，很少会有症状。随着脊髓炎症的加重，神经系统病变会缓慢进行。

如果患者无反应，用颈托固定颈部，检查 SABCDE，不要评估活动度（range of motion，ROM）。

症状：如果患者有意识，询问病史，要求患者讲话，避免点头或摇头："你的颈部、胸部、背部、骨盆或腿部疼不疼？是否有刺痛？你的颈部或背部是否有咔嚓声？能感觉到你的身体吗？是否感觉哪里手脚发麻？是否有呼吸困难？"

检查：气道畅通吗？患者呼吸正常吗？检查胸壁运动、呼吸频率及血氧饱和度。是否有腹式呼吸（胸部脊髓病变中可见辅助呼吸）？有出血的迹象吗？检查脉率。患者是否清醒，对语言刺激、疼痛刺激有无反应？患者是否感到疼痛？他／她的胳膊或腿部受自身控制吗？

触诊：触诊脊柱中线查看压痛情况。触诊肢体时检查感觉能力："能感受到你的身体吗？你的手和脚有感觉吗？"（用刺激来完成这些测试）。

ROM 测试：如果患者有中重度的颈部疼痛，不要检测主动或被动关节活动度。如果患者稍有颈痛，则应仔细检查颈部的主动和被动活动，留意ROM。在检查 ROM 时如果疼痛加剧或受阻，必须停止检查，支撑住头部的同时带上颈托。

"你能动一下胳膊和手吗？"（让运动员每只手都动一下）"能动一下腿和脚吗？"（让运动员每只脚都动一下）。

检查双臂和双腿的力量是否相等。从手臂和腿的小动作开始。让运动员从一侧缓慢移动到另一侧，然后向前向后移动。让运动员站起来，提供支撑，做好协助的准备。在任何时候，运动员感到任何疼痛、刺痛、无感觉或有脊柱骨折的迹象，应停止检查，固定运动员。

七、颈部损伤场边评估后重返比赛

如果经过全面检查和评估，初步评估、二次评估、随后的监测和检查结果都正常的话，急救医生可以考虑允许运动员重返比赛。具体来说，急救医生必须排除严重头部损伤（无意识丧失，GCS 15 分正常）。神经系统、视力和瞳孔反射应该是正常的。运动员应通过场边脑震荡评估。颈部或背部应无剧痛、严重不适或畸形。

（一）颈椎骨折

如果怀疑骨折，急救医生必须怀疑脊髓损伤。在急诊赛场环境中，很难评估脊髓损伤的等级。因此医疗小组必须慎之又慎，将任何潜在的脊髓损伤看作脊髓损伤处理。

潜在颈椎骨折的临床表现

在进行初步评估前支撑住颈部是常规操作。

症状：如果伤员有意识，是否有颈部疼痛、放射痛及脊柱中线压痛。

检查：患者是否感到疼痛？是否捂住脖子？颈部是否有擦伤或畸形？患者是否感到疼痛？运动员的手臂或腿部是否受肌肉控制？第 2 名医疗人员可以进行其余检查。

触诊：检查脊柱中线压痛、躯干和四肢的感觉。

运动：如果患者颈部剧痛，应固定住颈部，如果颈部处在中立位置，带上颈托，继续支撑颈部（颈托并不能固定住所有颈椎）。如果颈部在一个固定的非中立位置，最好用手或真空夹板支撑颈部。不建议对有固定骨折脱位的患者使用刚性颈托。如果患者有轻到中度的颈部疼痛，让患者轻轻移动颈部的同时由组长用手支撑颈部。组长必须判断颈部运动是正常还是受阻，是疼痛还是无痛。如果运动正常且无疼痛，神经系统无异常，可推断无严重颈部损伤。根据现场情况，建议将患者移至场边进行进一步的检查。

所有疑似颈椎损伤必须一开始就完全固定，然后送至医院进行全面的检查和治疗。

（二）胸腰椎骨折

除了在像赛车运动这一类的高速运动中外，严重骨折引起脊柱不稳定的情况很少见。脊髓通常在 L_1/L_2 间隙处结束，因此胸椎损伤常与神经系统损伤有关,然而只有 3% 的腰椎脱位会有神经功能障碍(通常在神经根水平,因此不会使人失能)。可能会发生横突、棘突、小关节、椎体和终板骨折,还有创伤性脊柱滑脱。应询问脊柱有关病史。要注意的是,由于椎骨骨折涉及的能量很大,严重骨折可能与头部、胸部、腹部、骨盆和肢体的其他损伤有关。

运动员经常会主诉严重疼痛;询问与神经压迫有关的神经症状也很重要(疼痛、感觉异常、无力、感觉丧失),准确记录症状等级和涉及区域。

疑似胸腰椎骨折的处理:大多数受伤较轻,需要休息、冰敷和压迫。如果受伤严重的话,运动员需遵循 SABCDE 分诊系统,在转运去医院前需固定脊柱。

(三)小关节损伤

可能包括骨折或脱位。骨折通常会表现出单侧疼痛及伸展时疼痛。对于年轻运动员来说,可能会由于骨折处出血而引起硬脑膜外血肿;这会相应地引起神经根性症状。这是一种稳定的骨折,一经发现,可进行保守治疗。

小关节脱位多发生于反复受力的关节,可导致椎间隙的退变、后方半脱位及椎间孔狭窄压迫神经。这些情况可能是单侧的(合并屈曲和旋转),也可能与关节骨折和神经系统损伤有关。所有的骨间韧带破坏时就会发生双侧小关节脱位。受影响的椎体位于下位椎体前面,这样可能会损害现有神经或椎管的通畅性。由于过伸 / 过屈引起的韧带拉伤是很痛苦的,一开始会使人虚弱,但并不会造成脊柱序列异常,也不会导致神经损伤。

小关节损伤的临床表现 / 治疗

症状:长时间站立、走路或跑步时疼痛,在伸展或旋转时疼痛加重。运动员可能会描述背部有急性尖锐的疼痛,脊柱弯曲时疼痛缓解。通常没有急性诱因。

检查:脊柱过度前凸。

触诊:触诊检查小关节处的压痛情况。

运动:椎间肌肉痉挛加重。背部过伸或旋转时疼痛,屈曲可缓解。

治疗：有急性疼痛和神经系统症状的运动员都应转运至专科医院。可能需要使用镇痛药。

（四）一过性四肢瘫痪及截瘫

运动员的头部受到撞击或颈部受到挥鞭打击后出现双侧运动或感觉神经症状，提示有颈部脊髓损伤。幸运的是，不是所有的情况都会导致永久性损伤；据报道，在大学美式橄榄球比赛中，每 10 000 名参赛者中就有 1.3 人出现一过性瘫痪和麻木。

对于疑似脊髓损伤的患者来说，最初的赛场和场边治疗一样，需要完全固定并迅速送往医院。单靠赛场或场边的临床发现无法区分骨性和韧带损伤。需要放射学检查［X 线片、计算机断层扫描（CT）及磁共振成像（MRI）］来排除脊柱、脊髓或神经根受损。

（五）神经失用症：刺痛感或烧灼感

"刺痛感"或"烧灼感"是一种常见的运动损伤，常发生在与另一位运动员高能碰撞后，最多见于美式橄榄球。高达 65% 的大学橄榄球运动员报告说在他们的大学生涯中至少经历过一次刺痛感。这些伤在橄榄球、摔跤、冰球、篮球和拳击比赛中也很常见。据报道，在参加过接触／碰撞运动的运动员中，有 50% 的人会感到刺痛。在这种类型的损伤中，臂丛或神经根遭受严重创伤。在臂丛损伤或神经根严重损伤的案例中，以臂丛神经上干的 C_5 和 C_6 神经最常受累。运动员会出现患肢烧灼感和麻木感，可能会试图"甩手"或用另一只手支撑患肢。肩部外展、外旋和手臂屈曲体位提示可能有刺痛感。在大多数情况下，症状在几分钟内会改善，但有些时候会继发肌无力。

对臂丛直接撞击或牵拉后会造成损伤，通常有颈部侧向弯曲，远离被撞击一侧，造成肩部凹陷。

刺痛的分类如下。

1.1 级损伤：神经失用症（无结构性轴突破坏的一过性运动和感觉丧失）。预计在两周内完全恢复。

2.2 级损伤：轴突断裂（轴突断裂发生于被称为神经外膜的外部支撑结

缔组织）。损伤后发生的神经功能缺陷会持续至少两周。

3.3级损伤：神经断裂（轴突和神经外膜结构完全破坏）。至少要持续一年，几乎不会有临床改善。

刺痛伤的临床发现 / 处理

症状：上肢无力，灼烧痛感。为缓解疼痛，颈部保持屈曲位，另一只手举起受伤患肢。运动员试着缓解压迫，拉伸神经。

检查：查看颈椎、颈部和肩部是否有畸形。

触诊：颈部、锁骨和肩部的压痛及畸形处。

运动：检查应包括对所有肌肉群的力量测试、对所有皮肤结构的感觉评估，以及深肌腱反射评估。在感觉舒适的范围内主动旋转、侧屈、前屈、伸展颈部。刺痛的典型表现是可以发现三角肌、冈上肌、冈下肌和肱二头肌无力。肩部检查应包括锁骨、肩锁关节和肱骨上区域。肩部不稳定可能会有刺痛，而与神经损伤有关的无力也会引起肩部不稳定。可敲击 Erb 点来引出反射。

特殊检查：Spurling 检查是一项验证试验，在 70% 的病例中都是阳性的。让患者颈椎屈向一侧，检查员则轴向加压，从而对椎间孔施压。如果疼痛辐射到同侧手臂上，测试结果为阳性，说明神经根受压 / 刺激。

处理：刺痛症状的治疗主要是支持治疗。应将运动员移出赛场。如果有双上肢症状，应立即固定运动员，从赛场转送至最近的创伤中心进行进一步的身体和放射学检查。在症状消失和生理无碍之后，运动员方可回赛场比赛。

（六）肌肉损伤（扭伤和拉伤）/ 软组织损伤

肌肉拉伤和韧带扭伤是运动员在胸腰椎损伤中最常见的形式。在转动、侧屈或伸展时会导致运动员的背部疼痛加重（和在对抗性运动中）。严重的挫伤或出血会增加横突骨折的风险。

与其他肌肉损伤的治疗一样——进行保护、休息、冰敷、按压、评估、支撑（protect，rest，ice，compression，elevation，support，PRICES）。如果

有功能障碍，可能有必要撤离赛场。如果怀疑有更严重的损伤，如横突骨折，需要酌情进行 X 线检查。暂时的运动包扎也可以帮助缓解短期症状。

（七）急性椎间盘突出

大多数急性椎间盘突出发生在举重训练或碰撞运动中，尤其是在旋转和扭转后。这种情况多见于 30—50 岁，90% 的病例都是发生在 $L_5 \sim S_1$ 处。对于青少年和年轻成人来说，因为椎间盘韧带的组成部分更柔软，总体来说黏稠度较高，所以神经系统的症状也就较轻或没有。

急性椎间盘突出的临床表现 / 处理

症状：疼痛是由神经根受压或肌肉痉挛引起的。运动员通常会有背痛的病史。四肢会有麻木，坐位、弯曲或转动时加重。可能会有感觉丧失或无力。较年轻的运动员可能会有单侧腿部僵硬。肠道或膀胱症状提示有马尾综合征，这是一类外科急症（0.24%～2% 的发生率）。

颈椎间盘突出的检查如下。

- C_4/C_5（C_5 神经根）：肩膀疼痛及三角肌无力，麻木不常见。
- C_5/C_6（C_6 神经根）：最常见的区域，可见二头肌和手腕伸肌无力，拇指可能感到麻木。
- C_6/C_7（C_7 神经根）：可见三头肌或手指伸肌无力，后臂的麻木会辐射到中指，可伴随无力感。
- C_7/T_1（C_8 神经根）：指屈肌无力（手紧握），可能看到第五根手指无力。

胸腰椎间盘突出的检查如下。

- 运动范围减少，尤其是屈曲。
- 直腿抬高试验阳性，感觉异常或膝下放射痛。
- 被动屈曲足底可以缓解症状。
- 弓弦试验阳性（改良的直腿抬高试验）。
- 反向 Lasegue 试验阳性，用于评估股神经根受损情况。
- 弯腰、咳嗽、打喷嚏或坐立时疼痛加重。

- 麻木或无力会提示所涉及的神经根。

处理：如果有功能障碍或神经系统症状应离开赛场。进行镇痛治疗。运动员背部朝上，臀部和膝盖弯曲成 90° 时症状减轻。转至合适的专科医院。

需手术介入的指征如下。

1. 不断恶化的神经系统症状。

2. 出现肠道或膀胱症状。

3. 有神经系统症状的复发性神经根病。

4. 保守治疗无效。

（八）峡部裂和脊柱滑脱

峡部裂和脊柱滑脱是常见的损伤，尤其是对于那些参与需要反复过度伸展和负重运动（如足球、体操和滑冰）的年轻运动员来说。在青少年中，伴有背痛的峡部裂的发生率几乎是 40%。这被认为是由于重复过度伸展引起的脊柱峡部应力性骨折（85% 发生在 L_5 段）。脊柱滑脱是椎体向前移动，通常是由于峡部失去了稳定性（双侧峡部裂），根据椎体移位的程度，影像学上分为 5 级：25%、25%～50%、50%～75%、75%～100% 和 100%。

峡部裂和脊柱滑脱的临床表现

症状：局部背痛，通常逐渐发作，也可能急性发作。做伸展和旋转运动时疼痛加剧（体操后退步、踢足球或橄榄球、板球和保龄球）。严重的脊柱滑脱可能会导致神经系统症状。

发现：运动员在行走时可用膝关节或臀关节屈曲来代偿。在严重的脊柱滑脱中，这一偏差可能触及。刺激性单腿过伸试验呈阳性。如果脊柱滑脱严重，可能会出现与受累程度相适应的神经系统症状。

治疗：最初的治疗是对症治疗，如果有功能障碍或神经系统症状，应将伤者转移出赛场，送往专科医院检查。

参 考 文 献

[1] Anderson, J., Reid, J. & Steinweg, J. (1998) *Atlas of Imaging in Sports Medicine*. McGraw–Hill Book Company Australia PTY Ltd. ISBN:0–07–470497–4.

[2] Bahr, R. (2012) *IOC Manual of Sports Injuries*. Wiley Blackwell.

[3] Clarsen, B., Krosshaug, T. & Bahr, R. (2010) Overuse injuries in professional road cyclists. *American Journal of Sports Medicine*, **38 (12)**, 2494–2501.

[4] Cantu, R. (1997) Stingers, transient quadriplegia and cervical spinal stenosis: return to play criteria. *Medicine & Science in Sports and Exercise*, **29**, S233–S235.

[5] Dunn, F., Proctor, M. & Day, A. (2006) Lumbar spine injuries in athletes. *Neurosurgical Focus*, **21 (4)**, e4.

[6] Klopper I., deWet R. Boksmart (2010) *Acute on field injury management* www.boksmart.com [accessed on 6 September 2014]

[7] Mitchell, L. (2013) *FIMS Team Physician Manual*. Routledge. ISBN:978–0–415–50532–1.

[8] Lewkonia, P., Paolucci, E.O. & Thomas, K. (2012) Reliability of the thoracolumbar injury classification and severity score and comparison with the Denis classification for injury to the thoracic and lumbar spine in spine, Spine **37 (26)**, 2161–2167.

[9] Robert, S. & Massimino, F. (1997) *ACSM's Essentials of Sports Medicine*. Mosby. ISBN:0–8151–0157–0.

[10] Quarrie, K. & Hopkins, W. (2008) Tackle injuries in professional rugby union. *American Journal of Sports Medicine*, **36**, 1705–1716. doi:10.1177/0363546508316768

[11] Vad, V.B., Bhat, A.L., Basrai, D., Gebeh, A., Aspergren, D.D. & Andrews, J.R. (2004) Low back pain in professional golfers: the role of associated hip and low back range–of–motion deficits. *American Journal of Sports Medicine*, 32, 494. doi:10.1177/0363546503261729

[12] Vaccaro, A.R., Klein, G.R., Ciccoti, M. *et al.* (2002) Return to play criteria for the athlete with cervical spine injuries resulting in stinger and transient quadriplegia/paresis. *Spine Journal*, **2 (5)**, 351–356. Review

第20章　肢体损伤

Extremity Injuries

Michael R Carmont　David McDonagh　著

靳　衡　**译**

刘宝戈　黎檀实　**校**

　　运动中发生的大部分肢体损伤都是医务人员熟悉的软组织损伤，如拉伤、扭伤和挫伤。足球和橄榄球世界杯联赛的运动损伤监测统计显示，最常见的运动损伤是脚踝扭伤和肌肉挫伤。2012年的伦敦奥林匹克运动会期间，59%的赛场损伤属于肢体损伤。大部分运动员可以在帮助下从赛场走到场边或运动员医疗站并得到进一步的检查和治疗。医疗团队的赛场介入很少见（在职业足球联赛中，平均每场有1.6次），上场进行生命支持和肢体损伤救治的可能性很小。肢体损伤可能需要更长时间的康复，但是除了患肢固定和适当镇痛外，并不需要额外的急救操作。

　　本章节介绍了运动员在赛场或场边发生危及生命的损伤或肢体损伤时的安全救治途径。

一、场边观察与接近受伤运动员时的观察

　　场边观察的优势是距离赛场近，便于对受伤运动员施救，虽然很常用但并不是观察运动损伤机制的最佳位置。优秀的大会主办方会专门安排受过培训的医疗观察员坐在观众席，以便更好地捕捉运动损伤机制，并通过无线设备将伤情准确传递给位于场边的医疗团队。

　　对于运动损伤机制的观察将提示位于场边的医疗团队需要携带哪些额外的设备上场施救，如担架、夹板、镇痛药、长背板和颈托等。

　　在进入赛场前，医疗人员需要优先保证自身安全（马术、滑冰运动、滑

雪运动等），正确地穿戴护具，如手套、防滑鞋、长筒靴，并携带手电筒。

赛场或场边的医疗人员通常会在运动损伤发生后的几秒内到达现场，即使是较大的户外运动，如高山滑雪和越野项目，救援团队也可以在数分钟内到达受伤运动员身边。在将受伤运动员从赛场转移之前，快速且有效的制动最为重要。在一些运动中，医疗人员必须在征得裁判或其他工作人员允许后才可进入赛场，应事先了解该项运动的规则。

二、赛场救治——肢体损伤

在处理任何运动损伤事件时，医疗救援团队所采用的方法应标准化。应根据以下顺序对受伤运动员进行初步评估：气道（要考虑到颈椎损伤）、呼吸、循环、功能损伤和暴露。

所有的运动损伤，不论伤情大小，都应进行快速的初步评估，但应根据运动损伤机制进行调整。例如在橄榄球运动中，运动员在铲球后可能会倒地。因为脊柱损伤在橄榄球运动中相对高发，所以医务人员在开始初步评估前，应该维持运动员头部和颈部的稳定（徒手中轴固定）。大部分单发肢体损伤的运动员会躺在地上，意识清醒，患肢疼痛，经常按住或指着受伤部位，这种表现已经证明伤者气道畅通（A），呼吸充足（B），以及有生理循环功能（C）。对于运动损伤后昏迷的运动员要特别小心，患者出现反应迟钝或意识蒙眬，应考虑直接头部损伤引起的低血压或低氧血症。

部分肢体损伤与动脉损伤有关，包括撕裂伤、穿透伤、挤压伤，以及开放或闭合性骨折，因此需要在初步评估中进行循环功能检查。作为循环功能（C）评估的一部分，肢体动脉出血必须马上止血，首先用无菌敷料或包扎物品在出血部位直接按压，随后用绷带包扎，最后将患肢固定并安全抬高（详见第 6 章）。

肢体损伤的临床表现

初步评估： 患者可能昏迷。如果患者清醒，可能伴有剧痛并指着受伤部位。患者可能面色苍白，口唇发绀，皮肤湿冷。如果排除四肢骨折外的运动损伤，气道（A）可能正常，呼吸（B）也可能正常，但呼吸频率可能上升（由于受伤前运动或疼痛引起），脉搏（C）升高的原因也相同。血氧分压可能正常。

局部检查： 伤口位置、出血与否、出血量、肢体肿胀和肢体畸形。检查骨折肢体的远端：是否存在苍白。

触诊： 完整显露患肢。双手轻轻触诊肢体畸形或疼痛处，判断骨折位于骨干还是关节：如果肉眼可见骨干中间的畸形，这一步就没必要进行。需留意患肢近端和远端的皮肤温度和感觉。重点检查患肢远端动脉搏动，检查足趾或手指的毛细血管再充盈时间（capillary refill time，CRT）。与健侧肢体进行比较。

注意： 下肢远端的脉搏不容易触诊到，即使检查不到足背动脉搏动，足部通常可以保证血供。

虽然伴有疼痛的受伤运动员可能会给出不准确的反应，但触诊还是可以判断出感觉神经的损伤。

运动： 运动员通常会避免移动患肢，尤其是紧邻骨折远端的关节。可通过令运动员进行肢体的主动活动进行一个总的运动功能检查。如果主动活动受限，应避免进行被动活动测试，因为这可能加重软组织受伤。

三、肢体损伤的赛场治疗

大多数肢体损伤不会引起长期的并发症，但是需要尽快在赛场诊断并初步治疗，包括骨折移位和关节脱位，患肢远端的血供功能需要格外重视。

移位型骨折在运动损伤中较为常见；但是肱骨和股骨的骨干骨折却相对少见。如前文所述，骨折处或邻近的动静脉出血是严重并发症，如果骨折端出现移位，可能造成动静脉的切割或受压，从而造成全身性低血容量性休克和（或）骨折远端组织缺血。一旦发生低血容量问题（开放性出血应予以局部加压包扎并立即开始补充血容量），急救医生有两个重要决定要做：是否需要进行移位型骨折的复位，以及是否在赛场立即进行复位。

从医学和法学角度，这个话题有很多需要讨论的内容。在这种情况下需要评估以下实际问题。

1. 患肢远端有正常的动脉搏动吗？如果没有，需要在赛场就地复位。如果患肢远端有正常动脉搏动，就须评估下一个问题。

2. 在不复位移位型骨折的情况下可以对患者予以稳定固定吗？如果股骨

骨折的患肢远端呈 45° 外旋，在赛场救治中，在不复位（或至少对位骨折断端）的情况下不可能对患肢予以稳定骨折安全固定。背板或长背板通常不超过 40cm 宽，因此不可能稳定固定存在严重畸形的下肢骨折。真空担架更宽一些，大约在 80cm，依据患者的体型，可能依然不够宽。像大多数担架一样，救护车担架通常只有 60cm 宽，宽度不够。因此可以得出结论，在救治中无法稳定固定的话，应考虑现场对移位型骨折予以复位。

3. 在赛场，镇痛足够吗？急救医生可通过两种方法对患者镇痛：吸入式或静脉给药。吸入式镇痛容易操作，但在所有国家都不容易获得或批准用于骨折复位。因为在严重的骨折移位中也会有血容量减少的风险，按惯例应建立静脉通路，从而提供静脉药物治疗的通道。

> **移位型骨折 / 关节脱位的复位**
>
> 　　在开始复位前，确保备有适用的夹板。为防止再移位，有些骨折需要稳定的固定。
>
> 　　给予足够的镇痛治疗，一只手牢牢地固定住骨折近端，另一只手固定住骨折远端，下肢骨折通常还需要托住脚跟。长骨骨干骨折通常不稳定，一般用轻度或中度的力量就可以复位。通过纵向牵引患肢，同时保持住骨折近端肢体的位置可以纠正骨折移位。在下肢骨折 / 关节脱位，一般通过牵引、内收、内旋踝部，令下肢骨回到解剖学上正确的位置。
>
> 　　无论采用哪种操作方法，操作前后均应比较患肢的神经血管状态。如果患肢仍存在畸形，应重新复位，直到发现正常动脉搏动和神经系统表现。复位成功后最有可能发生的情况是缺血的肢体再次得到血供，因此复位是挽救患肢的重要手段。

一般来说，关节脱位并不会危及生命，因此可不放在赛场救治环节。

四、从赛场转移

快速、安全、及时地从赛场转移患者是治疗的重要部分。上肢损伤且生命体征平稳的患者可以选择步行离开，对于肩关节损伤的患者，卧位会加剧疼痛。合并不稳定骨折的患者可能会想坐下，扶住患肢以防止骨折断端移位。对于此类患者，医务人员需要进一步的检查及患肢固定。对于不稳定下肢骨折应在赛场进行夹板固定。

患者可能因为疼痛和恐惧而感到头晕，尤其是看到出血后。医务人员应鼓励患者坐下或转移到篮式担架上，以避免迷走神经性晕厥。给予患者吸氧，同时避免饮用液体。

选择正确的转移设备也很重要。评估患者无脊柱损伤的情况下不适合使用长背板，在户外运动中轮椅也不是一个好的选择。应使用篮式担架、真空担架和分体式担架进行初步的赛场转移。如果排除禁忌可考虑为坐位的伤员提供轮椅。

五、肢体损伤的场边治疗

在赛场进行初步评估后，急救医生需在场边或运动员医疗站进行二次评估（依据环境和运动类型）。离开赛场环境后，医务人员拥有更多的时间对患者进行整体和局部评估，并提升了检查的私密性。

在二次评估时场边的患肢检查应包括主动和被动运动检查，以及运动损伤所涉及的关节的稳定性检查。每个关节的稳定性测试不同，但大多数情况下，是否允许运动员重返赛场的决定要基于受伤后对患肢功能的评估。对于一些运动，如橄榄球，二次评估通常在赛场上进行。

关节脱位与半脱位

若盆骨骨折或股骨近端骨折患者合并有踝关节创伤性脱位，在赛场很容易被漏诊。在无法进行影像学确认时，院前环境中行踝关节或任何其他关节复位都要格外小心。大部分医务人员都认为，在肩关节、肘关节和踝关节复位前都应进行影像学检查，以保证诊断明确并避免漏诊，同时也建议在复位成功后再次影像学检查。

肩关节和踝关节被肌肉包裹，增加了评估损伤范围的难度。由于球窝关节在脱位后有很强的稳定性，需要足够大的牵引力进行复位。需警惕关节脱位合并骨折，比如 Hill-Sachs 损伤或肱骨大结节骨折，需要影像学检查进行诊断。若在复位前未行影像学检查而盲目复位造成缺血性骨坏死等骨折远期并发症，可能会引起医疗纠纷，因此建议在关节脱位复位前行 X 线检查。另外，影像学检查可帮助确定关节脱位的方向，脱位方向不同，所采用的复位方法也不一样。为达到有效复位，适当的麻醉/镇痛也很重要，急救医生要具备关节脱位复位的临床经验。

然而，许多关节脱位可能只是半脱位，在检查过程中的轻微外力即可引发移位。应尽量轻柔操作。肩关节前脱位复位引起的腋神经牵拉损伤的发生率高达 8%。

肩关节、髋关节等大关节脱位复位后，运动员不会立即恢复好的运动表现，不建议返回赛场继续比赛。对于非负重小关节脱位复位，如近端指间关节或远端指间关节（proximal interphalangeal/distal interphalangeal，PIP/DIP），在排除骨折风险后，运动员可以重返赛场。但应告知运动员再脱位等潜在风险，并获得口头知情同意，尽管书面知情同意更正式，但在场边治疗时并不实际。受伤的足趾和手指可以与邻近的足趾和手指并排固定。赛后必须再次检查关节功能。

六、夹板选择与应用（详见第 30 章）

使用夹板有一些好处，包括起到镇痛作用，通过避免患肢不必要的移动来保护动静脉和软组织。

要选择一个长度足够的、能够跨过骨折端邻近关节的夹板。另外，夹板还应具备可调节、非形变、帖服性能良好的功能，并在保持稳定性的前提下裸露皮肤，令医生能对患肢进行重复的神经血管评估。

下列几种常用的夹板，其各自的特征如表 20–1 所示。

上述的夹板常用于下肢损伤。对于上肢损伤，塑料夹板非常适用于肱骨、桡骨和尺骨受伤。需使用三角悬带进行进一步的固定和支撑。

总的来说，肩关节损伤可用肘部下方的宽臂吊带提供支撑。手掌、手指和手腕损伤需要高臂吊带（提升吊带）来抬起患处以减少组织肿胀。臂、前臂和肘部的长骨损伤通常需要联合应用弹力绷带和宽臂吊带。

同骨折移位复位，应用夹板后必须再次进行神经血管功能评估。

表 20-1　常用夹板特征

类　型	描　述	优　点	缺　点
可塑式（图 20-1）	由密封的塑料泡沫覆盖的可塑铝板	便宜、牢固、可支撑畸形肢体	铝片重复弯曲变得尖锐；难以固定整个下肢
箱式（图 20-2）	坚韧的塑料与尼龙带覆盖在开放的泡沫带上，形如一个箱子	使用寿命长、便宜	有些型号很笨重，不能用于支撑肢体畸形部位
真空式（图 20-3 和图 20-4）	由结实的塑料密封住，一旦抽走空气，会根据肢体的形状定型	可支撑畸形肢体	昂贵，如果漏气、无真空泵就无法使用
充气式（图 20-5）	塑料密封夹板，充气时变成预成型的形状	便宜、牢固、重量轻	可能无法进行远端神经血管评估
牵引式（图 20-6）	有一个滑轮结构，脚踝周围的带子可用于牵引坐骨结节，用于股骨骨折	固定所有肢体，可以很好镇痛	难以连接，必须摆放正确；需要培训

七、镇痛

应用夹板后一般可以缓解剧痛。然而，复位过程都是不适的，甚至十分痛苦。一些国家可使用吸入式镇痛药（如氧化亚氮或甲氧氟烷）在复位过程中快速镇痛，而有些国家更倾向于使用静脉注射镇痛药。静脉注射低剂量氯胺酮（0.1mg/kg）是一种非常有效且快速的镇痛方法。因为纳洛酮可以有效逆转阿片类药物引起的呼吸抑制，若现场备有纳洛酮，吗啡是许多国家赛场上的首选镇痛药物。根据当地规定和实际情况选择院前镇痛药。有经验的麻醉医生可能会选择局部麻醉，但要知道这种麻醉可能会掩盖早期骨筋膜室综合征的症状。

由于存在感染的风险，通常不建议在非无菌的赛场环境下使用局部麻醉。

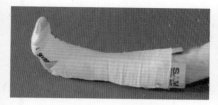

▲ 图 20-1 可塑夹板

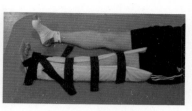

▲ 图 20-2 箱式夹板

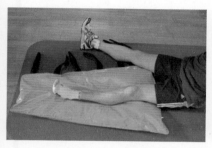

▲ 图 20-3 抽气前的真空夹板

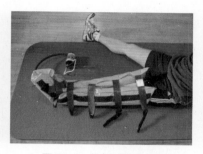

▲ 图 20-4 抽气后的真空夹板

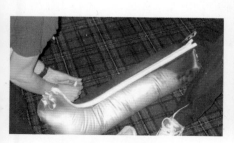

▲ 图 20-5 充气夹板

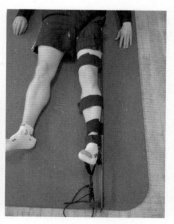

▲ 图 20-6 牵引夹板

（一）骨筋膜室综合征

骨筋膜室综合征是指当骨筋膜室压力增加，导致毛细血管及微循环灌注压降低，造成筋膜室内神经、肌肉缺血，代谢产物淤积，直至发生不可逆性损伤。如果未能早期诊治，这一过程会导致肌细胞死亡，最终引起纤维性痉挛和肢体功能障碍。骨筋膜室综合征最常见的原因是骨折或软组织挫伤导致骨筋膜室内形成血肿。其他原因包括挤压伤和烧伤，在赛场较少发生。骨筋膜室综合征发病较慢，很少在赛场、场边和医疗站即刻发病，但如果患者已经口服镇痛药、抬高患肢、冰敷和加压包扎后疼痛仍然进行性加重时，应立即转运患者至医院急诊科并接受持续的治疗和血压监测。

（二）离断伤

这类损伤在运动损伤中极其少见。在雪橇运动中发生过手指被雪橇切断的事件。在这类小概率肢体离断事件中，应将离断的部分保留下来并擦干，放置在清洁容器中，容器外用冰水混合物降温，以提高断肢再植成功率。肢体断端可能会大量出血，在使用止血绷带前可能需要手动按压几分钟。一些手指离断伤会持续出血几个小时，应予以加压包扎。

对于更大的完全或不完全离断伤，主要的并发症是低血容量性休克。在军事环境中，需要用止血带。目前对是否在民用环境中使用止血带尚存在争议，因为在民用环境中患者更容易获得更快速、更高级的治疗。止血带的适应证是手动按压无法止住的威胁生命的肢体出血。由低血容量休克引起的死亡风险远超过患肢远端缺血的风险。CAT 止血带是一种简单高效的应用于断肢止血的设备。在开始手术止血之前必须维持止血带的压力（详见第 6 章）。

患者需要立即与断肢一起转运至医院。肢体离断伤会引起剧痛，使用止血带会加重疼痛，因此需要足够的镇痛治疗。

八、脱下滑雪靴

另一个存在争议的话题是，如果怀疑下肢骨折，是否应该脱下滑雪靴。脱下滑雪靴的目的是暴露患处，这是（强制性的）赛场初步评估检查（E）的一部分。可以评估出血（C），有无远肢端动脉脉搏（C），检查开放性骨折。未穿靴子的患肢更容易被固定。

一些学者支持不脱下靴子的原因是脱掉靴子这一操作会引起疼痛，可能会加重骨折移位及循环障碍。最好等到可以充分镇痛后再脱靴子。因为滑雪靴内的空间有限，所以出血量大时血液将从靴子顶部渗出。医护人员可依次判断是否需要脱下靴子。

建议充分知晓并遵守地方规定。

九、残奥会运动

残奥会运动员也可能受到严重的肢体损伤，并由于自身的既往疾病（如感觉异常）而不自知。因此残奥会运动员需要被密切关注，以便更好地捕捉到运动损伤机制，给予迅速有效的救治。

十、记录

尽管在赛场或场边没有足够的时间记录急性损伤患者的完整病程，但必须准确记录损伤机制和所提供的治疗，包括骨折移位复位和关节脱位复位操作，以及使用夹板前后患肢的神经血管状态。这将成为后续病情监测和治疗的基础。

参考文献

[1] American College of Surgeons (2008) *Advanced Trauma Life Support Manual*, 8th edn. American College of Surgeons, Chicago.

[2] Junge, A., Engebretsen, L., Mountjoy, M.L. *et al.* (2009) Sports injuries during the summer Olympic Games 2008. *American Journal of Sports Medicine*, **37 (11)**, 2165–2172.

[3] McDonagh, D.O. (2012) *FIMS Sports Medicine Manual: Event Planning and Emergency Care*. Wolters Kluwer Lippincott Williams & Wilkins, Philadelphia.

[4] O'Brien, M.D. (2000) *Aids to the Examination of the Peripheral Nervous system*, 4th edn. Medical Research Council, London.

[5] xxxx (2009) *Resuscitation and Emergency Management On-Field Manual*. REMO, Stoke.

第21章 水上运动员的损伤和急症

Aquatic Athlete Injuries and Emergencies

Margo Mountjoy   Saul Marks   著

冯 聪 译

潘 菲 周建新 校

一、概述

游泳是一项许多人都喜欢的休闲娱乐运动。在高水平比赛中，游泳、跳水、水球、花样游泳、公开水域游泳和最新的高台跳水赛事都是国际泳联比赛日程的一部分。在伦敦奥运会上，来自166个联盟成员国的大约631名运动员在各自的领域争夺奖牌。残奥会有来自66个国家的600名运动员参加。

本章重点介绍水上运动队队医实践方面的任务，并对安全准备、池边/海滨的处理方法、赛场管理和受伤运动员的转移，以及与相关水上项目中常见疾病和损伤进行综述；内容除预防建议外，还包括治疗指南。

二、游泳

（一）准备工作和安全性

为充分准备游泳赛事，队医需要了解常见的运动员伤病及症状。国际泳联2009年和2013年世界锦标赛以及2008年和2012年奥运会的伤病监测研究显示，游泳运动的急性损伤和疾病发生率非常低。因此，游泳比赛的队医不太可能需要处理外伤。然而，队医必须确保游泳项目受到适当的监督，有经过正规训练的救生员营救溺水运动员，以及一个设备完善、训练有素的赛场医疗团队来管理陆地上的医疗救治。

（二）场边观察

从场边观察游泳者预期表现行为的任何变化。一个显著的和意料之外的成绩变化可能预示着运动员遇到了困境。溺水通常是无声的，没有任何征兆。需时刻保持警惕，注意到一名运动员是否正在下沉是非常必要的。观察赛场环境风险是队医所承担的另一个职责。

在奥运会和残奥会上，队医不能直接进入赛场或泳池边。对生病或受伤运动员的救援和立即治疗由奥组委救生员和赛场医疗队负责。

（三）遇到困难的游泳运动员的处理方法

在赛场（包括比赛和练习场地）中，必须有经过良好训练和实践的救生员，他们能有效且快速地将伤员从水中救出。

（四）赛场管理

队医亦应熟悉场馆救生员和赛场医疗队对溺水运动员的抢救技术。在救生员监督或技能不足的情况下，他们还应了解可接受的将伤者从水中转移的方法。

如果运动员意识清醒，他/她可以抓住漂浮装置并被拖到一边。如果他/她失去知觉，可以将运动员的一只手臂固定在漂浮装置上，然后拖着运动员的另一只手臂和腿游到泳池边。如果需要人工呼吸，可以通过将运动员托在漂浮装置上在水中进行。将失去知觉或受伤的运动员从水中抬出最好由至少3人组成的团队完成，或者将运动员用脊椎板从水平方向向上抬出，或者在保护头部的同时用手臂将运动员抬出水面。全面的心肺复苏可在泳池边进行。为了确保有效和安全的响应，救生员和赛场医疗队必须每天练习这些方法。

对于跳水时头部撞到池底的游泳运动员，应该进行颈椎固定后再转运，以保护脊髓。此项技术细节可以在本章的跳水一节学习。

（五）游泳运动中的常见伤病

队医通常被要求治疗肩膀、腰椎和膝盖的慢性过度使用性损伤。肩袖肌腱炎是游泳中最常见的肩部损伤。腰椎病变包括椎弓峡部裂、小关节炎症和急性椎间盘突出，最常见于擅长仰泳和蝶泳的游泳运动员。蛙泳运动员尤其容易发生膝关节病变，包括髌股综合征、内侧副韧带拉伤和半月板变性。治疗这些过度使用损伤需要物理治疗师的参与和游泳姿势分析来纠正异常姿势的生物力学。

2008年奥运会的未发表资料显示，游泳是所有夏季奥运会项目中哮喘发病率第三高的项目，发病率为19.2%。哮喘病在游泳运动员中很常见，被认为是由于在游泳池环境中吸入氯胺，再加上长期高强度的有氧训练。因为高水平运动训练量的增加，非哮喘运动员可能会发展为哮喘。症状包括咳嗽、呼吸困难、功能下降、偶尔喘鸣。治疗包括使用长效和（或）短效 β_2 受体激动药，同时维持吸入性糖皮质激素水平。运动诱发的哮喘病可在进行运动前10~15min吸入 β_2 受体激动药治疗。游泳运动员的哮喘病诊断是通过临床病史、检查、肺功能测定和（或）支气管激发试验（见第8章）做出。队医应了解世界反兴奋剂协会关于哮喘病药物禁用清单的最新规定，以确保遵守适当的许可或治疗使用豁免规则，以防止对患有哮喘病的游泳运动员进行兴奋剂检查期间引发不利的检测结果（见第31章）。

三、花样游泳

国际泳联世界锦标赛和奥运会的研究表明，花样游泳在比赛中发生急性新发损伤的概率相对较低。大多数的损伤都是由于过度使用而造成的，对预期的训练和比赛所造成的时间损耗微乎其微。

（一）准备和安全、场边观察、接洽、赛场管理

在处理花样游泳运动员的紧急状况时，也可以采用与游泳运动员类似的处理方法。

（二）花样游泳运动中的常见伤病

虽然在比赛中急性损伤的发生率相对较低，但是在训练中高风险的杂技动作可能会造成跌打损伤。包括充分监督和逐步开展技能训练在内的预防策略将减少这一发生率。相反，花样游泳在伦敦奥运会上的发病率为12.5%，是所有其他运动项目中发病率最高的项目之一。这些疾病大多数是传染性的，会影响呼吸和胃肠道系统。因此，队医应该指导花样游泳运动员做好疾

病预防策略，包括经常和适当的洗手技术。他们还应准备在比赛期间治疗病毒性和细菌性传染病。

虽然身体形象问题在泳池比赛中不太可能成为问题，但是花样游泳队队医面临的一个主要问题仍然是关于身体形象的问题。作为一项以审美为评判标准的运动，花样游泳运动员与跳水运动员一样容易出现女性运动员三联症和（或）饮食失调。仔细和敏感地监测体重和身体组成将有助于队医对这些疾病的早期诊断。实施预防策略已被证明有助于最大限度地减少运动中饮食失调的发生率。提高对这一主题认识的预防视频请查阅 www.olympic.org/hbi。包括精神病学家、营养学家、心理学家、运动医生和生理学家在内的多学科团队早期干预作为二级预防的手段，已被证明有助于减少这些疾病的生理和心理后果。对于饮食失调的运动员回归比赛的指导方针应该包括密切的监督和既定目标的设定。

花样游泳与游泳一样，也有很高的哮喘病发病率——在 2008 年奥运会记录中有高达 21.2% 的哮喘病发病率。花样游泳运动员的哮喘病治疗与游泳运动员的哮喘病治疗相同。

四、跳水和高台跳水

（一）准备工作和安全性

跳水项目的准备工作不同于游泳和花样游泳项目。由于存在相当高的高度（跳水运动的高度为 3m 和 10m，高台跳水的高度可达 27m）和固定的硬质障碍物（如跳水板），因此必须对设施进行环境调查和风险分析。注意跳水板和跳台的结构和楼梯通道是必要的，以防止从不安全的设备坠落下来。对于特定高度的跳台，应保证有足够的水深。在参加任何跳水比赛之前，队医应确保救生设备随时可用并配备救生员团队或其他赛场医疗人员，这些医疗人员熟悉并能熟练地将疑似颈椎骨折的运动员从深水中救出。所有的跳水比赛中应该配有一辆专用的救护车。

（二）场边观察

医生应在泳池边观察所有跳水比赛，这是评估撞击跳板风险的最佳时机。有时，跳水运动员可能会在水平方向上平落在水面上，或者他们的身体上部、身体下部、四肢或头部撞在跳水板上。

（三）靠近和赛场管理

需要由至少3名经验丰富且受过适当训练的救生员和赛场医疗队组成的团队才能安全地管理在深水中疑似颈椎受伤的跳水运动员。跳水中的初步紧急救治遵循对所有受害者外伤治疗的相同原则，其中包括初步评估和再次评估（见第3章）。在水中维持呼吸道通畅需要特殊的技巧和练习。如果跳水运动员意识丧失且没有呼吸，那么基本的生命支持应该在运动员还在水里的时候就开始。如果发现疑似颈椎骨折的跳水运动员面朝下，则应使用稳定头部的技术对运动员进行原木式滚动，将运动员滚动到面朝上的位置。然后，第二名救援人员将其双腿缓慢抬至水平位置，保持脊柱不动，而第三名救援人员将水上救援板放于运动员身下，并固定颈托。在赛场管理和撤离过程中，通过固定颈椎来保护脊髓是非常必要的。

通过用水上救援板水平抬起运动员，或者在保护运动员头部的同时用手臂将其托出水面。在从水中救出运动员的过程中，颈椎和头部可以通过3种方法之一来保护，即双手虎口抓持、身体拥抱或伸展手臂抓取。

整个转送的过程中必须保持颈椎的固定，首先是送至救护车和去往医院的途中，然后是在医院的整个评估过程中都必须保持颈椎的固定，直至经过检查排除脊柱损伤。

所有深水搬运工作由水面搬运小组（救生员）常规负责，由泳池边（陆上）赛场医疗队协调。应当记住的是，队医可能无法立即到达赛场，因此将依靠赛场医疗队把受伤运动员安全救出并进行初步治疗。

（四）跳水运动中的常见伤病

虽然在高水平竞技性跳水比赛中极少发生灾难性事故，但撞到跳水板或与水面平行落入水中可导致多种损伤，包括骨科和非骨科损伤（框21-1）。对于发生脑震荡、撕裂伤、意识丧失、颈椎外伤和（或）短暂呼吸困难的跳水运动员，必须用特殊技术将其从水中救出，以保护其颈椎。

框 21-1　跳水运动中常见损伤	
矫形外科损伤的解剖定位	非矫形外科损伤
肩膀 ● 旋转套肌腱变性 ● 脱臼 / 半脱位 ● 肩峰 – 锁骨扭伤 **腰椎** ● 椎关节强硬 / 脊椎前移 ● 椎间盘突出 ● 关节面炎症 **腕部和手部** ● 骨折 ● 肌腱断裂 ● 扭伤、挫伤 **踝关节 / 足部** ● 骨折 ● 扭伤（踝关节） ● 扭伤 / 劳损（足部） ● 挫伤 **膝 / 大腿** ● 半脱位 ● 扭伤 ● 挫伤 ● 肌腱变性 **肘部** ● 扭伤 ● 劳损 ● 肌腱变性	● 鼓膜穿孔 ● 视网膜脱离 ● 脑震荡 ● 肺破裂（气胸） ● 大脑或脊髓损伤 ● 撕裂伤

　　国际泳联（Federation Internationale de Natation，FINA）世界游泳锦标赛的研究显示，与游泳和花样游泳相比，跳水运动中急性损伤的发生率较高。2012 年伦敦奥运会的数据也显示，跳水运动中因过度使用而造成损伤的发生率较高。在竞技性跳水运动中，大多数的受伤都发生在入水的过程中，而且更常见的情况发生在表演高难度跳水动作且经验丰富的年龄较大

运动员身上。跳水运动员入水时，有几个潜在的受伤区域存在。与所有水上运动的损伤一样，肩部受伤是最常见的损伤。腰椎、手腕和颈部的损伤也很常见。

在过去的 30 年里，肩受伤的发病率有所增加。从 20 世纪 80 年代初期开始，在飞行阶段结束后，跳水运动员在入水前"将身体崩成一条直线"，试图以最少量的水花完成跳水，这被称为"刀切入水"（压水花技术）。这个动作包括将两只手放在头顶上，一只手握住另一只手，手掌向外支撑以承受冲击。臀部伸展，使身体伸直，头部在双肩之间形成一条直线，双肩紧紧地压住耳朵，处于抬高和内旋状态。当调整入水角度时，有限的肩膀灵活性可能导致腰椎伸展过度。由于跳水运动员进入水中时的速度可以超过 64km/h，所以手腕和颈部受到的冲击也使其容易受伤。由于冲击所带来的力量，慢性过度使用损伤往往会在一次跳水后变成急性损伤。

五、水球

水球是一种快节奏的接触运动，有可能造成严重创伤。除了接触之外，随着比赛比分的接近，运动员的情绪也会成为影响受伤风险的因素。队医应该意识到这种额外增加的损伤风险。在这项运动中，队医通常坐在球队替补席上。队医必须与救生员和赛场医疗团队协调行动，以进行赛场高效救援和治疗。

（一）准备工作

考虑到水球运动中接触性损伤的发生率很高，队医应该有设备齐全的泳池边医疗包来处理损伤，医疗包内应包括缝合材料和（或）皮肤胶水，因为流血的运动员不允许返回水中参加比赛（见第 27 章）。强烈建议在比赛期间随时使用冰袋。在水球锦标赛中，应该有一个方便进入的运动员医疗站，配备训练有素的赛场医疗团队，其中包括一名配备外伤治疗装备的骨科医生。牙科医生应该是大型水球比赛赛事中赛场医疗团队中的一员。应建立到运动员医务站的高效转运路线，并在所有水球比赛赛事期间应用。在所有水球锦标赛的竞赛、热身和练习场地，都必须有救生员和受过外伤识别和深水转移培训的赛场医疗团队保障，并且每天都应该练习水中营救程序。

（二）场边观察、靠近、赛场管理

考虑到比赛的动作和速度，队医必须坐在赛场旁边的球队替补席上密切观察比赛。水球是少数几个队医会出现在体育赛场的运动项目之一。装备齐全的医疗救护装备和冰块供应设备应该很容易获得。运动场地邻近、治疗和营救与前面描述的游泳运动相同。关于如何将运动员从水中和运动场地中救出的最佳方案应由队医和赛场医疗团队商定。在水球的初步评估和再次评估中，必须特别注意水球运动对胸部、腹部和头部钝器外伤的可能性。

（三）水球运动中的常见伤病

通过对奥运会和世界锦标赛的研究表明，水球运动中发生损伤的主要原因是比赛过程中的创伤。在所有水上项目中，水球项目的受伤率最高，为56%，运动时间损失率也最高。随着时间的推移，在水球比赛中尤其是女性受伤的情况越来越多。与奥运会的所有团体项目相比，水球的头部损伤发生率最高。因此，队医应该接受培训，以治疗脑震荡和其他创伤，如撕裂伤、血肿、挫伤、骨折、鼓膜破裂和脱臼。水球运动中常见的其他损伤包括过度使用的肩部肌腱慢性炎症，以及打蛋机式蹬腿的各种膝盖过度使用病变，如半月板撕裂、内侧副韧带损伤和髌股综合征。

根据2012年苏黎世体育运动脑震荡指南，头部受伤的运动员不应在受伤当天返回赛场。应该对运动员进行详细的脑震荡评估和密切观察，以排除更严重的头部损伤。脑震荡治疗的基础是休息，停止所有的身体和认知活动。一旦症状消失，运动员应该按照水球特定的回归比赛方案返回比赛。应避免让运动员在完全康复之前返回赛场，因为提前返回赛场可能导致头部受到第二次撞击，从而加重脑震荡的损伤程度，并显著增加并发症和延长恢复时间（见第11章）。

六、公开水域游泳

虽然公开水域游泳已经历经了几个世纪，但是公开水域游泳作为一项比赛运动，是一个相对较新的竞技项目，于1992年纳入国际泳联的比赛，并于2008年成为一项奥运会赛事项目（10km马拉松）。虽然国际泳联项目的游泳距离通常为5km、10km和25km；然而，国际泳联大奖赛的赛道长度达

15～88km。公开水域游泳不仅吸引了高水平的游泳运动员，而且吸引了一些独特的运动员，他们享受挑战开放水域中不可预测的环境，而这些挑战在游泳池的控制环境中是没有的。

（一）准备工作和安全性

对于队医而言，在公开水域游泳比赛之前，有很多因素需要进行评估。框 21-2 描述了队医在执行赛场安全筛选时必须考虑的环境因素。其他安全性因素包括运动员拥挤等，可导致损伤和（或）运动员恐慌。

> **框 21-2　公开水域游泳环境因素**
>
> - 水温
>   - 冷水（≥ 16℃：安全性下限）
>   - 温水（≤ 31℃：安全性上限）
> - 洋流
> - 潮汐
> - 天气
> - 植物群 + 动物群
> - 水污染
> - 藻类
> - 空气污染

救援船上应该配有急救设备、毯子、水和自动体外除颤器（automated external defibrillator，AED），或这些设备和物资可以迅速获得。赛场医疗队应该有一个达成一致的计划，让生病或受伤的运动员从救援船上岸，这应当每天进行训练。

队医可确保运动员定期接受健康检查，为特定项目进行充分训练和准备，并调整以适应环境，从而使运动员为公开水域环境运动做好准备。应该制订并演练比赛日营养和补水计划。

在参加赛事前，队医除了确保对赛场的环境因素有充分了解外，还应熟悉赛事的安全行动计划，包括安全艇的数量和位置、安全人员的资格、赛场医疗团队及其设备的位置和配备、现场运动员医疗设施，以及转运到当地医院的后送计划。

队医还应审查赛事组织者提供的水纯度证书，以确保符合赛场的水安全标准。运动员在比赛前应仔细编号并佩戴电子追踪安全设备，还应确定安全艇的救援登陆点。最后，队医应熟悉路线疏散计划，并对当地安全人员已成功实施的演练计划感到满意。

（二）场边观察

考虑到存在的环境问题，在公开水域游泳时进行充分的视觉监督可能是具有挑战性的。根据赛程的设计，从船只上或岸上必须随时保持对游泳运动员的直接观察。应观察运动员的运动成绩是否有意外或不稳定的变化，因为这可能是运动员处于困境的一个指标。

（三）靠近和赛场管理

应通过水上快艇（冲浪板、小艇、小船和皮划艇）靠近公开水域游泳运动员。为保证运动员和救援人员的安全，需要对环境风险进行评估。这包括对天气的评估，以及对动植物或水温所带来的任何风险的评估。对公开水域游泳运动员的初步评估和再次评估与已经描述的针对游泳运动员做出的检查相同。

建议将运动员从赛场（特别是在怀疑极端水温的情况下）快速救出。根据赛场的环境条件，从开放水域中营救运动员是具有挑战性的。将运动员从水域中撤离应由受过水中救援训练的人员进行。必须注意确保在运动员上船时船不会翻倒。建议在救援艇上配备一名受过相关训练的医生，可以在救援完成和运动员被运送到上岸点时进行初步评估并开始救助治疗。

（四）公开水域游泳运动中的常见伤病

在公开水域游泳运动中，热相关疾病是一个严重的医疗问题。队医和赛场医疗团队能够识别和管理运动员的热不适表现是很重要的。在炎热的环境中，热身活动应限制强度和持续时间，并在比赛开始前保留足够的恢复时间，以补充水分和恢复体内的核心温度。用冰背心预冷或冷水浸泡对预防热相关疾病可能是有益的。在公开水域游泳时预防热相关疾病的其他措施包括充分的热习服，使用冷却设备，修改比赛日程避开高温时段，以及持续监测环境温度。队医应制订医疗行动预案，并与当地的医务人员沟通协调，以管理热相关疾病。

公开水域环境中，低体温症可能是由寒冷的环境温度、风、潮流和冷水温度引起的。运动性哮喘（exercise-induced asthma，EIA）可因低温而加重。赛场医疗队和队医应准备 β_2 受体激动药，以备紧急治疗需要。冷水暴露、自主呼吸暂停和面部浸泡（潜水心动过缓）三者结合可能导致交感神经和副交感神经活动增强，引起室性期前收缩。在公开水域游泳时，冷水本身可能就是造成致命事件的一个因素。赛场医疗队应该为这种可能性做好准备，确保所有的训练和竞争性环境都配备了 AED 和高级生命支持技术。

游泳引起的肺水肿（swimming-induced pulmonary edema，SIPE）可见于耐力性公开水域游泳中。运动员会出现严重的呼吸困难、咳嗽和咳痰。50%的病例出现咯血症状。通常没有相关的胸痛。病理生理学被认为是由于周围压力增加引起的过度灌注，周围寒冷引起的周围血管收缩，以及运动引起的肺血流增加。肺部毛细血管高压力导致液体外渗至肺间质，进而引发低氧血症和继发性肺水肿。虽然，SIPE 的风险因素尚不清楚；然而，老年人可能面临更高的风险，复发率为 29%。需要监测赛场发现这些症状，给予吸氧，并立即送往医院进行进一步治疗。大多数 SIPE 病例通常在 24h 内痊愈。

七、结论

对于任何参加水上运动项目的医生而言，游泳池边或海滩上都是愉快的工作场所。与水上运动员一起工作为队医提供了一个全面提高技能的机会，能够在处理急性创伤、艺术形象问题、疲劳损伤、环境医学和医疗问题（如哮喘）等方面积累经验。对水上运动项目队医而言，积极主动地学习和实施预案同样重要，当发生水上运动健康问题时能有全面的技能来有效地管理。虽然水上运动运动员的健康风险比许多其他运动中的健康风险要低，但队医应该意识到并为水上运动中常见的身体和心理健康问题做好准备。在所有水上运动中，队医必须熟悉赛场提供的水上救援设施和医疗团队。

参考文献

[1] Bergeron, M.F., Bahr, R., Bartsch, P. *et al.* (2012) International Olympic Committee Consensus Statement on thermoregulatory and altitude challenges for the high–level athlete. *British Journal of Sports Medicine*, **46**, 770–779.

[2] Stager, J. & Tanner, D. (2005) *Handbooks of Sports Medicine and Science: Swimming*, 2nd edn. Blackwell Science Ltd. ISBN:0–632–05914–1.

[3] McDonagh, D. (2011) *FIMS Sports Medicine Manual, Event Planning and Emergency Care*. LWW; ISBN–10: 1582558736, ISBN–13: 978–1582558738.

[4] Mountjoy, M., Junge, A., Alonso, J.M. *et al.* (2010) Sports injuries & illnesses in the 2009 FINA World Aquatic Championships. *British Journal of Sports Medicine*, **44**, 522–557.

[5] Mountjoy, M. (2008) Injury & illness in synchronized swimming. Sixteenth FINA World Sports Medicine Congress. *Journal of Sport Science*, **26**, 1–3.

[6] Mountjoy M. (2012) Sports medicine: illness and general health. In: S. Riewald, S. Rodeo (eds.) *The Science of Swimming Faster. Human Kinetics, Champaign*, McGraw–Hill, ISBN 9781559340366. [in publication].

[7] Mountjoy, M. & Gerrard, D. (2011) Preserving and promoting health in the aquatic athlete. In: Seifert, L., Chollet, D. & Mujika, I. (eds), *The World Book of Swimming: from Science to Performance*. Nova Science Publishers, Hauppauge, New York. ISBN:978–1–61668–202–6.

[8] Mountjoy, M. (2009) Injuries and medical issues in the synchronized Olympic sports. *Current Sports Medicine Reports*, **8**, 255–261.

[9] Mountjoy, M., Alonso, J.M., Bergeron, M.F. *et al.* (2012) Hyperthermic–related challenges in aquatics, athletics, football, tennis and triathlon. *British Journal of Sports Medicine*, **46**, 800–804.

第22章 青少年运动员的急症

Emergency Care of the Adolescent Athlete

Lisa M. Vopat　Lyle J. Micheli　著

冯　聪　译

郭程娱　周建新　校

《奥林匹克宪章》中第42条声明：除经国际奥委会执行委员会批准的国际单项体育联合会竞赛规则所规定的以外，奥林匹克运动会对参赛者不设年龄限制。

虽然大多数国际单项体育联合会要求参赛者年满18岁，但有些（特别是体操）年龄限制为16岁（或在比赛日历年龄满16岁）。本章涉及12岁及以上的儿童和青少年运动员。

一、概述

仅在美国，每年就有超过3800万的儿童和青少年参与体育运动。超过250万名19岁及以下的儿童因运动和娱乐活动受伤而在急诊科就诊。运动损伤占所有急诊科儿科患者就诊总量的8%。虽然大多数儿童运动损伤是轻微的，但危及生命的疾病和损伤确实发生。在6—18岁的儿童中，40%危及生命的损伤与运动有关。这些危及生命的运动损伤包括颅骨骨折、颈椎骨折、颅内出血、外伤性气胸、肝脾撕裂伤和心脏震荡等。近1/4的儿童颈椎骨折发生在运动期间（成人为7%）。在2008—2011年的4年内，共有199名年轻运动员因体育运动而死亡。脑外伤和心搏骤停被认为是导致年轻运动员死亡的主要原因。

了解解剖学和生理学的差异在评估和管理儿童运动员方面是至关重要的。较小的身体质量、按比例而言较大的头部尺寸、较高的体表面积和较柔韧的骨骼是其独有的特征。这些与年龄相关的差异会产生不同的损伤模式，不允许将一些成人患者的治疗技术及管理流程直接外推至儿童患者。需要改变方法来对儿童运动员进行有效的评估和治疗。

二、初步评估和稳定（见第3章）

初步评估是一种快速的初步评估，以确定任何急性和直接的医疗威胁。对儿童生理状态快速和准确的基线评估，将决定是否需要立即进行维持生命治疗，如气道保护、颈椎固定、氧合、通气和心血管支持。通过遵循以下ABCDE的评估顺序，这个过程只需10s。

A：有着颈椎保护的气道。

B：呼吸。

C：循环。

D：残疾和神经状况。

E：环境控制和暴露。

启动评估的最快方式是询问运动员他／她自己的名字，并请运动员描述发生了什么。适当的反应是，他／她能够清晰地说话（说明无气道狭窄或呼吸困难），并且有足够警觉来描述这一事件（说明意识水平无明显下降）。

（一）保护颈椎的气道维护

在儿科医疗和外伤急救中，维持气道是最优先的事项。这些患者在维持气道通畅方面更容易出现问题，从而影响通气和氧合。在所有气道操作中，维持颈椎的直线固定是最重要的。

由于相对较大的口咽部软组织（舌头和扁桃体）后坠，阻塞了儿童较前的喉部和声带，因此也可发生气道阻塞。托下颌动作结合双手颈椎直线固定，将这些组织向前拉伸以打开气道。

对于没有防护设备的运动员而言，应该用坚硬的小儿颈环直线固定颈椎。注意尺寸是关键，因为不合适的颈圈会导致颈部过度撑开、过度伸展或屈曲，从而导致颅内压升高。

（二）呼吸

组织缺氧是儿童心搏骤停最常见的原因，尤其在头部受伤的运动员中尤为重要。如果呼吸不足且设备可用，应使用面罩复苏球通气。应注意避免过度通气。潮气量过大可导致气压伤，过度换气可使局部缺血和预后恶化，特别是在外伤性脑损伤的病例中。

（三）循环

循环评价包括在控制出血的同时对脉搏和灌注进行评估。由于年轻运动员的生理储备增加，即使在休克的情况下也能维持血压正常；因此，与成人相比，低血压对休克的识别作用更小。环境温度可影响毛细血管再灌注的评价以及皮肤的颜色和温度，使这些参数在某些情况下不可靠。虽然意识水平是对中枢灌注的有效评估，但外伤性脑损伤的病例除外。

（四）残疾和神经状况

儿童的大脑特别容易受伤。在初步评估中，目标是评估损伤的一般水平，直到有更多的时间进行深入评估。最好是通过使用警觉、语言、疼痛和反应性（AVPU）评估意识水平。那些没有完全警觉，只对声音、疼痛刺激有反应，或者完全没有反应的运动员应该被定义为反应迟钝——在参赛运动员中，这种反应最有可能是由于外伤引起的，但也可能有其他危险的原因（蛛网膜下腔出血、心律失常、低血糖等）。随后应评估瞳孔大小和反应性，并大体评估四肢的运动和感觉，以确定可能的脊髓损伤。在头部损伤的病例中，"ABC"的优化是至关重要的，因为组织缺氧和高碳酸血症与较差的预后结果相关。

格拉斯哥昏迷量表（GCS）是一种快速、客观、可复制的方法，用于定义儿童意识水平和神经状态。GCS得分在13~15分可能表示轻度脑损伤，而低于12分可能是由严重的脑损伤引起的，预示着预后更差（见第3章）。

（五）暴露与环境控制

初步评估检查的最后部分包括脱掉患者的衣服，以进行彻底性评估。评估结束后，应为患者盖上温暖的毯子，以保持正常体温。患儿代谢率增加、皮肤薄、皮下组织缺乏，可能导致热量损耗。毯子、加热器和温热液体可能是保持身体热量所必需的。在暴露期间必须保持隐私和秘密性（尤其是对青少年运动员）。

（六）心搏骤停（见第4章）

如果一名运动员在没有接触地面的情况下瘫倒，立即识别和治疗对挽救生命是至关重要的。任何运动员在没有接触地面的情况下瘫倒且意识丧失，应被认为可能有严重的心脏或心血管疾病；如果该名运动员没有呼吸，则其处于心搏骤停的状态。

如果运动员没有反应且呼吸异常，必须在获得自动体外除颤器（automated external defibrillator，AED）的同时立即启动心肺复苏术（cardiopulmonary resuscitation，CPR）。以每分钟100次按压的频率进行30次胸外按压，然后进行两次人工呼吸，每2分钟为一个循环。对于没有接受过人工呼吸训练的院前急救人员而言，仅做胸外按压的CPR是一种可接受的选择。一旦AED可用，除颤电极应放在胸前。遵循AED提示，并继续心肺复苏。迅速从赛场转移（而不是等待自主循环的恢复），并直接转送至医院。

三、损伤形式的差异

（一）头部外伤

儿童的大脑特别容易受到损伤。解剖学和生理学方面的差异可能是造成这种易损性的原因，但是差异的影响程度尚不完全清楚。头－身比例越大，重心和头部动能就越高，特别是在较小的年龄组；因此，不管冲击力作用在身体的哪个部位，头部所承受的可能是主导性冲击力。也有人认为，欠发达的颈部和肩部肌肉组织不能有效地将头部撞击所产生的能量分散到身体的其他部位。虽然在青春期体重和力量有显著增加，但冲击力量和动能也会增加，而颈部力量没有同时增加。未成熟或髓鞘不完整的大脑也更容易受到剪切力的影响，从而导致神经元损伤。

脑血管生理变化对儿童大脑易损性的影响程度还没有完全理解。6—9岁时，儿童的正常脑血流量增加至成人脑血流量的2倍，然后逐渐减少。儿童在脑损伤后更容易发生脑血流和自动调节上的改变。代谢供需的不匹配可能导致大脑缺氧和高碳酸血症。在发生中度至重度损伤后，与患有外伤性脑损伤的成人相比，儿童更容易患上长期的弥漫性脑水肿。

这些结构、发育和生理上的差异解释了与成人相比头部损伤模式的差异。虽然颅骨骨折在儿童中更为常见，但不太可能与硬膜外血肿有关。虽然外伤性颅内出血很少见，但可包括脑内、硬膜下、硬膜外和蛛网膜下腔出血。硬膜下出血发生率是硬膜外出血的 5～10 倍。一般来说，虽然儿童有较大的蛛网膜下腔和脑池，对出血肿块病变有更好的耐受性，但儿童的局灶肿块出血发生率（15%～20%）低于成人（30%～40%）。

儿童和青少年运动员的脑震荡与成年运动员的脑震荡有很大的差异。高中运动员脑震荡的发生率要高于成年运动员的发生率。神经认知测试结果显示，与职业运动员相比，年轻运动员的恢复时间更长。高中生平均需要10～14 天才能恢复至他们的神经认知基线水平，相比之下，大学运动员需要5～7 天，职业性运动员需要 3～5 天。高中生也更有可能出现持续性的神经认知缺陷（尽管无症状）。因此，建议采用更为保守的策略让儿童和青少年运动员重返赛场（见第 11 章）。

（二）颈椎

小儿颈椎很难评估，在诊断上也是一个挑战。发育中的颈椎有未融合的软骨联合、不完全性骨化中心和骨骺生长板。软骨联合在青春期之前都可见，继发性骨化中心可在童年时期出现，在 10—30 岁融合，椎体突起可出现椎体前部轻微契合。所有这些发育性变化很容易与急性骨折相混淆。与成人相比，儿童的韧带松弛度和椎体活动度都有所增加。这会导致侧位 X 线片上未见脊柱前凸。这种极端的松弛度也会夸大脊椎过载，这在儿童中被称为假半脱位。儿童也可以有正常的椎前间隙增宽，而成人的椎前间隙增宽则意味着潜在损伤导致的出血或水肿。小儿脊柱直到 8 岁时才呈现出更多的成人特征。

根据儿童的体形大小和年龄大小，受伤的模式不同于在成人受伤的分布。颈椎骨折在儿童中较在成人中少见，但发病率随年龄增长而增加。头部 - 身体比例比值较高的幼儿有较高的屈伸支点（C_1～C_3 区域）。因此，8 岁以下儿童的颈椎骨折发病率较高，12 岁以上儿童的颈椎损伤发病率降低，并且模式与成人相似（C_5～C_6）。8—12 岁的儿童在 C_3～C_5 水平上有一个支点反映其过渡状态。8—16 岁儿童的神经功能缺损和颈椎骨折发病率（40%高于幼儿（20%）。

自 2005 年以来，美国 7.9% 的脊髓损伤新发病例与运动有关，运动在美国脊髓损伤的最常见原因中排名第四。虽然脊髓损伤可与颈椎骨折或脱位同时发生，但是儿童患者发生无放射学异常脊髓损伤（spinal cord injury without radiographic abnormality，SCIWORA）的风险是独一无二的。由于脊柱的柔韧性和弹性大于脊髓的柔韧性和弹性，因此脊髓损伤可以在没有解剖缺陷的情况下发生。大多数 SCIWORA 的病例表现为感觉异常或某些运动或感觉神经功能缺损的变异。由于年龄相关的解剖差异，SCIWORA 损伤通常累及 9—11 岁儿童的上颈椎。与其他损伤相比，在运动相关的颈椎损伤中 SCI-WORA 的发病率极高（50%～75%），并且在大龄儿童和青少年中最为突出（见第19 章）。

（三）胸部

因为年龄和解剖结构不同，年轻的运动员面临着一种特殊类型的医疗和外伤性胸部急症风险。儿童胸壁的柔韧性和顺应性远高于成人，因此撞击力可以直接传递到心脏或肺等胸壁下结构，而不造成相关的胸壁损伤。肺部挫伤比肋骨骨折更有可能发生，而胸壁肿胀或瘀青等胸部损伤的直接证据可能不存在。运动相关的外伤性气胸（胸膜腔空气异常积聚）是罕见的——特别是在肋骨没有发生骨折的情况下。自发性气胸也很少见，但在各种运动中都有发生，其中包括举重（Valsalva 动作）和深水潜水（气压损伤）。如果存在气胸，纵隔结构的活动度增加使儿童更容易发生张力性气胸，如果不及时发现和治疗，张力性气胸会立即危及生命。张力性气胸导致纵隔从气胸一侧移向对侧，导致回流心脏的血液减少，发生心搏骤停。

儿童和青少年较好的胸壁顺应性也使他们面临由钝性胸部创伤引起的心脏震击猝死综合征的风险。这种综合征通常是由胸部受到击打引发的，导致心律失常、快速循环衰竭和大多数情况下的猝死。综合征发生在没有结构损伤和潜在的心血管问题的情况下。这种情况主要影响青少年，75% 的病例发生在 18 岁以下的儿童中；参加团体性运动（如棒球、足球、曲棍球和长曲棍球）的年轻男子风险最高。在过去 40 年里，存活率从 1970 年的 10% 提高到了 2012 年的 58%。存活率的提高归因于及时启动 CPR 和早期使用 AED。虽然建议使用运动专用胸部保护器来减少心脏震荡的发生，但这种保护设备

对预防心搏骤停的有效性是有争议的。日本 14 岁以下的儿童使用了更软的
（安全）棒球，心脏震荡发生率有所下降。

青少年运动员也有其他罕见原因导致心搏骤停。在这些病例中，85% 的
病例是由心脏事件引起，其他原因包括中暑、呼吸系统疾病和药物诱导的循
环衰竭。肥厚型心肌病（hypertrophic cardiomyopathy，HCM）是 30 岁以下
运动员死亡的最常见原因，这种遗传性疾病导致左心室和室间隔肌肉增大，
导致功能障碍和各种心脏并发症。患有 HCM 的年轻运动员在剧烈运动中风
险是最高的，大多数患者是无症状的，并且在昏倒前没有意识到这个问题。
通过体检筛查和早期识别是预防的基础（见第 5 章）。在赛场上有运动员昏倒，
早期识别、进行心肺复苏和使用 AED 是生存的关键。

（四）腹部

运动相关的腹部损伤在儿童中是罕见的，但如果存在，可能是严重的。
因为临床表现不明显，往往会延迟诊断。小儿腹壁薄且肌肉较少，外力更容
易传递到内部器官，在没有外部发现的情况下增加了内部损伤的风险。碰撞
是 12 岁及以上儿童最常见的损伤机制，而跌倒是更年幼的年龄组（5—11 岁）
中最常见的损伤。由于更有力的碰撞，男性腹部受伤的可能性是女性的 4 倍。
运动损伤中最常见的损伤器官是脾，其次是肾和肝。空腔脏器损伤（肠挫伤
或穿孔）虽然少见，但多发生于较年轻的人群，并且由于与其他器官（如胰
腺、胃、肝、脾）的邻近，易伴有多发性损伤。由于儿童体型较小，一个单
一的力会覆盖更大的面积，涉及更多的结构损伤。腹部损伤的细微表现值得
高度关注，以确保早期诊断和治疗。

（五）肌肉骨骼

肌肉骨骼损伤是儿童中最常见的运动损伤类型。扭伤、拉伤、骨折和
挫伤是最常见的损伤类型，而脱臼则不那么常见。受伤最多的部位是脚踝和
膝，其次是手腕、手和肘部。与成人相比，发育中的儿童肌肉骨骼系统易受
一种独特的损伤模式的影响。这是在全年训练、重复活动和过度训练的情况
下，持续生长、开放生长板和弹性骨骼的反映。

四、应急计划和场边准备工作

恰当的赛场边准备以及快速、精心设计和预演的应急预案可以区分有效还是无效的应急响应。由于危及生命和肢体损伤事件是不可预测的，很容易被高涨的情绪和混乱的气氛所阻碍。

准备工作从制订紧急行动计划开始。这个计划作为处理突发事件的行动方案，应该是实际和灵活的，以适应任何运动情况。这份书面计划应该详细说明指挥系统、执行计划所需的人员，并确保有资质的人员在场。运动医学医生、训练员、官员和教练员应该接受如何使用 AED、CPR 和急救的培训。成人设备可用于所有 8 岁及以上的儿童。在计划中应明确的通信、运输机制和预先确定的应急设施。该计划应由所有赛场医疗急救人员审查和演练，以确保无缝对接执行。适当改善培训、训练和预案对于儿童运动员的应急管理是至关重要的。

五、结论

儿童运动员在任何体育活动和任何水平的比赛中都可能发生危及生命的疾病和伤害。认识和识别年龄相关的解剖和生理差异对于准确评估、复苏和适当的管理而言是至关重要的。运动员、教练员、官员、运动训练师和其他运动医学从业者应该熟悉 ABCDE 评估程序，以识别儿童严重损伤并立即开始治疗。儿童易受损伤类型差异的影响，可能会改变伤员验伤分类、处理和重返赛场的策略。虽然危及生命的情况可能是罕见的，有相当比例危及生命的儿童伤害是与运动相关的。准备是关键，不应低估一项精心策划和演练的紧急行动计划。在评估和治疗小儿运动损伤方面，增加培训、知识储备和保守的策略将优化应急管理，并促进运动参与的安全性。

参 考 文 献

[1] Safe Kids Worldwide (SKW) (2013) *Sports and Recreation Safety Fact Sheet*. SKW, Washington, DC. Accessed October 31, 2013. https://www.safekids.org/sites/default/files/documents/skw_sports_fact_sheet_oct_2013.pdf

[2] Meehan, W.P. III & Mannix, R. (2013) A substantial proportion of life-threatening injuries are sport-related. *Pediatric Emergency Care*, **29**, 624–627.

[3] Andersen, J.C., Courson, R.W., Kleiner, D.M. *et al.*
(2002) *National Athletic Trainers' Association position
statement: emergency planning in athletics*, Journal of
Athletic Training **37**, 99–104.

[4] Wolfson, A.B. (ed) (2010) Pediatric trauma. In:
Harwood–Nuss' Clinical Practice of Emergency
Medicine, 5 edn. Lippincott Williams & Wilkins,
Philadelphia, pp. 1089–1117.

[5] Maugans, T.A., Farley, C., Altaye, M. *et al.* (2012)
Pediatric sports–related concussion produces cerebral
blood flow alterations. Pediatrics, **129**, 28–37.

[6] Gottschalk, A.W. & Andrisk, J.T. (2011) Epidemiology
of sports injury in pediatric athletes. Sports Medicine
and Arthroscopy Review, **19**, 2–6.

[7] Soundappan, S.V., Holland, A.J. & Browne, G. (2005)
Sports–related pneumothorax in children. Pediatric
Emergency Care, **21**, 259–260.

[8] Madden, C.C., Putukian, M., Young, C.C. & McCarty,
E.C. (eds) (2010) The pediatric athlete. In: Netter's
Sports Medicine. Saunders Elsevier, Philadelphia, pp.
55–64.

第 23 章　残奥会的应急医疗救治

Emergency Medical Care in Paralympic Sports

Peter Van de Vliet　Mike Wilkinson　**著**

张红亮　**译**

潘　菲　周建新　**校**

一、残奥会运动员

残疾人体育运动已经存在了 100 多年。18 世纪和 19 世纪的研究进一步表明，体育活动对伤员的康复非常重要。第二次世界大战之后，传统的康复方法已不能满足大量受伤士兵和平民的医疗和心理需求。路德维希·古特曼（Ludwig Guttmann）教授将运动当作一种娱乐形式，作为补救治疗和康复的辅助手段。将运动纳入康复计划的灵感来自于患者自己制订的"积极"计划。1948 年 7 月 28 日，即伦敦奥运会开幕式当天，斯托克曼德维尔运动会（Stoke Mandeville Games）成立，第一届为脊髓损伤运动员举行的比赛就在斯托克曼德维尔医院的操场举行，该医院距离伦敦仅 56km。两支由 14 名退役男兵和 2 名退役女兵组成的两支英国运动队参加了射箭比赛。在接下来的运动会上，古特曼博士宣称他希望该运动会能够国际化，并成为"世界闻名的残疾人奥运会"。1952 年，由于荷兰退役军人的参与，这项赛事正式实现"国际化"。8 年后的 1960 年，斯托克曼德维尔国际运动会首次在与奥运会举办地相同的城市——意大利罗马举行。第一届冬季残奥会于 1976 年在瑞典恩舍尔兹维克举行。

从一开始，该运动就发展成为一个专业组织，现在被称为国际残疾人奥林匹克委员会（International Paralympic Committee，IPC），它是残奥会运动的全球管理机构，也是夏季和冬季残奥会的组织者。现在，这个赛事涉及

4200 名运动员参加 20 个夏季体育运动项目，600 名运动员参加 5 个冬季体育运动项目（表 23-1）。

参与体育运动会带来相关的受伤风险，尽管对残奥会的认识和普及程度不断提高，但对这些运动员的受伤模式和受伤风险因素的了解仍然相对缺乏，而这种了解对于规划恰当的应急医疗救治是至关重要的。

虽然残障运动员可能会经历与健全运动员相同的医疗状况，但通过对优秀运动员伤病进行纵向和系统调查，进一步加深对这方面的了解是极其有帮助的。少数比较健全人和残障人参加体育运动的研究报道表明，残障人受伤的总体风险并不比健全人高很多，尽管有潜在损伤的运动员受伤的功能性后果可能比健全运动员严重得多。例如，虽然一次相对"常规"的肩部过度使用损伤对健全运动员来说可能只是一个"麻烦"，但可能会损害 C_6 损伤的四肢瘫痪运动员（高度颈部损伤的运动员——影响上肢和下肢的功能）独立活动的能力，更不用说极大地影响他们参加体育活动了。

残奥会运动中受伤风险的评估由于残奥会运动员损伤性质不同而变得复杂。有不同程度身体、视力和（或）智力损伤的运动员参加 28 个残奥会运动项目的比赛，有些项目是特定损伤类别所特有的（表 23-1）。在本章中，我们将讨论损伤和疾病类型以及与损伤有关的医疗保健。

二、残奥会运动员的伤病

到目前为止，关于伤病的唯一可用数据是组委会（奥林匹克运动会组织委员会，Olympic Games Organizing Committee，OCOG）的医疗事故数据报告，该报告将作为移交工作内容的一部分交接给下一届 OCOG。2010 年温哥华奥运会是第一届公开系统地报道残奥会医疗情况的奥运会。虽然报告的最初目的是为了规划未来奥运会的医疗服务，但此类数据对于确定高需求医疗保障领域是非常有帮助的。2010 年温哥华残奥会大多数医疗事件都与肌肉骨骼有关，调查结果还表明，牙科、眼科、影像和治疗服务的需求很大。

为了确定应急医疗救治的具体需求，需要一个更准确或更详细的报告系统。该系统应包括来自队医的数据，特别是关于很多轻微或非急性医疗事故的"一线"反应数据。国际奥委会（International Olympic Committee，IOC）和国际残奥委会（IPC）在最近几届奥运会期间都开展了此类调查，而且随

表 23-1 有资格参加残奥会不同项目比赛的损伤类型

	肌肉力量受损	活动范围受损	肢体缺陷	腿长差异	矮身材	张力亢进	共济失调	手足徐动症	视觉缺陷	智能缺陷
射箭	×	×	×	×		×	×	×		
田径	×	×	×	×		×	×	×	×	×
硬地滚球	×	×			×					
划艇	×	×	×	×		×	×	×		
自行车	×	×	×	×		×	×	×	×	
马术	×	×	×	×	×	×	×	×	×	
5人制足球									×	
7人制足球						×	×	×	×	
盲人门球										
柔道									×	
举重	×	×	×	×	×	×	×	×	×	
赛艇	×	×	×			×	×	×		
帆船	×	×	×	×	×	×	×	×		
射击	×	×	×	×		×	×	×	×	
坐式排球	×	×	×	×		×	×	×		

（续　表）

	肌肉力量受损	活动范围受损	肢体缺陷	腿长差异	矮身材	张力亢进	共济失调	手足徐动症	视觉缺陷	智能缺陷
游泳	×	×	×	×	×	×	×	×	×	×
乒乓球	×	×	×	×	×	×	×	×		×
铁人三项 a	×	×	×			×	×	×	×	
轮椅篮球	×	×	×	×		×	×	×		
轮椅击剑	×	×	×	×		×	×	×		
轮椅橄榄球	×	×	×			×	×	×		
轮椅网球	×	×	×	×		×	×	×		
高山滑雪	×	×	×	×	×	×	×	×	×	
冬季两项	×	×	×	×		×	×	×	×	
越野滑雪	×	×	×	×		×	×	×	×	
冰球	×	×	×	×				×		
单板滑雪	×	×	×	×		×		×		
轮椅冰壶	×	×	×			×	×	×		

a. 里约 2016 年残奥会项目中包含的新体育项目（关于有资格参赛的损伤的更多细节可参见《残疾人奥委会残疾政策》，IPC 手册第 3.13 章第 2 节：www.paralympic.org/The-IPC/Handbook）

着历届奥运会的举行，这些调查在确定损伤机制（最近还包括疾病机制）方面都变得更加详细。据报道，2010 年温哥华事件报告发生率最高（23.8%），盐湖城和都灵的发生率分别为 8.4% 和 9.4%。温哥华的事件报告高发生率可能是由于队医的受伤报告依从性高，从而反映了医疗事故更准确的报告。幸运的是，记录的绝大多数医疗事故都是与撞击有关的轻伤，记录的 120 起受伤事故中只有 14 起导致运动员无法继续训练或参加比赛。

1. 雪橇冰球的事件报告发生率最高（33.9%，在 118 名选手中有 40 人受伤）。2010 年，记录的 40 例中有 1 例下肢骨折（2.5%），而 2002 年 12 例中有 4 例下肢骨折（33%）。根据 2002 年的调查结果，对防护设备和雪橇高度的相关规定进行了修改，而且这些修改看起来有效地降低了后续比赛相关的医疗事件。其他损伤包括肌肉拉伤和韧带拉伤、骨折（共三处：指骨、跟骨和肋骨）、挫伤、撕裂伤和 1 处盂肱关节脱位。约 40% 的损伤可归类为不明确的损伤（即下腰痛、肩胸功能障碍、撞击和肌张力增高）。高山滑雪损伤发生率为 21.1%（41/194），其中 24 例（58%）发生在训练（15 例）或比赛（9 例）期间。

2. 当按项目进行分析时，下坡时发生的新发急性损伤最多（100 次比赛4.1 例），而高山滑雪全能赛（100 次比赛 1.2 例）、高山滑雪超级大回转（100次比赛 0.8 例）和高山滑雪大回转（100 次比赛 0.6 例）新发急性损伤相对较少。回转比赛项目没有导致任何新发急性损伤。3 例急性损伤是头部受伤，妨碍了进一步的比赛。其他损伤包括颈肩拉伤、胸部挫伤和拇指掌指关节扭伤（与握棒有关）。

3. 在参加越野滑雪和冬季两项比赛的运动员中，18.6%（141 次比赛 26例）的运动员因肌肉骨骼问题寻求医疗支持。同样，在高山滑雪中，与比赛相比，训练中受伤的情况似乎更多（16 例 vs.10 例），其中 2/3 的受伤与过度使用机制有关。所有急性损伤均与跌倒有关，其中包括脑震荡、下肢挫伤和1 例气胸。

4. 轮椅冰壶可被认为是一项损伤风险最小的运动，可能会因脊柱或上肢过度使用 / 拉伤而发生医疗事件；大多数医疗事件是赛前非运动相关的症状。

总之，在所有冬季运动项目中，医疗服务应做好准备，以应对运动机制和比赛地点方面导致的各种不同损伤，尽可能减小对比赛继续进行的影响，但由于赛前活动导致过度使用损伤的数量有所增加。

考虑到这一报告系统和纵向数据对预防伤病和保护健康的重要性，IPC在 2012 年伦敦残奥会期间建立了一个网络监测系统。这是首次将疾病作为监测系统的一部分进行记录，该数据表明多达 50% 运动员的医疗咨询是针对疾病的。

- 据报道，2012 年运动员日受伤率为 12.1‰，发生率为 11.6%。
- 以下是受伤率（每千名运动员每日受伤例数）最高的运动项目。
  - 5 人制足球（22.4 例）。
  - 盲人门球（19.5 例）。
  - 举重（19.3 例）。
  - 轮椅击剑（18.0 例）。
  - 轮椅橄榄球（16.3 例）。
  - 田径（15.8 例）。
  - 柔道（15.5 例）。

下列部位的受伤情况较多。

- 肩部（17.7%）。
- 手腕和手（11.4%）。
- 肘部（8.8%）。
- 膝部（7.9%）。

急性损伤占所有伤病的 51%，主要发生在以下比赛项目中。

- 硬地滚球。
- 场地自行车赛。
- 公路自行车赛。

2012 年伦敦奥运会的数据显示，有视力损伤的运动员受伤的发生率较高，未来需要特别注意这些运动员在特定环境因素下的风险。

2012 年疾病发病率为每千名运动员每日受伤 12.8 例，发病率为 10.2%。发病率最高的运动项目（每千名运动员日发病例数）如下。

- 马术（20.7 例）。
- 力量举重（15.8 例）。

- 田径运动（15.4例）。
- 乒乓球（15.2例）。

按系统分类，疾病发生率最高的是呼吸（27.4%）、皮肤（18.3%）和胃肠道系统（14.5%）。特别值得关注的是，与健全的运动员相比，残障人泌尿生殖系统的发病率更高（8.5%）。这主要是因为有脊髓损伤的运动员易出现尿路问题。

在规划应急医疗救治中的这些与临床相关的数据是十分重要的。这些数据表明，在为期10天的多项目赛事中，每100名参赛运动员中有12～13人受伤，其中大约一半是新发的急性损伤，主要是上肢受伤；另有10～11名运动员将因疾病相关的不适寻求治疗，最常见的是呼吸道疾病。

应急医疗救治不应只关注赛场或训练期间发生的事件，而且还应准备好罕见但数量可观的与比赛无关的医疗干预措施。同样重要的是，不仅要制订残奥会特殊的应急医疗救治预案，还要制订包括健全人赛事中出现的医疗救治预案。

三、医疗救治中针对损伤的考虑

残障运动员的已知损伤类型会影响损伤特征及残障人辅助动力和保护装置的发展，体育技术规则允许使用的这些辅助装置（矫形或假肢装置、轮椅、投掷椅、坐式滑雪板、雪橇、护目镜的使用等）的进展也是医疗保健的一个组成部分，在计划残奥会的应急医疗服务时必须将其包括在内。熟悉不同类型的设备是至关重要的，同从赛场快速、安全地营救和运送运动员一样必不可少。某些设备（如坐式滑雪板和帆船）可能需要非常特殊的救援工具，这些工具需要在比赛前采购，作为特定运动项目的赛场医疗设备的一部分。

在赛事开始前，所有医务人员都必须针对赛事中可能出现的设备进行培训和练习。在2010年残奥会的培训过程如下。

- 对某一特定医疗事件进行理论推演和讨论。
- 重点练习如何稳定病情和转运。
- 全赛场急救场景演练。

在2010年奥运会上，这些全场景演练每天都在场馆内进行，每个赛场团队都配备了赛场器材。演练每重复一次，效率就会提高一些；因此如果实际比赛中发生意外，一支精心备战的医疗团队会确保所提供医疗服务的质量。

知晓残奥会运动员常见的医疗问题对于预防不幸事件造成的严重后遗症至关重要，医务人员提前确定运动员可能面临的以下医疗问题也很重要。

- 肌肉和关节受累的程度。
- 肌肉张力和协调性。
- 感觉缺失。
- 对热/冷的不耐受。
- 易患骨折。
- 病情症状恶化的危险或发展的可能性。

这些都是参加体育运动的重要考虑因素。

与残奥会运动员打交道时，需要知晓的一个关键问题是，轻伤如何影响运动员的整体情况。

- 脊髓损伤运动员如果肩关节受伤，他/她可能会由于无法进行日常活动而失去一些独立性，例如使用自我推进式轮椅时不能上下床或不能进行一般活动。
- 假肢部位的小磨损或溃疡可能会妨碍运动员佩戴他/她的假肢，也会以同样的方式限制运动员的日常活动。

可以看出，一个看似简单的伤情可能会对运动员的健康状况产生更广泛、更长远、更严重的影响。赛场的医务人员应熟悉残疾人运动所带来的各种损伤并接受相关培训（表 23-1）。国际体育联合会建议，在制订一项赛事的应急医疗救治预案时，应补充康复专业知识和经验。在 2012 年伦敦残奥会上，160 个代表团中有 82 个没有自带医疗团队，需要依靠组委会的医疗服务。由于许多医疗志愿者不熟悉残奥会体育运动项目，因此必须将残奥会特定培训纳入具体职责培训的一部分。应该强调运动员装备和运动之间的重要联系，并包括以下可能与残奥会有关的问题。

1. 运动员在跌倒后偶然接触轮椅、假体或地面时，特别容易发生意外刮伤、割伤、擦伤、水泡以及地板和车轮灼伤。

2. 偶尔会发生摩擦灼伤，原因是装置安装不当（轮椅太宽，假体太小）；应特别注意皮肤湿润时（如游泳、划船和帆船运动）可能出现的问题。

3. 由于关节和肌肉的重复应力而经常发生软组织损伤（擦伤、挫伤、拉伤和扭伤）。

4. 轮椅使用者应注意肩袖和腕管综合征。

5. 随着时间的推移，除了软组织问题以外，骨表面覆盖物（软骨）的退行性变、关节周围纤维组织的撕裂和骨循环的丧失也可能发生。

6. 负重和持续头顶活动所施加的伸肌力可使轮椅使用者的肩部和下肢截肢者的臀部血液循环减少。

虽然骨折并不是一个常见的问题，并且发生在少数残奥会运动项目（如高山滑雪）中，但瘫痪运动员往往伴有骨质疏松，可能会因轻伤造成骨折。

由于许多运动员缺乏伴随骨折而来的感觉，发现任何体位异常、肿胀、发红、擦伤或磨削感觉的迹象都应该稳固或用夹板固定，进行进一步检查和影像学检查。跌倒是平衡能力下降的结果，也增加了骨折的风险，可能是下列原因造成的。

- 丧失感觉（如不完全损伤）。
- 协调性问题［如脑瘫（cerebral palsy，CP）运动员］。
- 丧失本体感觉（如用假肢跑步）。
- 不可预见的障碍（如视力受损的运动员）。

四、残奥会特别关注的医疗问题

1. 系统检查不敏感皮肤。

2. 注意脱水发生。

3. 注意膀胱问题。

4. 皮肤持续发红、变硬或隆起是压疮的第一个征兆，应立即消除因坐位、穿限制性衣服或装配假体而造成的所有压力。

5. 检查受损部位的循环。

6. 检查病变水平下的出汗功能。这种异常情况在脊柱高位损伤的运动员中很常见，并不只出现在极端寒冷或炎热的环境中。

7. 开幕式和闭幕式（人们需要在水分补充不足的情况下长时间进行等待和静坐）。

自主神经反射异常

自主神经反射异常是 T_6 以上脊髓损伤患者特有的反射综合征。这种反射可以自主发生，引起交感神经放电，从而升高动脉血压和相关的心血管反应。这是一种医疗紧急情况，因为它会引起高血压并可能导致脑卒中。这种刺激通常发生在没有感觉的区域并触发一系列反射，从而导致以下结果。

1. 异常高血压。

2. 出汗。

3. 鸡皮疙瘩。

4. 面部和颈部发红。

5. 显著头痛。

在轮椅运动项目中，脊髓损伤的运动员可以在比赛前或比赛中主动诱发自主神经反射异常，以提高运动成绩。研究表明，这种在体育界通常被称为"推进"的做法可以使四肢瘫痪的优秀运动员在中距离轮椅比赛中的比赛成绩提高约 10%。

治疗

自主反射异常是一种医疗紧急情况。

1. 这种情况是由充盈膀胱或肠梗阻刺激引起的。

2. 立即排空膀胱或导泄排便。

3. 让运动员坐起来以降低血压。

据估计，20% 易出现自主反射异常的运动员有意使用该机制提高比赛成绩。

五、结论

残奥会体育项目的多样性要求根据每一项特定项目需求量身定制应急医疗服务。应考虑以下条件。

1. 运动员（易损伤者、轮椅使用者和站立运动员不同的损伤情况）。

2. 允许使用的辅助设备。

3. 赛场（室内外和水环境）。

4. 环境条件（冬季与夏季、海拔和空气质量）。

所有这些因素对残奥会运动员健康的影响可能比健全运动员更大，因此需要在残奥会赛事医疗服务的规划和运行过程中予以重视。这些服务和预案与整个赛事和计划执行的整合程度越高，运动员救治成功性越高。

参考文献

[1] Derman, W., Schwellnus, M., Jordaan, E. et al. (2013) Illness and injury in athletes during the competition period at the London 2012 Paralympic Games – development and implementation of a web–based surveillance system (web–IISS) for team medical staff. British Journal of Sports Medicine, **47**, 420–425.

[2] McDonagh, D. (2012) FIMS Sports Medicine Manual Event Planning and Emergency Care. Lippincott Williams & Wilkins, Philadelphia.

[3] Taunton, J., Wilkinson, M., Celebrini, R. et al. (2012) Paralympic medical services for the 2010 Paralympic Winter Games. Clinical Journal of Sports Medicine, **22**, 10–20.

[4] Webborn, A.D.J. (2010) Paralympic sports. In: Caine, D.J., Harmer, P.A. & Schiff, M.A. (eds), Epidemiology of injury in Olympic Sports. The Encyclopaedia of Sports Medicine, Oxford, Wiley–Blackwell, pp. 475–488.

[5] Willick, S., Webborn, N., Emery, C. et al. (2013) The epidemiology of injuries at the London 2012 Paralympic Games. British Journal of Sports Medicine, **47**, 426–432.

第 24 章　冻　伤

Cold Injuries

Ken Zafren　Gordon Giesbrecht　David McDonagh　**著**

张红亮　**译**

潘菲　周建新　**校**

　　冻伤可以分为体温过低、冻结性冻伤和非冻结性冻伤。在奥林匹克赛场上，不太可能要求医生治疗这些情况。即使在 1994 年利勒哈默尔冬奥会上，温度下降到 -35℃时，也没有冻伤事件报道，甚至观众里也没有。冻伤多见于更恶劣气候下更极端的耐力比赛中。对于滑雪和冬季两项运动，国际滑雪联合会（International Ski Federation, FIS）和国际冬季两项联盟（International Biathlon Union，IBU）要求运动员在较为寒冷的天气下进行户外比赛，对允许比赛的气候条件有着严格的规定。

　　偶发性低温的定义是核心体温（core temperature，T_{co}）从正常值 37℃意外下降到 35℃或更低。低体温可分为轻度（T_{co} 为 32～35℃）、中度（T_{co} 为 28～32℃）和重度（$T_{co} < 28$℃）。这些分类可用于指导治疗，但个体对低体温的反应会有很大差异。低体温可发生于户外耐力比赛，如自行车、长跑、帆船及公开水域游泳。一般可用足够的干衣服预防低体温。在极冷的天气训练的运动员应避免过热，因为过热会导致出汗过多。在耐力运动中最实用的方法是分层穿衣服，在高强度运动前脱下几层衣服。

　　皮肤直接或间接暴露于低温时会有冻伤的风险，尤其是在大风的环境下，如非冻结性冻伤。

　　医护人员不可能在有组织的滑雪赛事结束后看到严重冻伤，也不可能进入赛场去治疗冻伤。寒冷天气最可能发生的情境是发现一名寒冷天气中倒下的运动员躺在雪地上或漂在水面上。由于极度寒冷，运动员退出比赛，或者出现了冻伤的症状后运动员赛后联系急诊医生。因此，本章节不同于本手册的标准方法，将讨论这些不同的场景。

一、冻伤运动员倒地

运动员倒地后躺在雪地里或漂在水中可能会出现体温过低，但他 / 她不会一直躺在雪地里，除非受伤或生病，精疲力竭，或体温严重过低。在水上比赛中，浸没的可能性使运动的风险变得复杂。患者在任何环境下晕倒都可能是很严重的，可能的原因也很多。如果患者出现低体温的话，情况可能更复杂。在有组织的体育赛事中，严重低体温可能是因为躺在冷的地上，而非晕倒的原因。

冻伤运动员的初步评估

根据 ABCDE 助记符来快速为患者进行检查。

检查：患者可能面色苍白，局部皮肤可能颜色改变。头发和胡子上可能有冰，嘴巴和鼻子周围可能有结冰的分泌物。如果在寒冷环境中发现运动员，他们可能清醒或意识改变。重度低体温会有明显的意识水平下降，患者在警觉、语言刺激反应和疼痛刺激反应或无反应（alert, verbal stimuli response, painful stimuli response, or unresponsive, AVPU）量表上评分为 P 或 U。患者可能会不动但不会寒战。急诊医生不能从没有寒战这一点就误以为患者只是稍微有点冷，患者可能呼吸浅，呼吸频率正常或低，脉搏微弱或可能慢，格拉斯哥昏迷量表评分为 14 分或更低；最重要的临床发现是患者看上去冷，主诉感到冷，以及触诊时冷。患者寒战说明患者冷，或有轻度或中度的低体温。出现中度低体温时，意识水平可能会下降，说话含混不清、步态不稳，但患者可能仍有剧烈地寒战。

有轻度低体温的患者通常清醒，会感到冷，一般会剧烈寒战；虽然不是所有的患者都清醒，但有寒战的患者体温一定过低。

气道：气道一般正常，除非有损伤。

呼吸：严重低体温的患者可能有呼吸或很浅的呼吸。随着低体温的减轻，呼吸频率可能上升。

循环：脉搏可能微弱或无脉搏。毛细血管再充盈时间（capillary refill time，CRT）可能由于外周血管收缩而延长。

失能：早期对患者进行评估时必须进行 AVPU 评估。

触诊：未戴手套的手放在患者衣服下面的胸部，如果皮肤触感温暖，患者不可能有低体温；如果皮肤冷，患者可能有低体温；如果患者反应迟钝、皮肤冰冷、没有寒战，那么可能是重度低体温。

暴露/环境：如无必要，不要将低体温患者暴露在较冷的环境中。如果需要暴露，检查完立即将患者覆盖保温。如果怀疑冻伤，尤其是冻结性冻伤，那么也应该在一个隐蔽区域将患者的脚露出检查。及时防止进一步的热量损失，尽可能快地将患者转移至温暖的环境做进一步的检查和治疗。评估和治疗伴有危及生命伤情和其他情况的意识障碍患者。低体温和局部冻伤一般不会导致立即危及生命的情况。

治疗

1. 防止进一步的热量损失：使患者离开低温环境，防风并与地面隔开。用尽可能多的不透气材料（如塑料、气泡垫等）覆盖在患者身上 以减少湿衣服蒸发导致的热损失以及由空气对流造成的热损失。最后，在避风场所脱下患者的湿衣服，换上干的保温隔热材料。同时，不透气材料应放在患者与保温隔热材料之间，以保证保温材料干燥且有效。

2. 加热：如果可以的话，给上肢加热（尤其是胸部、腋窝和背部），可以在现场用大的化学或电热包、毯子或挪威木炭加热炉来实现。由美国军队研发的低温预防和治疗包（Hypothermia Prevention and Management Kit，HPMK）是一个防止热量损失很好的办法。它包括由四个大的化学加热包组成的毯子和一个加热屏障。HPMK 易于使用且已经商业化，可以广泛使用。对于寒战患者，这些加热方法提高核心体温的速度并不快于寒战本身导致的体温升高，但由于能量需求减少、寒战减轻并且热舒适度增加，主动变暖还是有利的。对于没有寒战的患者，外热是增加核心体温的必要条件，因为患者的代谢性产热将从正常的 100W 下降到 50W 甚至更低。

3. 尽快将患者转移至温暖的环境中，再脱下患者的湿衣服。

二、冻伤但无低体温患者或轻度低体温患者的院前治疗

若需要超过 30min 才能将患者送至医疗机构，先试着让清醒且能配合的患者进食碳水化合物（包括含糖的食物和液体），因为患者需要大量能量来支撑寒战，这也是增加热量产生的有效方法。热饮中的碳水化合物含量比热量更重要。除非患者意识清醒，能吞咽并保护呼吸道，否则不要让患者进食或喝水。

运动（如走路）可以产生热量，可能会有作用。然而，运动有时会增加体温后降低效应，在复温措施生效前，暴露在寒冷环境下核心体温会持续下降。由运动引起的持续体温后降低和周围血管扩张容易引起心血管衰竭或心室纤颤。只有患者有意识且清醒，身上干燥，热量补充并已经稳定了至少 30min，才允许进行锻炼。因此持续监测生命体征很有必要。防止进一步热量损失，并将患者移至温暖的地方。

不要让冻伤患者淋浴或放在浴缸中。这会增加体温后降的风险，可能会引起心血管衰竭或心室纤颤。

三、中度或重度低体温患者的院前治疗

对中度到重度低体温患者的治疗需要极其小心，使患者保持卧位。如前所述，防止热量进一步损失，并给上肢加热。用担架把患者送到救护车上或运动员医疗站。如果条件允许，把加热毯的充气升温设备放在患者胸部。充气式升温可有效提高核心体温。

这些患者的正确治疗方法包括持续监测生命体征，还包括以下不应做的事宜。

1. 不要让患者移动或运动，因为即使在轻微的体育活动后，患者也容易发生心室纤颤。即使让患者站立也可能引起严重的心血管应激。

2. 不要让患者进食。

3. 不要让患者洗澡或淋浴。

建议马上将患者转送至相应的医疗机构。

四、心肺复苏和严重低体温患者

低体温是心搏骤停的可医治原因（4H）之一（参考第 4 章）。

重度低体温患者可能会处于"假死"或"冰人状态"（虽然心肺活动大部分消失，但低温机体所需下降的新陈代谢仍能满足）。已知重度低体温患者能保持神经系统完整地生存很长时间，哪怕已经心搏停止。如果患者没有呼吸，但气道畅通，应立即开始 CPR，马上将患者转送至有重症监护能力的医院。

用正常复苏的程序开始给意外低体温患者进行复苏（参考第 4 章）。开始 30 次胸部按压和 2 次人工呼吸为一组的高质量的 CPR，然后转送至医院。不要尝试现场复苏，因为这会延长心脏停止 / 复苏阶段的时间，不会产生任何有效的结果。室颤可能在 30℃以下有抗除颤性，有些专家建议，第一次尝试后停止，直到核心体温重新复温到 30℃以上。停止重复注射肾上腺素，因为低温环境下药物代谢速度慢。应继续进行复苏，直到运动员送到医院；并且尝试核心体温复温，通常以每小时 8～12℃的体外循环完成。应不惜一切代价避免体温过高。

治疗性体温管理（therapeutic temperature management，TTM）是目前推荐用于治疗心搏骤停后自主循环恢复（return of spontaneous circulation，ROSC）的患者。在大多数医疗机构，要求主动将患者核心体温降至 32～34℃，并持续 24h。因为核心体温每降低 1℃就会使大脑氧代谢率降低 6%，并减少有害神经递质（谷氨酸和多巴胺）的产生。近期的研究质疑了这一理想目标温度，认为 36℃的目标体温所产生的效果与更低体温产生的效果一致，应遵循当地根据最新指南建议的规则。判断最佳治疗目标温度的研究还在继续。不要将治疗性诱导低体温与意外低体温混淆。

五、冻伤

冻伤通常是组织冻结，经常发生在颜面（尤其是鼻和耳）、手和脚。冻伤组织的损害是由组织内形成的冰晶体、细胞内电解质浓度变化以及组织内氧气交换所需的毛细血管破坏而造成的。在冻结和随后的再灌注过程中造成了伤害。组织温度必须远低于冰点时才会发生冻伤。环境温度高于 −7℃时一般不会发生冻伤，而与有高导热性的物体（如金属）直接接触后会迅速形成冻伤。注意泡在冷水中不会形成冻伤，但是离开水体并暴露在非常寒冷空气中时可能会发生冻伤。

冻伤的发生和严重程度与空气温度、风速、暴露时长、暴露范围、保温、血流及下列诱发因素有关。

- 与冷空气或风的隔离不良或不够。
- 紧衣物导致循环受损，包括手套、连指手套或鞋。
- 疲劳。
- 受伤。
- 脱水。
- 低体温。

冻伤可分为浅表性或深层性，但是在冻伤缓解之后也很难在临床上区分这两种类型。从1级到4级的旧分类方法，在临床上并不适用。

浅表性冻伤影响的是真皮和皮下浅层。其特点是白色或灰色的斑块。受影响的皮肤触感实性但不硬。皮肤开始会变红，一旦冻结就不会感到疼痛。如果用快速复温处理浅表性冻伤，就不会有组织损失。

深层性冻伤影响的是真皮和真皮下层。也可能涉及整根手指或身体其他部位。受影响的皮肤变白或灰，触感坚硬且冰冷。深冻结组织无法触及脉搏，按压时皮肤不会弹回。哪怕快速复温也会造成组织损失。

预防冻伤需要在气温很低的环境中遮住并隔绝所有暴露皮肤，包括面部。手和脚应充分隔离。连指手套，包括"蟹夹式"手套都比普通手套好。手饰和鞋不应太紧。一个常见的错误是穿好多双袜子或袜子太紧，以致足部血流减少，增加了冻伤的风险。应注意的是，由于毛细血管和神经受损，随后可能导致该区域的血液循环下降（由此导致热量传递下降），冻伤区域未来发生冻伤的风险更高。

冻伤的临床发现 / 治疗

皮肤变白或变灰是冻伤的早期现象。手或脚麻木是即将发生冻伤或非冻结性冻伤的症状。医护人员应仔细地监测冻伤的迹象或症状。在一些运动中，对于运动员来说，彼此互相关注很重要，可以发现冻伤的早期迹象和症状。运动员要记住，不要忍受麻木感。这表示皮肤感受器和传入纤维由于温度过低而受损，无法正常运行。如果温度进一步降低，他们会停止工作，运动员会误以为没有感觉就是情况有好转；而事实上，组织有冻伤的风险。皮肤发麻就是警告运动员应采取措施防治冻伤，可以增加隔离、主动取暖，或找地方避寒。

治疗

在治疗冻伤前，必须评估和治疗潜在的危及生命和四肢的情况，包括低体温。

任何有可能冻伤的运动员应立即从赛场转移到温暖的环境。治疗冻伤的明确方法是将冻伤区域在热水（37~39 ℃）中复温。可用热毛巾使面部或耳朵的冻伤复温。如果没有温度计来测量水温，水温应为医护人员能将手放在水里且无不适感为宜，可以防止烫伤患者的皮肤。如果没有热水的话，同事或医护人员可以自身温暖的皮肤（如胸部或腋窝）压在患者的冻伤区域来解冻。

不能做下列这些事。

1. 摩擦冻伤部位。

2. 用冰或雪敷。

3. 试图在冷水里解冻冻伤部位。

4. 试图用高温来解冻冻伤部位，例如利用产生高温的火炉、火、发动机排气管及加热垫；这些可能会导致相应区域的烧伤，因为这个区域的热传感器还无法工作，无法提醒患者即将发生的烧伤。

经过冻伤、解冻后和再冻伤的组织会严重受损，可能会损失。在现场解冻冻伤组织的决定让医务人员必须采取行动，可能涉及镇痛，将热水保持在恒温状态，在随后的运送过程中防止组织进一步受伤。如果冻伤的脚在现场已经复温，运动员还是不应该依靠伤脚走路；如果只是脚趾冻伤，在无再次冻伤的情况下，复温后可走路。

（一）转运

如果转运时间短（＜2h），不正确复温或再次冻伤造成的风险远高于延误深度冻伤治疗的风险。

如果运送时间延长（＞2h），冻伤一般会自然解冻。在现场更重要的事是治疗或防止低体温，而不是快速在热水中复温冻伤；但这并不意味着冻伤的肢体应保持冷冻状态，以防自动复温。预计因为患者保暖，冻伤区域会自动复温，要不惜一切代价保护这些区域免受再次冻伤。

在大多数情况下，应尽快转运患者。轻度冻伤无其他损伤时，即使不转送患者也有足够的救治资源情况下，可以不将患者送至医院。这只能在咨询有治疗冻伤经验的医生后再进行。

判断是否需要在医疗机构复温冻伤组织。如果需要复温，在转送患者时要保护冻伤组织，以免受大量敷料和保温材料包裹而造成损害。

在复温前、复温中和复温后要轻柔处理冻伤组织。

（二）运送时固定患者

用直升机转运冻伤患者时，必须小心机轮清洗而加大的冷风，避免患者接触冷风。

如果再接触冷风，要评估和治疗患者的低体温和其他损伤。

仔细地检查冻伤区域。感觉丧失可能会使患者不能意识到软组织损伤。

大多数患者可能会血容量不足。静脉或骨髓腔内注射温热的生理盐水进行容量复苏。

去除冻伤区域的首饰和衣服。

如果冻伤末端有骨折，试着复位以保证最大的血液循环。夹板固定骨折处，但不能影响远端血液循环。如果需要撤离或救援，脚部冻伤的患者可以在复温前走路。一旦冻伤的脚复温，患者可能无法走路。

（三）复温

如果决定在院前为冻伤患肢复温，可以在一个足够大的容器内进行热水浴，大到能容纳冻伤组织，不会碰到容器的侧面或底部。水浴的温度范围应在 37～39℃（以医护人员将手放在热水里不会感到过热不适为宜）。在一些旧的指南中，建议的水温更低。用温度接近或略高于正常体温的水可以在不明显减慢复温过程的条件下镇痛。必须要准备额外的热水来调整浴缸的水处于适合的温度。冻结组织会迅速冷却周围的水。水温要保持在 37～39℃，轻轻地在冻伤组织周围促进血液循环，直到整个冻伤部位变红（呈粉红色）。这一过程一般需要 15～30min。

理想情况下，可用温度控制的旋涡浴来复温。

根据需要使用镇痛药和抗焦虑药。复温后的疼痛一般说明组织已经成功复温。

复温后，在热风中吹干冻伤组织。不要用毛巾擦干或摩擦受伤部位。

复温后，深层性冻伤的组织可能会起水疱或明显发绀。大的水疱里一般有透明或浑浊的液体，可能会膨胀。如果需要包扎伤口或转运，可用无菌针头吸出。小的出血水疱不能引流。

用柔软的、无菌的敷料蓬松地垫在受损指头和绷带之间的受损组织上，不要挤压受损部位。

可能的话，复温的肢体应保持在心脏上方的水平。

在运送过程中保护复温区域免受再次冻伤和其他创伤。可以在冻伤部位周围搭建一个支架，以防止毯子直接压在受伤部位上。

如果没有其他疾病，需要入院治疗低体温；只有浅表性冻伤的患者可在院外治疗，但必须要有治疗所需的资源，安排好后续处置。其他患者应转送到有治疗冻伤患者经验的医院。没有救治冻伤经验的医生常常会进行不恰当的截肢手术。一般来说，会有一条分界线将存活的组织与无法存活的干瘪组织区分开。然而，表面上的分界线常会掩盖延伸过界的存活组织。

六、非冻结性冻伤

非冻结性冻伤包括战壕足、浸渍足和冻疮。

战壕足和浸渍足都是由于长期暴露在湿冷环境中造成的，不会造成实际的组织冻伤。一般脚会受影响，但手也容易患非冻结性冻伤。战壕足是因为暴露在寒冷的陆地环境中形成的，而浸渍足是因为暴露在寒冷水中形成的。这些伤通常与不活动有关，需要几天时间才能完全发作；但是早期冻伤可能几个小时就会发作，尤其是反复地暴露。可能会发生冻结性冻伤和非冻结性冻伤的重复冻伤。

冻疮由患者局部结节性病变组成，是由于暴露在寒冷空气中形成的，寒冷空气的湿度低于战壕足和浸渍足所需的湿度。异常形式的冻疮，即马术冻疮，可能会影响骑手的大腿外侧。过河时短暂暴露在冷水中形成的冻疮已介绍过。

预防非冻结性冻伤最好的方法是戴手套、穿鞋，保持脚和手干燥，不能穿戴太紧。应每天检查一次脚，看是否有受伤的症状。容易得冻疮的运动员可能需要特别注意，保持手和脚温暖、干燥。

非冻结性冻伤的初步评估：第一阶段，暴露在寒冷环境中的战壕足和浸溃足，受伤的组织经常会完全麻木。肢体一开始是鲜红色，随后变苍白或白色。不复温受伤部位不会有疼痛或肿胀。第二阶段（充血），在从寒冷暴露地区转移后马上开始，一般会持续几个小时，有时会持续好几天。肢体变成有斑点的浅蓝色，但是有色皮肤会掩盖颜色变化。受伤区域仍感觉冰冷，麻木，可能会发生肿胀。长期的后遗症包括慢性严重疼痛和血液循环减少，增加进一步冻伤的风险。

冻疮要几小时后才会发病，在现场很难诊断。

非冻结性冻伤的治疗

可能危及生命的情况，如低体温，必须在治疗非冻结性冻伤前进行评估和治疗。应尽快把患者带去温暖的环境。

对于战壕足或浸渍足，目前没有标准的初始治疗方法。应尽快评估，并为受伤部位保暖。与冻结性冻伤不同，非冻结性冻伤区域不能迅速复温，因为治疗目标是缓解不适而非解冻受伤组织。如果确定了伤口没有冻伤，标准的治疗方法是在空气中慢慢复温。无论如何不能将非冻结性冻伤区域暴露在雪或冰里。如果冻伤还没有解冻，无论混合性冻伤和还是非冻结性冻伤，均需要快速为冻结部位复温（在 37～39℃的水中复温）。

应保持干燥并轻轻按摩来治疗冻疮。主动复温是治疗的禁忌证。

参 考 文 献

[1] Giesbrecht, G.G. (2000) Cold stress, near drowning and accidental hypothermia: a review. *Aviation, Space, and Environmental Medicine*, **71**, 733–752.

[2] Giesbrecht, G.G. & Wilkerson, J.A. (2006) *Hypothermia, Frostbite and Other Cold Injuries: Prevention, Survival Rescue and Treatment*. Mountaineers Books, Seattle, WA.

[3] Imray, C. & Castellani, J. (2012) Nonfreezing cold–induced injuries. In: Auerbach, P.S. (ed), *Wilderness Medicine*, 6th edn. Elsevier, Mosby, Philadelphia, PA.

[4] Luks, M. *et al.* (2010) Wilderness Medical Society consensus guidelines for the prevention and treatment

of hypothermia. *Wilderness & Environmental Medicine*, **21**, 146–155.

[5] McIntosh, S.E. *et al.* (2011) Wilderness Medical Society practice guidelines for the prevention and treatment of frostbite. *Wilderness & Environmental Medicine*, **22**, 156–166.

[6] Department of Health and Social Services. Division of Public Health. Section of Community Health and EMD. *State of Alaska Cold Injury Guidelines* (2014). www.hypothermia.org/hypothermia_Ed_pdf/Alaska–Cold–Injuries.pdf.

第 25 章 重度脱水与运动性中暑

Severe Dehydration and Exertional Heat Illness

Eunice M. Singletary **著**

陈 威 **译**

张琳琳 黎檀实 **校**

一、概述

在参加体育赛事前，运动员通常习惯预防性补水，因此重度脱水并不是赛场常见病。然而环境因素，尤其是持续几天的耐力比赛，在热应激期间会改变散热机制，导致脱水、电解质失衡和运动性中暑。脱水和轻度运动性中暑主要会影响运动表现。运动性热射病（exercise-associated hyponatremia，EHS）是一种会造成终末器官（最常累及中枢神经系统）损伤的危及生命的疾病，会引起心律失常、横纹肌溶解、液体和电解质紊乱、急性肾损伤、肝功能衰竭、凝血功能障碍，甚至死亡。运动性低钠血症（exercise-associated hyponatremia，EAH）是指在长达或高于 24h 的体力劳动或耐力运动后，血清或血浆钠水平低于正常低限的 135mEq/L，这是过度补水（例如，摄入速度＞1500ml/h）及持续分泌精氨酸血管加压素（抗利尿激素），继而导致尿排泄受损。EAH 的症状包括晕倒、明显的意识状态改变、癫痫发作，以及（或者）由脑水肿导致昏迷等，较为少见的是非心源性肺水肿和死亡。EAH 的体征和症状与中暑或脱水重叠，如果无即时检测（point of care testing，POCT），则难以诊断并进行正确的现场治疗。

本章节介绍在运动场上可能会见到的严重的可危及生命的疾病的院前紧急诊断和治疗，包括以下类型。

1. 重度脱水。

2. 运动性低钠血症（EAH）。

3. 运动性热痉挛［exercise-associated（heat）muscle cramps，EAMC］。

4. 中暑晕厥。

5. 运动性热衰竭（exertional heat exhaustion，EHE）。

6. 运动性热射病（EHS）。

二、场边观察与接近运动员观察

在比赛前，队医应留意环境情况，是否存在使运动员脱水或中暑的风险，是否有足够的物资和设备来治疗中暑。环境温度高、湿度高或"湿球黑球温度"（wet bulb globe temperature，WBGT）指数高会限制运动员通过汗水蒸发有效降温的能力。当连续几天赛场的 WBGT 指数高时，这给运动员的体温调节和保持体液充足的能力造成了巨大压力。

1. 运动员是否有足够的时间适应环境条件？

2. 确定运动员是否在没有任何预兆或相关损伤的情况下晕倒。晕倒前无外伤可能意味着有内在病因，如脱水、中暑、心律失常或低血糖。

3. 运动员在晕倒前是否出现协调障碍或意识模糊？如果运动员在高温环境下运动时出现精神状态改变，并且之前也没有受伤的话，则应怀疑 EHS，除非有其他诊断。昏厥与晕倒是严重脱水和 EHS 的常见症状，但精神状态不会有明显改变。

4. 查看患者是否无法活动或者有类似癫痫发作的行为。类似癫痫发作的行为可能是先前有的癫痫发作的结果，也可能与脑卒中或 EAH 有关。

重度脱水或中暑的初步评估

先快速评估现场环境，判断患者是否清醒。如果患者倒地但清醒，注意他们能否讲话、意识模糊或迷失方向。

- 有无明显汗毛竖立？
- 患者是否有休克表现且皮肤湿冷？
- 患者有无过度通气？

询问病史，问患者是否记得发生了什么，在事发前有什么症状。

1. 患者在倒地前是否感到头晕眼花、眩晕、呼吸短促或有任何痛感?

2. 患者是否有头痛、恶心、寒战、刺痛或肌肉痉挛?

3. 事发前采取了哪些预防性的水合疗法?

4. 有一直监测体重吗? 如果有, 是否有体重增加或减少的记录?

5. 患者有无基础疾病, 是否服用过任何可能导致脱水或中暑的药物?

如果患者倒地且无意识, 用 ABCDE 助记符法开始初步评估。如果患者无脉搏或呼吸暂停, 马上开始心肺复苏。重度脱水和运动性中暑可能与低血压、心动过速及呼吸急促有关, 但心脏停搏提示可能有其他的病因。

皮肤、黏膜及体温: 注意皮肤是大量出汗还是相对干燥。湿冷皮肤在 EHS 和脱水中较为常见。

1. 有无眼窝凹陷?

2. 皮肤弹性是否下降?

核心体温是一个重要的生命体征, 需要与中暑、脱水和 EAH 区分开。如可行, 尽快用能读出较高温度的直肠温度计来测量核心体温。EHE 有如下症状。

1. 皮肤暖或热。

2. 脱水的体征。

3. 体温在 38.5~40℃。

4. 热衰竭时, 汗毛竖立是一个常见现象。

EHS 与核心体温 > 40℃有关。当高烧伴有精神状态改变, 且无头部创伤时, 热射病可能是病因。

血压和脉搏: 重度脱水和热射病与低血压有关, 这可能会导致脉搏细弱以及毛细血管再充盈延迟。心动过速是脱水与中暑的常见临床表现。

肺和肌肉骨骼系统: 尽管可能有呼吸急促, 中暑时肺部听诊通常是清音。肺水肿和呼吸窘迫可能提示有 EAH。肌肉痉挛、抽搐和强直偶发。

神经系统: 对于热射病 / 高热, 以意识状态改变为形式的神经学表现是必要条件, 并将其与中暑的其他类型区分开。核心体温正常或轻微升高引起意识改变可能提示有 EAH。

三、脱水、运动性低钠血症和中暑的赛场管理

患有中暑或脱水且无意识状态改变的运动员应移至阴凉处或凉爽的室内休息区,让他们在补水的同时进行休息。建议用冷水或电解质补充液来进行口服补水,其目标是在1h内摄入1～2L,可能需要24～36h来充分补液。如果运动员不耐受口服补液(由于呕吐或病情的进展),则需要静脉输注生理盐水或D_5生理盐水,同时评估终末器官的损伤情况。如果运动员疑似有中暑相关损伤,应在设备齐全的医疗机构中观察病情的进展情况。

> EHS是一种紧急医疗情况,需要立即开始治疗,快速降低核心体温。

在快速降温的同时必须开始心肺复苏和稳定病情。为患者遮阳或迅速将他/她移至阴凉处。最有效的降温方法是用冷水浸泡患者的肩部,这一步可用装满冰水的充气式水池或浴缸来完成。如果无法用冷水浸泡,可用浸泡过冰水的床单覆盖在患者身上,包括头部,每隔几分钟更换或重新冷却床单,以便持续使用冷床单。湿润的床单可通过蒸发来增强冷却效果,可用风扇或扇风来增强冷却效果。冰袋冰敷前颈部、腋窝和腹股沟可有效辅助降温,单敷一个部位则无效。如果无法获取冰,可用大量的自来水不断打湿床单,然后用风扇加快蒸发冷却过程。

对提示有EAH症状的运动员的赛场治疗取决于能否行POCT诊断低钠血症,以及有无严重的神经系统或呼吸系统症状。鉴别EAH、脱水或中暑也很重要,向EAH患者提供等渗或低渗的液体会加重低钠血症,导致不良预后。

首先,评估容量状态。如果有低血压,建议静脉输液;如果为疑似有EAH的低血压患者,应避免输注低渗液体。然而在少尿时可能会发生EAH,这增加了EAH与脱水的鉴别难度。

脱水需要补液,如果限制液体则会导致急性肾衰竭,或在横纹肌溶解时导致进一步的损伤。因此,必须权衡对疑似EAH患者限制液体的益处及潜在危害。

1. 无法行POCT测定血钠时

如果患者血压稳定,有疑似轻度EAH的症状,并且无法POCT测定血

钠时，则可以采取限制液体或口服高渗液治疗（如果可以耐受）。例如，在100ml 的水中用 3～4 块咸味零食，直到尿量恢复。如果患者的神经系统症状持续恶化，应考虑静脉输注 3% 高渗盐水 100ml，在安排转送至医疗机构时可每隔 10min 重复两次。

EAH 难以识别，如果赛场或运动员医疗站的治疗失败，应立即将患者转移至高级医疗机构治疗，应告知急救人员和医院人员该疑似诊断。如有呼吸系统症状，应给予氧疗，氧流量为 2～4L/min。

2. 可行 POCT 测定血钠时

如果 POCT 确诊了 EAH，根据有无神经系统或呼吸系统症状来进行治疗。如无上述症状，确诊低钠血症者应限制液体摄入，摄入咸的零食或高渗（约 9%）生理盐水，例如在 100ml 的水中放入 3～4 块咸味零食，直到尿量恢复。如果神经系统症状加重，应迅速启动治疗，经外周静脉输注 3% 的高渗盐水 100ml，输注时间应在 60s 以上。如果脑部症状没有改善，每隔10min 重复用高渗生理盐水治疗，再使用两剂，并准备将患者转送至紧急医疗机构进一步治疗。

如果有疑似重度 EAH 的症状，POCT 钠水平 ≥ 135mmol/L，应考虑其他的可能诊断，如低血糖或热射病。

四、具体情况

（一）严重脱水

脱水是指由低渗性体液的净丢失引起的高渗性低血容量状态，是由运动或热应激引起的汗液流失、液体摄入量不足或尿糖升高引起渗透性利尿造成的。除腹泻外，胃肠道液体的流失可以忽略不计，这常见于旅行期间。尿量随水平衡调节机制而变化，平均每天 1～2L，因此净增水量相当于失水量。对于运动员而言，补水指南可用来最大限度减少水分缺乏，但需要的水分要根据运动员的活动、体型以及运动员生活和训练的环境而变化。

当由于体液流失过多或摄入不足而打破了体液平衡时，就会发生脱水。在温暖、炎热的环境下，一旦脱水进展至体重下降 > 2%，人体的运动能力就会开始下降，这可能是脱水的唯一迹象或症状。随着脱水的加重，运动表现相应地下降，会出现更多的体征和症状。当脱水伴严重高钠血症时，体温调节能力受限，神经系统症状可能预示脑水肿、颅内出血、出血性梗死和永久性脑损伤。脱水是发生热衰竭和 EHS 的危险因素。重度脱水的症状包括头痛、头晕、疲劳、口渴、站立不稳或晕厥。

表现

1. 皮肤弹性降低、眼窝凹陷、出汗减少及口腔黏膜干燥。

2. 脉率上升、脉搏细弱，以及毛细血管再充盈延迟。

3. 血压从正常、偏低到过低。

评估有脱水体征和症状的运动员时，存在三联征，即口渴、体重下降和（或）尿液浓度增加者可被诊断为脱水。

治疗

1. 开始治疗时，用为运动员制订的补水方案来进行预防。

2. 一旦发生过度脱水（体重较基线体重下降＞2%），体重每损失 1kg，运动员应饮用约 1.5L 的液体，并且应随着时间推移重复进行并补充足够电解质，而非单次大量补液。

3. 咸味零食和饮料可通过刺激口渴中枢以及导致水钠滞留，促进快速且完全的恢复。

4. 除非运动员对口服补液不耐受，否则通过静脉输液来补液没有任何益处。

5. 重度脱水（体重下降＞7%），伴生命体征异常，可静脉输液生理盐水或 D_5 生理盐水。如果已知基线身体质量指数，可通过生物电阻抗测量或体重来算出所流失的液体，但处于静态平衡位或有低血压时，这些数据很难获得。尿渗透性和比重（specific gravity，SG）是检测含水量的其他方法，含水度 SG 的正常比值＜1.020g/ml。

（二）运动性低钠血症

运动性低钠血症（EAH）的定义为在持续性运动期间或运动后 24h 内，血清或血浆钠含量迅速降低至 135mmol/L 正常参考值范围以下。在多达 50% 的病例中，EAH 可能是无症状的。根据运动时长以及运动形式不同，有症状的 EAH 的发生率也不同，马拉松和超级马拉松赛选手的发生率接近 38%。轻度症状包括疲劳、虚弱、恶心、呕吐、头痛、头晕和少尿。更严重的症状包括精神错乱、反应迟钝、昏迷、癫痫发作和呼吸窘迫。EAH 的病因是由于精氨酸加压素的持续分泌，液体摄入过多以及尿量减少。对于运动员来说，主要的风险是过度补水，这可在运动中体重增加表现出来。其他可能的因素包括汗液中钠流失过多，无法调动钠存储，以及心房和脑利钠肽升高。

表现

1. 体温正常或轻微升高。

2. 心动过速以及体位性低血压。

3. 不同程度的意识状态改变、反射亢进、癫痫和昏迷。

4. 非心源性肺水肿伴呼吸急促和脉氧仪测定显示缺氧。

5. POCT 测量血清钠 < 135mmol/L。

治疗

1. 如果无法进行 POCT

(1) 轻度症状：限制液体或口服咸味零食，高渗溶液，例如在 100ml 水中加入 3～4 块咸味小食，直到尿量恢复。

(2) 神经系统症状加重或重度 EAH：输注 3% 高渗盐水：外周静脉输注 100ml，输注时间 60s 以上；如果没有改善的话，每隔 10min 重复两次。

(3) 由 EMS 将患者转送至医院，并告知医务人员可能存在重度 EAH。

(4) 如果无法获取高渗盐水，使用生理盐水，避免低渗液体。

(5) 给有呼吸窘迫的患者吸氧，氧流量 2～3L/min。

2. 如果可以进行 POCT 钠检测并确诊低钠血症

(1) 轻度症状：可通过液体限制或口服高渗盐水 / 咸的食物来治疗，直到尿量恢复。

(2) 症状加重或重度症状

① 输注 3% 高渗盐水；外周静脉输注 100ml，输注时间 60s 以上；如无改善，每隔 10min 重复 2 次。

② 转送至医院，告知医务人员可能存在重度 EAH。

③ 给有呼吸窘迫的患者吸氧，氧流量 2～3L/min。

（三）运动性热痉挛

运动性热痉挛是指手臂、腿部或腹部的短暂、剧烈的肌肉痉挛，与脱水、肌肉疲劳和电解质缺乏有关，尤其是不能适应高温时。大量出汗伴有大量钠的流失很容易引起痉挛。

表现

1. 生命体征正常，或有疼痛和剧烈运动导致的生命体征变化。

2. 可能有大量出汗。

3. 明显的肌肉痉挛。

治疗

1. 轻轻地拉伸和理疗按摩受影响的肌肉。

2. 休息。

3. 口服补充含电解质的液体。因胃肠道刺激避免直接口服盐的片剂。

（四）中暑晕厥

热晕厥或昏迷是由于皮肤或骨骼血管系统的积血引起的。最常见于未适应气候、脱水的人群，在长时间站立后，或平卧或坐位后快速改为站立位。

表现（可能与脱水类似）

1. 血压和脉搏随体位变化。

2. 体温正常。

治疗

1. 将患者移至阴凉处。

2. 鼓励口服补液。

（五）运动性热衰竭

运动性热衰竭（EHE）是一种轻度到中度的中暑，无法维持心排血量。经常与脱水和核心体温上升至 38.5～40℃有关。在温度相对低的地方也会发生 EHE，但更多见于温度＞33℃，风速＜2m/s 的环境，以及患者 BMI＞27 合并脱水的情况。相对 EHS，EHE 更多见于高湿度的环境下，因出汗蒸发降温机制受阻。EHE 可以恶化到更严重的形式，使终末器官受损。症状包括头痛、恶心、疲劳、运动表现差、头晕和呕吐。在高温环境下训练 7～9 天已被证实可提高耐受性并降低发生 EHE 的风险。

表现

1. 患有 EHE 的运动员可能会也可能不会倒地。

2. 皮肤：出汗，汗毛竖立，脸色苍白，可能出现皮肤肿胀。

3. 低血压：心率和呼吸速率上升。

4. 核心体温在 38.5～40℃。

5. 意识状态检查正常、无神经系统受累表现以及核心体温≤40℃，有助于区分重度 EHE 与 EHS。

治疗

1. 将患者移至阴凉处，保持平卧位或仰卧位，直到血压正常，僵直状态改善。

2. 松解紧绷或多余的衣物。

3. 口服＜6% 含碳水化合物电解质溶液进行补液，第一个小时目标为1～2L；如果口服补液不耐受，静脉输注生理盐水。

4. 启动有效降温，可采用蒸发法或冰袋冷敷。

5. 监测意识状态、核心体温、体重和尿比重。一旦症状改善，临床判断稳定，让朋友或家属把运动员带走，继续休息并补水。

6. 当天不允许运动员返回继续训练。如果 EHE 症状较轻，运动员可在24～48h 内恢复训练。

（六）运动性热射病（EHS）

EHS 是一种紧急医疗情况，其定义包括如下内容。

- 在倒地时体温过高（核心体温＞ 40℃ ）。
- 多器官功能衰竭，常累及中枢神经系统。

在湿热的环境下剧烈运动（尤其是 WBGT ＞ 28℃时），缺乏适应高温的能力，身体状况欠佳是主要危险因素。然而，如果产热量超过了散热量，即使训练有素且能适应环境的运动员也会在高强度的运动中发生 EHS。在无重度脱水的情况下，也可能发生 EHS。

EHS 包括以下危险因素。

- 肥胖。
- 缺乏高温适应能力。
- 在高温环境下连续训练多日的累积效应。
- 脱水。
- 既往 EHS 病史。
- 睡眠不足。
- 汗腺功能障碍。
- 日晒。
- 病毒性疾病。
- 腹泻。
- 使用具有抗胆碱能作用、可能会抑制出汗的药物。

最初的体征和症状可比较轻微，包括不合理的或不寻常的行为，言语不当，行动笨拙或踉跄，易怒和头痛等。症状可进展为困惑、过度通气、呕吐、癫痫发作、晕倒或意识丧失。一旦出现行为或性格的变化，应进行 EHS 的评估。

表现

1. 核心体温＞ 40℃。
2. 收缩压 BP ＜ 100mmHg，心动过速和呼吸急促。

3. 休克的表现，皮肤湿冷。

4. 不同程度的中枢神经系统功能障碍，从意识模糊到反应迟钝、癫痫发作或昏迷。

治疗

1. EHS 的识别对患者能否存活极为重要。

2. 保持气道开放。立即启动全身降温，降至 < 39℃以下。如无其他危及生命的并发症，降温应尽可能现场完成，然后再转至高级医疗机构。

3. 降温

(1) 最好全身都用冷水浸泡。

(2) 如果无法全身冷水浸泡，可用冰水浸泡过的毛巾或床单盖住头部、躯干和肢体，并迅速更换毛巾。

(3) 用湿床单蒙住或盖住患者并扇风也有用，但最有效的还是相对湿度低而蒸发冷却发生的时候。

4. 建立大孔径的静脉通道，开始用生理盐水补液。

5. 解热药无效，不推荐使用。

6. 转运至医院；如果在降温措施的作用下运动员的意识状态恢复正常，不允许返回比赛。出院后 1 周，可逐步恢复训练。

参考文献

[1] American College of Sports Medicine, Sawka, M.N., Burke, L.M. *et al.* (2007) American College of Sports Medicine position stand. Exercise and fluid replacement. *Medicine & Science in Sports & Exercise*, **39** (2), 377–390.

[2] Armstrong, L.E., Casa, D.J., Millard–Stafford, M., Moran, D., Pyne, S.W. & Roberts, W.O. (2007) American College of Sports Medicine position stand: exertional heat illness during training and competition.

Medicine & Science in Sports & Exercise, **39** (3), 556–572.

[3] Brad L. Bennett, Tamara Hew–Butler, Martin D. Hoffman, Ian R. Rogers, Mitchell H. Rosner (2013). Wilderness Medical Society Practice Guidelines for treatment of exercise–associated hyponatremia. *Wilderness & Environmental Medicine* **24**, 3, 228–240, DOI: 10.1016/j. wem.2013.01.011.

第 26 章　低血糖症和高血糖症

Hypo- and Hyperglycemia

Kathryn E. Ackerman　　David McDonagh　**著**

杨　丽　**译**

潘　菲　周建新　**校**

　　糖尿病（diabetes mellitus，DM）是一种慢性内分泌紊乱，其特征是由于胰岛素分泌下降、胰岛素作用降低，或两者共同作用引起的高血糖症。虽然许多患有糖尿病的运动员都得到了很好的控制，但体力活动的改变，以及糖尿病治疗和（或）饮食的变化可能会引起无法预料的低血糖。长期高血糖在患有糖尿病的运动员中不常见，但在短距离疾跑和极高强度的运动中常见短暂性高血糖。

　　1 型糖尿病在所有糖尿病病例中占 10%～15%，其特征是胰岛 B 细胞被破坏，导致胰岛素分泌不足，但胰岛素敏感性正常。2 型糖尿病在其他 85%～90% 的病例中占绝大多数，其特征是胰岛素分泌和胰岛素敏感性的异常变化。在没有得到良好控制的阶段，这两种糖尿病都会增加肝脏葡萄糖输出，减少肌肉和脂肪组织中的葡萄糖摄取。然而，总的来说，只有患有 1 型糖尿病的患者才会有严重脂肪分解导致糖尿病酮症酸中毒（diabetic ketoacidosis，DKA）的风险。

　　随着人们对遗传因素和环境诱发因素认识的加深，糖尿病的各种继发原因已被认识，新的糖尿病类别也在增加。但对于考虑治疗方法的队医而言，更重要的是要知道患者的糖尿病是类似于 1 型还是 2 型。同样，知道运动员的总体情况和糖尿病控制情况，对于预测他们自身对运动活动和医疗治疗的反应也很重要。因此，在本章节中，糖尿病的变化仅指 "1 型" 和 "2 型"。

一、低血糖症

在运动中，许多因素会导致低血糖。这些因素包括运动强度和持续时间、开始训练前的血糖浓度、运动与饮食的时间关系、基础／注射胰岛素剂量、体能训练水平、运动员胰岛素敏感度及运动反调节反应的充分性。

在非糖尿病人群中，运动时胰岛素水平在运动过程中会降低，但对于胰岛素依赖的糖尿病患者而言，胰岛素水平并不能随着运动而降低。胰岛素的增加会阻碍肝脏葡萄糖产生，导致在运动开始后 30～60min 发生低血糖，尤其会发生在长时间的有氧运动中。反调节性激素（如胰高血糖素、儿茶酚胺、生长激素和糖皮质激素）在有神经病变或低血糖频繁发作的患者中可能分泌不足。此外，运动可提高骨骼肌内胰岛素的敏感度，导致运动后迟发性低血糖发作，通常发生在运动员晚上睡觉时。事实上，对于 1 型糖尿病的患者而言，运动能将发生重度低血糖的风险延长至活动停止后的 31h，这是一种潜在的危险情形。

重度低血糖的临床发现

用已知的助记符号"警觉、语言刺激反应、疼痛刺激反应或无反应"（AVPU）进行包含基础神经系统检查在内的初步评估。患者可能无反应，或对语言或疼痛刺激反应较慢。

发现：一开始会有轻微的症状。如果血糖持续下降，可观察到神经系统低血糖症状，包括疲劳、视线模糊、认知能力受损、协调能力丧失、攻击性、意识混乱、癫痫发作和失去意识。

治疗：检测血糖。如果患者无意识和（或）无法摄入糖类，出现血糖低的情况。

选项 1：给予葡萄糖。给予 25ml 的 50% 葡萄糖溶液静脉推注，约 10min 后再次测血糖。患者恢复意识后，让其口服补充碳水化合物。

选项 2：给予胰高血糖素。注射胰高血糖素，例如使用胰高血糖素急救盒（需要混合预装的药粉和稀释溶液）。将混合物（1ml）肌内或皮下注射。以此方式给予 1mg 的胰高血糖素，正常反应时间约为 10min。与葡萄糖一样，一旦患者恢复意识就让其口服补充碳水化合物。注射胰高血糖素 10min 后再次监测血糖。

选项 3：如果运动员对胰高血糖素或 50% 葡萄糖没有反应，迅速将其转送至医院。给予另一剂的胰高血糖素 1mg 肌内或皮下注射，或 50% 葡萄糖 50ml 静脉注射。如果运动员恢复意识，可以吞咽，让患者口服复合碳水化合物（如甜甜圈、饼干）。

在现场或医疗机构中应对患者进行监测，只在患者血糖正常、临床表现正常时才能出院。不建议在同一天返回赛场参加比赛。值得庆幸的是，大多数训练有素的糖尿病运动员都清楚自己的疾病以及如何救治。

在实践中，治疗低血糖可能会有不同的解决方案，有些专家建议输入 20% 葡萄糖溶液，而不是较高的 50% 葡萄糖溶液。应遵循当地和国际治疗指南。

轻度低血糖的临床发现

症状： 发生低血糖时的血糖水平存在个体差异，低血糖症状也不一样。早期自我感觉的症状包括出汗、心动过速、心悸、饥饿、焦虑、发抖、头痛和头晕。总的来说，低血糖的征兆和症状会在血糖值下降至 70mg/dl（3.9mmol/L）时发生。区分剧烈运动引起的疲惫和早期低血糖症状还是很有挑战性的。

治疗

场景 1

清醒患者有低血糖症状，血糖值在 50～70mg/dl（2.8～3.9mmol/L）。

给予 15g 的速效药（如葡萄糖片和蜂蜜）或液态糖类（如果汁和含糖丰富的饮料）。15min 后再次检测血糖，如果血糖值还是低，再给予 15g 速效糖类，并加上 15g 的复合碳水化合物（如甜甜圈、饼干）。

15min 后再次测血糖，如果血糖值在正常范围内，运动员没有服用长效降糖药，并且感觉好了很多，监测 15～30min，然后可以考虑返回比赛。如果运动员在服用长效降糖药物，继续监测，直至药效高峰期过了之后再允许返回比赛。

场景 2

清醒患者有低血糖症状，血糖值≤ 50mg/dl（2.8mmol/L）。

运动员一般会有一些神经系统症状。给予口服 25～30g 速效药或糖类饮料。

15min 后再次测血糖。如果血糖值还是低，再次给予 15g 速效糖类，加上 15g 的复合碳水化合物。继续监测血糖，补充糖类，直到血糖值恢复正常。不允许在同一天返回赛场比赛。

当胰岛素依赖性糖尿病的运动员禁食或参加耐力运动时，更容易发生轻度低血糖反应。

二、高血糖症

运动可能导致糖尿病患者发生高血糖。对于在接受胰岛素治疗和（或）基线控制差的运动员而言，运动（尤其是高强度、无氧运动）会导致血糖增高，最终可能导致 DKA。高强度运动与儿茶酚胺、游离脂肪酸和酮类增加有关，这些都会降低肌肉葡萄糖利用率，使血糖升高。对于糖尿病控制好的运动员，这些变化可能是短暂的（在 30～60min 内下降），但是对于胰岛素平衡差的运动员，体育表现的压力会升高反调节激素，导致持续高血糖症。

高血糖症的临床发现

症状一般直到血糖超过 200mg/dl（11mmol/L）才会表现出来。

与低血糖一样，有些症状会在早期表现出来，可使运动员能够适应运动量、调整饮食摄入或接受药物治疗。

早期症状包括尿频、口渴加剧、视物模糊、头痛和疲劳。

如果不治疗高血糖，可能会发展成 DKA。其症状包括恶心、呕吐、口干、呼吸困难、虚弱、意识混乱、昏迷、腹痛，以及呼吸时有典型的烂苹果气味。

治疗

1 型糖尿病

250～300mg/dl（13.9～16.7mmol/L）：检查尿酮体，如果阳性，不能允许训练；如果是阴性，可以进行体育活动。

＞300mg/dl（16.7mmol/L）：检查尿酮，如果阴性，可谨慎进行训练。

2 型糖尿病

≤350mg/dl（19.5mmol/L）：可以训练。

＞350mg/dl（19.5mmol/L）：不能允许训练；补水，并调整胰岛素剂量/饮食方案。对于有意识状态改变且 15min 内没有改善的运动员，应立即送往医院。

（一）胰岛素泵

使用胰岛素泵的运动员通过持续的皮下注射来接受胰岛素。可能一整天的基础胰岛素量都一致（例如，24h 内 1.0U/h），或有变化（例如，午夜到上午 6 点，0.5U/h；上午 6 点到中午 12 点，1.2U/h；中午 12 点到下午 5 点，1.0U/h；下午 5 点到午夜，1.4U/h）。此外，使用胰岛素泵的患者可以在餐前额外给予单次剂量的胰岛素。参照注射胰岛素指南，可以在运动前根据比赛调整并纠正胰岛素泵设置（表 26-1）。

表 26-1　可注射型胰岛素调节指南 *

活　动	运动时长	胰岛素峰值调整
低、中或高强度	＜30min	无须调整
低强度	30～60min	下降 5%
中等强度	30～60min ＞60min	下降 10% 下降 20%

（续　表）

活　　动	运动时长	胰岛素峰值调整
高强度	30～60min ＞60min	下降20% 下降30%

*.个体有差异

依据运动量和运动员表现，使用胰岛素泵患者可以在运动期间中断使用泵，换成注射胰岛素治疗。如果在体育活动前摘除泵，会增加高血糖的风险，应相应地使用长效注射型胰岛素。如果在运动中继续使用泵，泵故障或脱落（例如因为碰撞或出汗）可能会导致高血糖、胰岛素过多以及随后的低血糖。应用胰岛素泵的运动员如果既往有过低血糖或高血糖发生，应在运动员评估开始时检查胰岛素泵功能。

（二）持续血糖监测

持续血糖监测（continuous glucose monitoring，CGM）系统是将一个小的传感器插在皮肤下方来检测组织液中的葡萄糖水平。传感器可放置数天到1周，然后必须更换。传输设备将血糖水平的信息发送至无线监测器。因为目前可用的CGM设备不像标准血糖仪那样精准可靠，需要经常与常规血糖仪进行校准。

（三）比赛前给糖尿病运动员的建议

每一位患有糖尿病的运动员应对训练及比赛有一个治疗计划。

应该检查空腹血糖。运动前的一餐应在活动前1～3h摄入，应食用低升糖指数食物，并且要包括蛋白质，以确保葡萄糖持续吸收而又过快地吸收。在即将开始活动前，运动员应再次检查血糖，理想的血糖值是120～180mg/dl（6.7～10mmol/L）。在整个体育活动期间，运动员应持续监测血糖变化，需要时补充糖类，依据基线控制情况和运动强度每30～60min持续补水分并再次评估。

随着运动员对于血糖控制和训练习惯的了解，可延长这些时间间隔。优秀的运动员通常知晓自身对运动的反应，知道什么时候额外摄入碳水化合物，或者根据运动时长和（或）症状监测血糖。接受胰岛素治疗的运动员应在远离运动肌肉的部位注射胰岛素，并且要在运动前约 1h 注射，因为运动、按摩和热会增加吸收率。如果可能的话，运动员应预估比赛的强度和时长，以便更好地调节胰岛素剂量和碳水化合物的摄入量。

参 考 文 献

[1] Albright, A., Franz, M., Hornsby, G. et al. (2000) American College of Sports Medicine position stand. Exercise and type 2 diabetes. *Medicine & Science in Sports & Exercise*, **32** (7), 1345–1360.

[2] Colberg, S.R. et al. (1997) American College of Sports Medicine and American Diabetes Association joint position statement. Diabetes mellitus and exercise. *Medicine & Science in Sports & Exercise*, **29** (12), i–vi.

[3] Beazer, R.S. (2007) *Joplin's Diabetes Desk Book – A Guide for Primary Care Providers*, 2nd edn. Joplin Diabetes Center, Boston.

[4] Chu, L., Hamilton, J. & Riddell, M.C. (2011) Clinical management of the physically active patient with type 1 diabetes. *Physician and Sportsmedicine*, **39** (2), 64–77.

[5] http://www.diabetes.org

[6] http://www.insulindependence.org

[7] Inzucchi, S.E. (2007) *Diabetes Facts and Guidelines*. Yale Diabetes Center/Takeda, New Haven.

[8] Jimenez, C.C., Corcoran, M.H., Crawley, J.T. et al. (2007) National athletic trainers' association position statement: management of the athlete with type 1 diabetes mellitus. *Journal of Athletic Training*, **42** (4), 536–545.

[9] Modigliani, G., Iazzetta, N., Corigliano, M. & Strollo, F. (2006) Blood glucose changes in diabetic children and adolescents engaged in most common sports activities. *Acta Biomedicine*, **77** (**Suppl 1**), 26–33.

[10] Sigal, R.J., Kenny, G.P., Wasserman, D.H., Castaneda-Sceppa, C. & White, R.D. (2006) Physical activity/exercise and type 2 diabetes: a consensus statement from the American Diabetes Association. *Diabetes Care*, **29** (6), 1433–1438.

第27章 伤口处理

Wound Care

David McDonagh　Sally Whitmore　**著**

潘　菲　**译**

陈　威　周建新　**校**

　　伤口在运动中很常见，可以表现为瘀斑、擦伤、烧伤、撕裂伤、刺伤、水疱，或所有这些表现的组合。运动员往往将小伤口视为正常"磨损"的一部分，最多只表现为轻微的刺激症状。然而，如果不及时治疗或治疗不当，看似小的伤口也可能会导致严重的感染，以至于运动员长时间无法进行剧烈运动。

一、赛场或场边治疗

　　遵循 ABCDE 助记符方法（参见第 3 章），记住在气道和呼吸评估之前必须控制潜在危及生命的大出血。如果有医疗专业人员组成的医疗队在场，一名队员应该立即处理灾难性的大出血，而其他队员则评估气道、呼吸和循环。每个医疗队必须能提供一系列相应的敷料、压迫敷料、止血敷料，如果有严重出血的危险，还应该提供旋压式止血带（参见第 6 章）。赛场医疗队的每一位队员都必须熟悉所有敷料（包括旋压式止血带）的使用和适应证。

　　用瓶装水清洗伤口，并快速评估伤口的范围。在一些运动项目中（如果国际体育联合会允许的话），可以冲洗、清洁小伤口，然后用非黏性敷料包扎，最后环形缠绕压力绷带来阻止轻微的静脉渗血。伤口缝合或最终伤口治疗可以等到比赛结束后再进行，特别是在主要比赛中。这在另外一些运动项目中是不可行的，因为运动员离开赛场将导致被取消比赛资格。如果需要进一步的伤口评估或治疗，建议将运动员转移到运动员医疗站进行最终治疗。

在决定进一步治疗之前，要评估所有伤口是否存在潜在的结构性损伤，并确定伤口是清洁伤口、清洁污染伤口，还是污染 / 感染的伤口。

评估伤口时必须考虑下列因素。

- 是否有明显的出血？
- 是动脉出血还是静脉出血？
- 如果在持续用手按压的情况下仍有动脉出血，考虑有必要进行动脉结扎。如果可以结扎，医生要有所需的技术，然后将运动员转移到运动员医疗站进行缝合；如果不能结扎，应将运动员转移到医院进行手术治疗。
- 一旦出血得到控制，要评估伤口大小，如深度（表层、部分厚度或全厚度）、长度、宽度等。
- 注意伤口的解剖位置及其与固定解剖标志、锁骨上线、锁骨中线、肚脐的距离等关系。
- 在考虑闭合伤口之前，检查伤口底层或附近结构的功能。
- 仔细检查伤口中是否有异物，并必须在病历中记录。
- 注意受伤时间，记录好病史，并将伤口按如下分类：①清洁和清洁污染伤口（清洁伤口在运动环境中是不太可能的），清洁污染伤口是指正常但有定植组织的伤口；②污染伤口是有异物或感染物质的伤口；③感染伤口是有脓液的伤口。

伤口分类对治疗很重要，清洁伤口应立即缝合，清洁污染伤口通常可以缝合；但污染和感染伤口需要保持开放，口服抗生素治疗，进行二期缝合。大多数因运动造成的伤口可以归类为清洁污染伤口，尽管一些伤口认为可能已经被污染。

如果清洁和清洁污染伤口超过 6~8h 未缝合（对这个时间截点有不同的意见），许多人建议清洗伤口并保持开放，然后在 48h 后延迟一期缝合。同时要口服抗生素治疗。

- 伤口可以用伤口胶带、胶条和伤口胶处理吗？是否需要缝合？
- 考虑将运动员转移到运动员医疗站闭合伤口。是使用伤口胶带、伤口胶，还是使用缝线来闭合伤口（见下文）？
- 运动员应该转送到医院治疗吗？运动员还能返回赛场参加比赛吗？

二、伤口位置

伤口位置与是否可能发生并发症，是否需要监测，以及是否需要住院治疗有关。如果怀疑肌肉、韧带、大神经或关节腔损伤，千万不要闭合伤口。如果怀疑有上述损伤，用湿盐水绷带包扎伤口，并将患者转移到医院进行进一步评估。

评估伤口的长度、深度和位置，是否还有出血，以及邻近的重要结构（泪腺、面神经等）。检查潜在的骨折很重要，如果有骨折，应通过轻微按压来阻止动脉出血。头皮伤口导致的动脉出血表明可能有潜在的颅骨骨折，因此需要评估患者的神经系统状态。

伤口应使用生理盐水清洗，并用湿生理盐水敷料包扎。在赛场上用生理盐水清洁皮肤和冲洗伤口时注意保护好伤者的眼睛。建议彻底清除异物，然后用生理盐水绷带轻轻按压伤口。一旦运动员被转移到运动员医疗站，就可以进一步评估和治疗。医生必须了解自己的手术能力是否可以完成缝合，特别是在进行手部或面部缝合时。面部有几个区域的缝合需要精准的手术技巧，特别是撕裂伤累及唇红部、鼻孔、眉毛和泪管时。

如果决定缝合，则必须重新检查和清洗伤口。如果必须要行清创手术，要考虑将运动员转到专科诊所进行手术治疗。同样，如果有底层潜在的结构损伤，也要将运动员转送到专科治疗。

如果一切正常，决定缝合伤口，选用简单的单丝 4–0 或 5–0 不可吸收缝合线缝合。如果有相应的手术能力，可以尝试行皮内或皮下缝合，以提高美容效果。用几条皮肤胶带加固缝合的伤口，最好与伤口成 90° 角粘贴。对于面部伤口，建议 5 天后拆线，随后再使用皮肤胶带支持 7 天；这样会减少形成瘢痕，避免留下"拉链样"瘢痕。一般上肢缝合伤口 12 天拆线，躯干、下肢和跨大关节的缝合伤口 14 天拆线。如果怀疑伤口有污染，建议预防性使用抗生素。

较大的撕裂伤，特别是伴有组织缺损的撕裂伤应转到专科医院进行治疗。转运前可以尝试止血、清洁和冲洗伤口，清除异物，用无菌生理盐水绷带覆盖伤口或者用无菌生理盐水敷料轻轻包扎伤口。

三、重新评估伤口和更换敷料

对于大多数需要治疗的伤口，建议在 24h 后重新检查伤口，检查敷料的完整性和任何感染迹象。检查的实际范围以及是否需要更换敷料依赖于医务人员的专业判断。

特殊的伤口 / 损伤

1. 口腔、舌和嘴唇的撕裂伤（参见第 15 章）

这些损伤最好在医疗站治疗。大多数口腔撕裂伤应该缝合治疗，而一些较小的撕裂伤可以不用缝合。比赛结束后，建议运动员经常漱口，进流食数日，以避免食物残渣滞留。舌头上的伤口可能也需要缝合，特别是伤口深或者有明显出血的伤口。

如果需要缝合嘴唇，则在伤口两侧注射局部麻醉药和肾上腺素，要注意避免再次刺穿嘴唇，因为这通常会导致更多的出血。等待 5min，让注射引起的肿胀消失，有助于准确的对位。彻底冲洗伤口，如果可能的话，将缝合线缝在嘴唇的颊部，以及（或者）在唇体内放置皮下可吸收缝合线，这样可能允许用伤口胶带和胶黏住嘴唇前部，以达到更好的美容效果。

如果伤口穿过唇红部，仔细地排列以及适当调整解剖边界结构很重要。可以将第一条缝合线穿过唇红部伤口两侧实现这一点，也可以在缝合前用笔标出唇红的边界。然而，由于唇红部没有明确的定界或因肿胀的影响，很难评估唇红边界。如果需要很好的美容效果，考虑将伤者转诊到专科病房进行治疗。

2. 眼睛周围的撕裂伤（参见第 14 章）

注意眼睛和鼻子周围的伤口。涉及眼睑的伤口应转诊给专科医生；同样，眼睛中间的伤口可能会累及泪器，也应该转送至专科治疗。

3. 颞区撕裂伤

累及颞浅动脉的撕裂伤可能导致大出血。有两种可能的治疗方案，即外部压迫（通常是最佳选择），或者在出血动脉近心端进行深广缝合（使用 3-0 不可吸收缝线），缝合线穿过皮肤至骨，从下方包绕动脉，然后再从皮肤穿出打结。这种闭合式缝合不需要切开皮肤，可以帮助阻止大出血，但需要相应的手术技巧和经验。然后患者应转送至医院进一步观察。

4. 面神经撕裂伤

深度撕裂伤可切断眼眶上、声门上、眼眶下、面部或三叉神经。急诊医生必须知晓这些神经的解剖位置，并在缝合前测试其感觉和运动功能。如果发现有神经损伤，建议用盐水浸湿的绷带压住伤口，并转送到医院继续治疗。

5. 关节上的撕裂伤

关节上的伤口缝合前需要进行适当的临床评估。膝关节和手关节的伤口并非不常见，伤口可能导致局部和远端的肌肉、肌腱、韧带或关节腔功能障碍。如果组织完整且功能正常，应评估伤口有无出血。如无出血，彻底清洗后缝合伤口，并使用可拉伸的弹力绷带包扎，以防止术后肿胀和出血。

6. 头皮伤口

头皮伤口可导致大量静脉出血（参见第 10 章）。

7. 握拳咬伤伤口

被人咬伤的情况确实会发生，可能是故意的，也可能是意外的。典型的伤口是另一名运动员牙齿咬破手部皮肤造成的伤口。

这些伤口通常不大，主要关注的是咬伤后的感染。由于人类的牙齿没有那么锋利，所以很少会对肌肉、神经和关节腔等造成结构性损伤。最常见的损伤部位是掌指关节的背侧表面，当握紧的拳头接触到另一个人的牙齿时，造成惯用手的一个小伤口，这就是所谓的握拳损伤。会导致皮肤关节腔和伸肌肌腱损伤，甚至可能会发生骨折。10%~15% 的人咬伤伤口会被感染。感染可沿伸肌肌腱扩散，通常会在距离最初伤口几厘米处发生深部化脓性感染。感染伤口通常需要住院治疗，静脉注射抗生素抗感染，需要开放性手术治疗。一般建议预防性使用抗生素治疗。许多人建议应该开放咬伤伤口，二期闭合伤口。

8. 伤口清洁、冰敷和压迫

盐水和自来水是最常用的伤口清洁剂。如果不确定自来水的清洁程度，可以使用瓶装水清洗伤口。伤口清洗的目的是清除异物和坏死组织，保持愈合环境。使用冰袋来冰敷肿胀和撕裂的伤口，可能有助于防止进一步肿胀；但是对于撕裂伤冰敷可能不是最好的选择，因为组织修复的最佳温度是正常的体温，巨噬细胞在低温下也不能正常工作。在伤口缝合前后均可使用弹性压迫绷带。伤口清创最好在医疗站或外科病房中进行。

9. 伤口胶水、胶带与缝合

基本的原则：如果伤口不出血，伤口胶带和胶水都是有效的；如果有出血，则通常需要缝合。伤口胶带和胶水通常用于小伤口（伤口宽度 ≤ 3mm）、边缘整齐、无出血的伤口。有出血的伤口、深伤口且边缘参差不齐的伤口通常应缝合。胶水和胶带对于动脉出血伤口很少起作用，因为这种伤口通常会肿胀，导致胶带松动。出血也会影响胶带的黏性。

一定要检查伤口处和伤口远端的功能，清洁皮肤，待皮肤干燥后再缝合伤口。使用压迫绷带包扎伤口，并评估运动员返回参赛的能力。一般来说，如果没有骨折、头部创伤、器官挫伤、肌肉/韧带损伤或关节损伤，运动员可以重返赛场（取决于运动项目）。

使用伤口胶水有几种方法。急诊医生用手指或使用胶带固定伤口，胶水可以直接涂在伤口上，然后将皮肤边缘贴在一起。另一种方法是将胶带与伤口成90°角贴在伤口上，保证伤口每一侧的胶带等量（以确保同等的牵引力和更好的美容效果），在胶带之间留出与缝合线一样大小的空隙。这使得急救医生可以沿伤口线进行皮肤对合，防止皮肤起皱褶。然后用胶水将胶带粘在皮肤上。

一些伤口胶水会刺激伤口组织，患者可能会有轻微的灼烧感。对于皮肤白皙的患者，一些有色胶水有可能会导致瘢痕组织色素沉着。要注意避免胶水进入眼睛，因为可以将眼睑粘在一起！胶水干燥后，用一层薄敷料覆盖伤口，然后用带松紧的弹力绷带压迫伤口。这样可以防止缝合的伤口进一步肿胀和破裂。避免使用太多或很厚的敷料，这样只会导致吸收更多的血液，减弱压迫效果。

去除失活的皮瓣（表皮），因为它们通常会坏死。包含真皮的皮瓣，通常能存活，所以除非血液循环确实受损，否则不建议切除皮瓣。

考虑对抗生素和疫苗的需求。

四、破伤风疫苗

破伤风是指伤口感染了破伤风梭菌孢子，可以通过免疫来预防。因为疫苗接种制度因国而异，世界卫生组织指导文件指出："加强免疫接种疫苗的间隔时间应考虑到不同国家最适当的医疗服务流程，要灵活处理。"如果一个运动员遵循了推荐的疫苗接种计划，在接受最后一次加强免疫接种后，应该有大约 10 年的保护期。而受伤后是否需要接种疫苗取决于伤口是清洁的还是受污染的。

五、烧伤、擦伤和水疱

在人造路面（自行车、公路比赛、网球、曲棍球、冬季滑雪运动等）或可以导致沥青烧伤的公路（马拉松比赛）上摔倒，可能会发生 I 度和 II 度烧伤及擦伤。

用无菌水 / 盐水清洗伤口。对于沥青烧伤，有必要擦洗伤口（会引起疼痛，将局部麻醉药滴在伤口上可能会有帮助，而药膏往往起效缓慢）。使用无菌手术时清洁手和指甲的清洗刷，尝试去除皮肤上的所有色斑，以防止感染和瘢痕变色。

清除异物、石头、草等，用非黏附接触敷料覆盖伤口，然后用简单的绷带固定或者使用非黏附敷料（有黏附镶边）固定。

水疱可以在第二天清除，死皮可以用小剪刀去除。在伤口边缘留下 2～3mm 皮肤。对于希望继续参加比赛的运动员，可以使用 Duoderm、Comfeel 或 Angel Skin 垫保护创面。确保垫子覆盖整个患处和至少 10mm 的健康皮肤。根据现有证据，水疱应尽可能保持完整，以减少感染的风险。如果由于水疱解剖位置原因必须要处理后才能保证功能恢复，采用抽吸方式处理水疱要比去顶处理疼痛感轻。

III 度烧伤在大多数运动中都不常见，但也可能发生。治疗如前所述，但是因为大多数手术中心都建议皮肤移植治疗，因此建议转诊到当地烧伤 / 外科病房进一步治疗。一些治疗中心建议预防性使用抗生素治疗，因为感染会增加组织损伤的深度。因为绝对重要的不是要立即进行手术治疗，所以运动员在接受手术评估前可能要等数天，然后返回家乡治疗。

（一）人造草地烧伤

虽然人造草地运动场有一些优点，但是也有一些潜在的缺点。显然，在这些合成纤维上滑动有擦伤 / 烧伤的风险，而且有研究表明伤口中耐甲氧西林金黄色葡萄球菌的感染率也有所增加。

（二）摩擦水疱

经常摩擦的区域会起水疱，最典型的发生部位是脚或手。潮湿会促进水疱的形成。有许多关于使用止汗剂来防止摩擦产生水疱的研究，其研究结果是相互矛盾的。如果水疱导致疼痛，可以做一个小切口将液体排出，但是要保证顶部完好无损，这样可能会在比赛中有所帮助；否则可能会有诱发炎症的情况，如过敏性或接触性皮炎、荨麻疹，或者由运动引起的血管性水肿。保持双脚干燥，选择合适的鞋子，穿厚袜子，以及清除鞋子里面的异物可以预防水疱，但是有时尽管采用了这些预防措施，还是会起水疱。可以像上述介绍的烧伤一样处置水疱，使用无菌水胶体绷带覆盖创面。

（三）瘀伤和擦伤

有几种瘀伤分级的标准，但是仍然是相当复杂难懂的，很明显要依赖于急救医生的解释。记住遵循 PRICES 助记符（保护、休息、冰敷、压迫、抬高、支持）。

（四）碎片

碎片都是异物，有时很难取出。一般来说，可以用细镊子去除碎片，清洗伤口开口处，对开放伤口进行二期愈合。指甲下碎片和深部碎片可能需要麻醉和手术切开才能取出，最好在运动员医疗站进行手术。如果陈旧的碎片影响到韧带、肌腱、关节或神经，应转诊给专科医生进一步治疗。

（五）使用哪种敷料

没有所谓的"完美敷料"，都会在伤口治疗和管理方面有不足。无论目的是通过湿性伤口愈合和二期愈合来帮助愈合，还是为给一期缝合提供帮助，都有一系列产品可供使用。在线资源网站 Wound Care Today：woundcare-today.com/categories-pyramid/wound-contact-layers（2014 年 4 月）可以帮助选择绷带或敷料。

参 考 文 献

[1] Marr, J.S., Beck, A.M. & Lugo, J.A. Jr. (1979) An epidemiologic study of the human bite. *Public Health Reports*, **94 (6)**, 514–521.

第28章 院前急救人员在赛场的职责

The Role of the Paramedic on the Field of Play

Mike Nolan   David Whitmore   **著**

郭程娱 **译**

娄 靖 黎檀实 **校**

在准备部署一项大型体育赛事时，院前急救人员必须确保熟悉与其职责相关的所有方案、后勤和操作方面的注意事项。强烈建议任何希望在大型体育赛事工作的院前急救人员应该预先在小型类似赛事中积累经验。即使是最有经验的急救人员也很可能会发现，在赛场上处理心搏骤停、骨盆骨折或危及生命的哮喘发作是一项挑战。对周围环境和赛场医疗队中的其他人的信心将增加享受整个体验的可能性。本章重点介绍以下内容。

- 院前急救人员在赛事之前和比赛期间必须执行的任务。
- 医生和院前急救人员之间的关系。
- 急救干预的法律问题。

一、计划和后勤

在大型体育赛事中，院前急救人员有必要了解与关键参与者有关的治疗和转送的期望。在危急关头，参与者团队通常会制订与他们治疗和转运目的地相关的个性化方案。在提供治疗的同时，了解转运计划，并注意预期接收医院／设施的入口以及院前急救人员进出时的安全要求非常重要。

除了针对赛场制订的个性化方案以外，院前急救人员必须了解赛事计划，如医院通知系统、通信基础设施、群体伤亡计划、大规模死亡计划、症状监测计划、恶劣天气计划、可疑包裹计划、疏散程序和安全区计划。院前急救人员非常适合在大型赛事中填补医疗卫生系统与安保系统之间在规划和运营上的差距。院前急救人员的日常工作涉及公共安全和医疗卫生服务领域。他们与这两个团体有着共同的语言和目标，并且通常在多学科指挥行动中发挥联络作用。用于提供院前急救服务的传统指挥和控制结构证实了这种职责关系，但是其主要功能是提供医疗服务。

院前急救人员必须具备赛事通讯指南和计划的应用知识，包括以下内容。

1. 当地急救电话号码。

2. 呼叫处理方案。

3. 赛场紧急呼叫方案，包括第一反应人。

4. 无线电呼号和优先级代码、加密无线电通信。

5. 加密手机通信。

6. 抑制的通信政策。

7. 固定电话的使用。

8. 与场外资源彼此协作的无线电通信。

9. 库存控制和审计。

10. 卫星电话的使用。

11. 为指挥官 / 指挥中心提供专用通信支持。

如果需要院前急救人员提供转送服务，他们必须调整担架，以适应不同体型和重量的运动员的需求。对于体格大、重量级的运动员可能需要专门的起重和搬运设备来处理运动相关的损伤。院前急救人员必须确保所有车辆和人员都有必要的场馆准入证件。与安保人员的密切合作是制订车辆安全扫描政策的必要条件，以免延误从紧急出口的转运或返回场馆。如果需要使用急救车辆，院前急救人员必须了解此次转运的交通管理方案和道路封闭情况，并为往返每个赛事地点的所有可能的目的地创建响应和运输路线。院前急救人员有责任始终确保车辆、设备和物资的可用性和妥善保养。

二、临床实践

院前急救人员的工作是在一个自主和（或）受司法管辖的临床实践框架内进行的。通过他们的执照级别标准、临床指南以及（或者）医生或医学委员会、专业机构或监管机构（或其组合）的常规要求，提供基于临床实践的治疗。建议院前急救人员在赛事部署之前与医疗团队的所有成员，即场馆医疗经理、医生、理疗师、滑雪巡逻队、海滩救援队等一起建立临床和操作预案。在参与运动员医疗服务保障之前，院前急救人员和场馆内医生对彼此的职责有共识是至关重要的。必须充分了解谁将提供初步的医疗评估、治疗以及协调运动员从赛场中撤出。这应该是一个完全综合的响应，并且定期由当天的赛场医疗队进行预演。赛场医疗队很可能是一个多学科医疗保障专业团队的一部分，该团队的集体技能基础与运动相关，并且都接受过赛场评估、治疗和撤出方面的培训（参见第 3 章）。

作为赛场医疗队工作的一部分，院前急救人员可能需要根据他们对损伤机制的解释、患者的体征、症状和病史，做出准确、快速的评估。治疗决策和方案通常是根据当时的医疗条件做出的，并遵循目前最佳的实践指南，如基础和高级复苏、院前创伤管理或基于环境和资源可用性的当地医疗政策。

在一个跨学科的团队环境下，院前急救人员将协同合作，贡献各自领域的专业知识，同时最大限度地发挥医生、护士和理疗师等综合医疗专业人员的贡献。如果需要进行的干预措施超出院前急救人员独立执业的预定范围时，可向医生寻求医疗咨询或其他医嘱。考虑到大型体育赛事的动态环境，医生与院前急救人员之间必须通过双方商定的临床指南、培训要求、质量控制机制和明确的沟通渠道预先建立联系。

（一）院前急救人员的级别

在许多司法管辖区内，有两种级别的院前急救人员资质，如"院前急救人员"和"高级院前急救人员"，或其他类似的专业名称。

院前急救人员可以提供以下服务。

- 急诊患者治疗。
- 评估。
- 固定。
- 解救。
- 氧气治疗。
- 机械通气。

- 基础创伤生命支持。
- 心肺复苏术。

院前急救人员还需要获得执照才能对患有急性损伤或疾病的个人实施若干受控医疗措施。

院前急救人员基本技能包括下列各项。

1. EtCO$_2$ 监测的喉罩气道。
2. 持续气道正压通气。
3. 脉搏血氧监测。
4. 外周静脉注射。
5. 12 导联心电图在 ST 段抬高型心肌梗死中的应用及解释。
6. 除颤。
7. 血糖监测。
8. 给药，如阿司匹林、止吐药、抗组胺药、肾上腺素、硝酸甘油喷雾剂、沙丁胺醇吸入剂、胰高血糖素和葡萄糖凝胶等药物。

高级院前急救人员技能包括以下各项。

1. 高级气道管理。
2. 气管插管和鼻插管。
3. 喉罩气道。
4. 胃管和鼻胃管。
5. 吸痰。
6. SpO$_2$ 监测。
7. 旁流式 EtCO$_2$ 监测（二氧化碳图和二氧化碳测定法）。
8. 机械通气。
9. 持续气道正压通气。
10. 喉镜检查以及使用 Magill 镊子清除异物阻塞。
11. 静脉注射疗法。

12. 12 导联心电图解释。

13. 环甲软骨切开术。

14. 针刺胸廓造口术。

15. 胸管监测。

16. 骨内和颈外静脉插管。

17. 手动除颤、同步电复律和经皮体外心脏起搏。

18. 心脏急症的治疗。

根据高级心血管生命支持（ACLS）医药指南内容如下（根据当地政策）。

1. 心脏药物

(1) 腺苷。

(2) 肾上腺素。

(3) 乙酰水杨酸（acetylsalicylic acid，ASA）（阿司匹林）。

(4) 阿托品。

(5) 多巴胺。

(6) 呋塞米。

(7) 硝酸甘油。

2. 镇静剂和镇痛

(1) 地西泮。

(2) 咪达唑仑。

(3) 吗啡。

(4) 纳洛酮。

3. 其他药物

(1) 昂丹司琼（或类似药物）。

(2) 茶苯海明（或类似药物）。

(3) 苯海拉明。

(4) 胰高血糖素。

(5) 利多卡因。

(6) 沙丁胺醇。

(7) 碳酸氢钠。

可根据预期需要增加其他药物（参见第 30 章）。

（二）院前急救人员的法律注意事项

院前急救人员必须充分认识到在国外，甚至是在其本国的不同州或司法管辖区内执业的相关法律含义。

由于院前急救人员可能需要使用超出其正常执业范围的操作，因此从业人员必须了解任何可能不允许使用并且也会限制其执业的药物、技能或设备。

有必要在赛事开始前至少 6 个月向赛事主办方确认临时注册条件是否符合院前急救人员的执业要求。当地奥组委将制订详细的药物、设备和技能清单，并对赛场的救援流程进行演练。院前急救人员必须熟悉这些程序，并且同意这些程序属于他们个人的临床能力和技能水平。

三、其他信息

院前急救人员能力包括改编自加拿大院前急救人员协会、2011 年国家职业能力概况（www.paramedic.ca/nocp，2013 年 12 月 20 日访问）的能力简介。

（一）专业职责

1. 以专业人士的身份工作。

2. 对该专业的医疗法律问题有一定的了解。

3. 承认和遵守相关的省和联邦法律。

4. 在团队环境中有效地工作。

5. 做出有效的决策。

6. 管理有实际或潜在司法影响的场景。

（二）沟通

1. 练习有效的口头沟通技巧。

2. 练习有效的书面沟通技巧。

3. 练习有效的非语言沟通技巧。

4. 建立有效的人际关系。

（三）健康与安全

1. 练习安全的抬举和移动技术。

2. 创造和维护安全的工作环境。

（四）评估和诊断

1. 在涉及多个患者的事件中进行分诊。

2. 获取患者病史。

3. 进行全面的身体评估，示范正确使用视诊、触诊、叩诊和听诊。

4. 评估生命体征。

5. 应用诊断检查。

（五）疗法

1. 保持上呼吸道和气管的通畅。

2. 准备供氧设备。

3. 输氧并进行人工通气。

4. 使用通风设备。

5. 采取措施维持血流动力学的稳定。

6. 为软组织损伤提供基本护理。

7. 固定实际和疑似骨折。

8. 给予药物。

（六）整合

1. 利用鉴别诊断技能、决策技能和心理运动技能为患者提供治疗。

2. 提供满足特殊患者群体需求的治疗。

3. 进行持续评估并提供治疗。

（七）转运

1. 准备急救车服务。

2. 驾驶急救车或应急响应车辆。

3. 将患者转移到急救直升机。

4. 用急救直升机运送患者。

（八）健康促进和公共安全

参与化学、生物、辐射/核、爆炸（CBRNE）事件的管理。

第 29 章　物理治疗师在赛场的作用
The Role of the Physiotherapist on the Field of Play

Mark Brown　Michael Kenihan　Marie-Elaine Grant　**著**

杨士田　**译**

杨　丽　周建新　**校**

一、概述

《国际奥委会（International Olympic Committee，IOC）运动医学手册》（2000 年版）的背景资料中介绍了 2006 年版和 2009 年版的 IOC 医学守则，将物理治疗师（以下简称理疗师）定义为运动医学团队的一部分，并认为团队的所有成员对运动员的健康有着相同的义务，并进一步认识到理疗师经常在没有医生的情况下随行保障运动员和运动队。除了治疗和预防损伤以外，理疗师在大型体育赛事中还有其他多种功能；理疗师应考虑他们在紧急情况下的职责。如果理疗师作为一个大型医疗队的一员，医疗团队中有医生，那么医生将负责处理紧急情况。然而，在某些没有其他队医或院前急救人员随行的情况下，理疗师可能单独随行，为体育赛事提供服务。

本章旨在概述理疗师在体育赛事或训练期间发生紧急医疗事故时在不同的场景中的作用和职责，例如以下情况。

- 在国内或国外与运动员团队随行过程中发生紧急情况。
- 当理疗师单独负责国内或国际赛事，没有医生或急救人员在场时发生紧急情况。
- 理疗师与其他急救专业人员一起工作，在国内或国外赛事中发生紧急情况。
  - 有医生在场。

– 有急救人员在场。

本章的进一步目标是确定理疗师应具备的技能,以便能够为严重受伤或患病的运动员提供适当的紧急治疗,也讨论了必须考虑的法律和道德约束。

世界物理治疗联合会(World Confederation of Physical Therapy,WCPT)指出:"物理治疗为个人和群体提供服务,在整个生命周期内发展、维持和恢复最大的运动和功能能力。"然而,理疗师在紧急情况下的作用和执业范围往往没有明确界定。

在运动物理治疗方面接受过研究生教育以及在这一领域拥有丰富经验的理疗师在许多国家被认可,并冠以"运动理疗师"的头衔。在本章中,理疗师一词包括运动理疗师和理疗师(即理疗专业人员,他们在运动领域工作,但不一定有额外的运动理疗资格)。理疗师有责任尽其所能提供有效的紧急治疗。理疗师在发生医疗紧急事故时既要知道做什么,同样重要的是也要知道不能做什么,这一点对于拯救运动员的生命和(或)防止由于对灾难性损伤或医疗处理不当造成的进一步损害至关重要。

二、在国内或国外与运动队随行时发生的紧急情况

在许多国家,运动理疗师接受急救培训是一项标准要求,以提高他们在体育赛事中提供现场救护能力。然而,国际上在法律、体育组织和比赛规则方面存在很大差异,以及在理疗师的培训和可接受的执业范围方面也存在差异。这些差异导致对各种必要技能和程序上的限制,影响理疗师在现场医疗紧急事故中承担的职责类型,因此存在全球差异性。

(一)应考虑的因素

理疗师在紧急救治方面的培训水平和责任也因国家而异。例如,在理疗培训处于较先进水平以及理疗师作为首诊执业人员的国家强烈建议运动理疗师参加经批准的急救课程,包括心肺复苏(CPR),并每隔2~3年进行一次急救认证,以及每年进行一次CPR认证,将其作为最低要求。此外,运动理疗师还经常在紧急救治、脑震荡处理、疑似脊髓损伤(尽管不常见)及高级生命支持(advanced life support,ALS)和高级心脏生命支持(advanced cardiac life support,ACLS)方面接受额外的培训。在爱尔兰和英国,运动医

学理疗师协会的高水平认证要求完成经认可的急救和运动创伤课程，并且每隔 2 年重新认证一次。在美国，为了获得美国物理治疗协会运动物理治疗部（Sports Physical Therapy Section，SPTS）的运动物理治疗专家认证，申请人必须持有当前的 CPR 证书；SPTS 还提供紧急医疗救护人员课程，其中包括急救护理其他部分的培训。

同时在一些国家，现场急救和紧急救治不被认为是理疗师职责的一部分，没有强制运动理疗师接受这方面的相关培训，尽管如此，现场急救和急救培训通常是本科物理治疗培训项目的一部分。

（二）法律和道德考虑（美国国内和国际）

理疗师在紧急情况下发挥的作用和采取的行动范围可能受到其所在注册国或州法律规定的条文、道德限制和（或）相关专业协会制订规则的影响。因此，国际旅行时，甚至在理疗师自己国家内不同州或地区之间旅行时，这些情况可能有所不同。除了现行的法律限制不同之外，在体育组织程序之间，甚至在特定的体育项目内，往往还会有额外的差异，而这些差异又可能在不同的司法管辖区或竞争水平之间进一步变化。

许多国家监管和专业理疗机构编制的理疗师执业范围说明描述了理疗师的职责。

在某些情况下，政府立法部门、国际体育联合会或国家物理治疗机构规定了与理疗师提供急救护理的合法性或道德适宜性有关的培训和认证要求。在有些国家，立法部门并没有关于理疗师提供紧急救治方面的法规。

在许多国家，理疗师具有首诊执业人员资格（或直接获得），这意味着理疗师可以直接治疗受伤的运动员，而不需要医院转诊。然而，不同体育组织规则之间的差异也必须纳入考虑范围之内。这些规则可能包括一些重要的考虑因素，例如在什么情况下理疗师可以进入赛场治疗受伤的运动员，以及在发生紧急或急性受伤情况时必须遵循什么程序。与运动队随行出国的理疗师还必须熟悉并遵守特定国家的法律和操作流程。

许多人认为，尽管明确的法律限制可能会影响理疗师的执业范围，但是一名称职人员负有最重要的道德责任，即在紧急情况下尽其所能提供帮助。在一些国家，"急救员"一词适用于第一个处理医疗紧急情况的人。在许多情况下,"急救员"是一名理疗师,尽管一般情况下,该术语包含了一种假设,即急救员至少接受过一些基本医疗培训,如急救课程,并且应用此培训是该人员指定角色的一个组成部分。

在美国,州法律一般不会禁止注册理疗师提供体育服务;然而,在美国的一些州,理疗师需要医生的转诊才能评估和治疗患者,而在其他州则不需要。因此,重要的是先确定理疗师是否以注册物理治疗师的身份提供紧急护理,并具备急救资格。

即使在紧急情况下,对于理疗师可以适当获得或利用哪些技能有一些法律和道德限制,这在国际上各不相同。在一些国家,允许理疗师在救治运动员时实施高级心脏和创伤生命支持技能。但是,即使理疗师能够识别张力性气胸的体征和症状,他们也不能进行任何减压手术,例如胸腔置管引流或者执行紧急气管切开术。

(三)理疗师在不同紧急情况下的作用

由国际运动物理治疗联合会(International Federation of Sports Physical Therapy,IFSPT)制订的运动物理治疗能力和标准第 2A:8 节提及,理疗师需要清楚他们在急性干预情况下职责的重要性,要求运动理疗师"在适当的情况下,明确与受伤或生病时急救员的最终责任相关的具体法规信息"。

三、当理疗师单独负责国内或国际赛事,没有医生或急救人员在场时发生的紧急情况

虽然理想情况下,团队应该有医生陪同,特别是在高风险的体育赛事中。但通常情况下只有理疗师负责中等风险的体育赛事和定期训练课程,并且经常作为随行人员全程陪同。这些情况下运动员的大多数伤病都是轻微或中度的。因此,理疗师可能会发现,在体育赛事或训练课上,他们是最合格的医学培训人员。这就要求理疗师的技能和执业范围不仅局限于评估和管理神经肌肉或肌肉骨骼功能障碍,而且还应包括急救救治。在发生医疗紧急情况或灾难性伤害时,理疗师必须做好准备,并且至少在获得更权威的医疗治疗之前,能够立即提供适当的紧急救治。因此,在这些情况下,理疗师的技能应包括识别和管理当前医疗紧急状况的能力。

理疗师必须事先确定针对特定紧急情况将采取什么措施，特别是在急救人员和（或）医生治疗受伤或生病的运动员之前应遵循的程序。与当地救护车或其他紧急服务机构的合作也可能需要事先确定最近的医院或急救中心的位置，以及沟通程序。这些也可能因国而异，在国内也可能有所不同，这取决于各州的具体差异和运动或训练场地位置等因素。

在没有医生或急救人员在场的情况下负责赛事时，理疗师的合理期望是在发生紧急情况时能以国际运动物理治疗联合会规定的技能（能力2）进行应对和处理。提供场边治疗的理疗师应具备足够的知识和技能，以便在现场环境中对以下情况进行首次救护管理。

1. 运动中心脏和呼吸紧急情况。

2. 躯干部位受伤，伴生命体征异常。

3. 严重创伤，包括大出血、休克、严重骨折、面部和牙齿创伤。

4. 疑似脊髓损伤。

5. 头部受伤伴失去意识、脑震荡，包括在场边测试决定是否可以返回比赛。

6. 运动中的环境伤害和其他医疗状况，如哮喘、癫痫、低血糖事件和肌肉骨骼问题（如关节脱位等）。

四、现场评估和治疗

在紧急状态下，理疗师采用系统方法进行评估和治疗是至关重要的。

对于这些危及生命的损伤，理疗师的主要作用是为患者提供正确的紧急救治。为实现这一目标，必须应用统一的损伤严重程度评估系统。

（一）与其他急救专业人员合作

在规划理疗师在紧急情况下的职责时，需要考虑的另一个重要的因素为是否有其他接受过医疗培训的人员在场。

1. 由理疗师负责并且有医生在场的国内或国际赛事中发生紧急情况：在这种情况下，理疗师在医生的指导下作为紧急医疗队的一员参与治疗。理疗师很少单独一个人在赛场，尤其是大型比赛时；通常有其他理疗师和团队医生在场。

有相对较高风险的运动或赛事类别很可能造成严重或危及生命的损伤。在这些情况下,组织高风险体育赛事,建议在赛事现场的医疗专业人员必须包括由理疗师或护士支持的医生和救护车急救人员(参见第3章)。此类专业医疗服务团队(包括队医在内)的人数取决于参加比赛的运动员人数。由于竞赛中的这些原因,理疗师不可能是医疗团队中唯一提供赛场医疗保障的人员。

2. 当急救人员和理疗师是多学科综合治疗团队中仅有的成员时,国内或国际赛事中发生紧急情况;在某些情况下,理疗师可能是在场医疗队中最具医疗资格的人员,领导急救员提供紧急救治,协调和指导在场的其他医疗专业人员提供协调一致和有效的急救措施。

IFSPT(能力2)明确预先规划以及与所有其他医务人员和现场人员事先建立适当沟通的重要性,以便在受伤或患病的情况下,确定和建立不同的职责和沟通渠道。理疗师应"有效地协调运动紧急事故下的救治,将受伤或患病运动员转运到医疗机构制订地方流程和程序,包括与救护车急救人员、急诊科工作人员和运动医学医生、现场人员和其他专业人员进行适当沟通"。

与此类似,《IOC运动医学手册》(2000年版)将医疗队的一项职责描述为要求"在所有医疗队成员中建立一个适当的规程来处理危及生命的情况。"

技能熟练的急救医疗专业人员可能出席大型体育赛事,在这些情况下,规划阶段之后以及实际的紧急情况期间理疗师的作用可能回归为急救员,为医生或急救人员提供额外的援助。如果有其他医务人员在场,运动理疗师应与其他医疗专业人员沟通,提前确定每个人在提供紧急救治过程中的职责,包括汇报和沟通方式。

如果有一名医生或急救人员在场,理疗师承担急救员的作用,理疗师需要能够简要说明问题原因,以及他们对运动员进行初次检查时观察到的体征和症状的相关信息。他们还应说明所提供的治疗,并传达先前已确定的任何其他医疗信息。必须有正确的文件记录。

在没有医生,但有急救人员在场或者可以调用急救人员的赛事中,团队理疗师必须事先确定针对特定情况将采取什么流程。

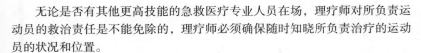

　　无论是否有其他更高技能的急救医疗专业人员在场，理疗师对所负责运动员的救治责任是不能免除的，理疗师必须确保随时知晓所负责治疗的运动员的状况和位置。

　　（二）运动理疗师当前和未来的应急管理技能和培训

　　IOC 医学手册第 6.2 节指出："为运动员提供急救的医疗服务人员应接受过运动医学方面必要的教育和培训以及具有相关经验，并且不断更新他们的知识。"

　　虽然不同国家对理疗师的执业范围的法律和道德限制存在差异，但是体育和运动医学的日益"全球化"已经突出了存在的不一致性，以及为与运动队和运动员服务的理疗师（包括涉及现场急救和紧急救治的人员）建立一致的或至少最低标准可能带来的好处。尝试为运动理疗师制订一致的最低标准的最显著的例子就是由 IFSPT 编制的运动理疗师能力和标准。IFSPT（能力 2）——紧急干预，详细描述了运动理疗师在紧急和应急情况下的职责和所需技能，即"运动理疗师预先与其他专业人员进行沟通以确定和建立职责和责任，在训练和比赛中适当应对急性损伤或疾病。"这个能力陈述进一步描述了理疗师需要形成："关于需要进一步干预（即分检）和适当转诊的快速临床判断"，并提供"BLS 和 CPR"和"稳定和运输"。能力陈述的支持清单就特定技能和实践的几个组成部分提供了指导，并且理疗师应该在紧急或应急情况下提供有效的救治。

　　我们可以合理地期望所有从事体育工作的理疗师都应该接受过 CPR 的培训和认证，包括使用自动体外除颤器（automated external defibrillator，AED）。

　　在许多国家，为综合医疗专业人员，如理疗师和其他接受过职业培训的治疗师等开设了运动应急医疗救治课程。这些课程基于案例讲述应急救治能力，如 IFSPT（能力 2）指定的能力，并且向理疗师提供了的知识和技能，以便在更高水平的医务人员到达之前保护生命和减少进一步伤害。

　　（三）危机管理程序

　　IOC 医学准则第 9.2 条规定："在训练或比赛期间发生严重事故时，应建立为受伤人员提供必要的支持，必要时将他们转运到合适的医疗机构的程序。运动员、教练和与体育活动有关的人员应被告知这些程序，并接受实施这些程序所需的培训。"

（四）医疗筛查和紧急救治

理疗师还应该了解其负责治疗的运动员现存的所有医疗状况或风险因素，以便能够在发生紧急情况时更加快速地进行救治。因此，理疗师与队医的沟通很重要，以便了解其治疗的运动员可能存在的任何确定风险因素。

（五）应急响应计划和理疗师

IFSPT能力第2E.4条阐述了理疗师在参与多学科规划、协调和干预战略方面的作用，以便在发生医疗紧急情况或应急情况时更快做出迅速且适当的救治。

除了先前概述的内容以外，应急管理计划还有许多组成部分。理疗师考虑的医疗应急计划的其他额外组成部分包括以下内容。

1. 确保适当的救治设备可用并且处于安全的工作状态。

2. 与当地服务部门进行初步赛场评估协调。

（六）总结

虽然医疗紧急情况在大多数运动中并不常见，但是全面的应急管理技能知识和培训，结合在医疗紧急情况中使用程序的预先规划及团队实践，最大可能使理疗师在发生危机情况时能够有效应对。

参考文献

[1] Australian Resuscitation Council (2010) *Guideline 8 Cardiopulmonary resuscitation*. www.resus. org.au [retrieved on 11 October 2013]

[2] Australian Resuscitation Council (2012) *Guideline 2 Managing an emergency*. www.resus.au [retrieved on 11 October 2013]

[3] Chan, K., Micheli, L., Smith, A. *et al.* (eds) (2006) *F.I.M.S. Team Physician Manual*, 2nd edn. ISBN:962-356-029-X.

[4] International Olympic Committee (2000) *Sport medicine manual*. www.olympic.org [retrieved 19 September 2011]

[5] International Olympic Committee (2009b) *Olympic movement medical code*. www.olympic.org [retrieved on 11 October 2013]

[6] Karges, J.R., Cross, P.S., Hauer, P.L. *et al.* (2013) Effectiveness of the emergency response course in improving student physical therapists' and licensed physical therapists' decision making related to acute sports injuries and medical conditions. *International Journal of Sports Physical Therapy*, **8 (3)**, 277–289.

[7] McDonagh, D. (ed) (2012) *FIMS Sports Medicine Manual: Event Planning and Emergency Care*. ISBN:978–1–58255–873–8. Wolters Kluwer Health/

Lippincott Williams & Wilkins, 2011

[8] Smith, D. (2012) Are all Physical Therapists qualified to provide sideline coverage of athletic events? *International Journal of Sports Physical Therapy*, **7** (**1**), 120–123.

[9] Sports Medicine Australia (xxxx) *Medical emergency planning*. www.sma.org.au/wp–content/uploads/2014/07/MedicalEmergencyPlanningGuideforClubs.pdf

[retrieved on 17 November 2013]

[10] Sports Medicine Australia (2012) *Sports Medicine for Sports Trainers*, 10th edn. Elsevier. ISBN: 9780729541541.

[11] World Confederation of Physical Therapy 2014 *Policy statement: description of physical therapy*. www.wcpt.org/policy/ps–descriptionPT

第 30 章　场边的应急药物和设备

Emergency Medications and Equipment at the Fieldside

Mark Faulkner　Fionna P. Moore　David Zideman　**著**

杨士田　**译**

杨　丽　周建新　**校**

　　医疗队在赛场或场边可选择的药物和设备取决于以下不同的变量：①运动员人数；②参赛者的年龄和健康状况；③赛事的持续时间；④运动和可能的受伤类型；⑤天气、海拔和温度。

　　然而，无论参赛者的状况如何，有两大类必须得到保障，即赛事所需的基本设备和药物，以及与具体赛事相关的详细风险评估所需的更专业的设备和药物。在伦敦奥运会上，伦敦奥组委（London Organizing Committee for Olympic Games，LOCOG）医疗小组提供了医疗队所需的所有设备和药物，这些设备和药物在所有赛场都是标准化的。通过提供设备和药物，LOCOG能够明确医疗供应品的类型和水平，并且克服个人偏好和因疏忽导致医疗救治差距的问题；但在较小的赛事中，这些往往不可能做到，医疗团队与赛事主办方应该在比赛之前就医疗提供的水平达成一致。

　　选择药物和设备时需要考虑重量、便携性和后备安排的可用性。设备和药物的选择也需要考虑医疗队成员的经验、教育和培训（附录 2）。如果处理意外事件的团队未接受过培训，并且不熟悉设备的使用，携带设备毫无意义。

一、医疗包

　　市场上有各种各样的医疗包，每个院前急救人员选择时很可能有个人的偏好。在选择装备医疗设备的医疗包时，需要考虑以下几个关键因素。

1. 重量：如果应急设备的重量超过一个医疗包能承受的重量，可考虑将设备分开装在两个医疗包中，分为一线和二线治疗设备医疗包。任何医疗队队员都能够轻松携带一个医疗包。

2. 材质：考虑医疗包的材质是否足够牢固，是否能将泥浆、体液擦干净，以及是否防水？

3. 携带方法：医疗包是手持式还是背包式？从赛场搬运患者时如何携带医疗包？

4. 不同的医疗包适用于不同的任务：可以有几个医疗包，每个医疗包有明确的用途，例如一个用来装药物，一个用来装气道设备，一个用来装 ABC 设备等。可以将这些医疗包整体组装在一个较大的医疗包里。

5. 医疗包标识：使用颜色编码，以便快速识别设备类型。

6. 救治机构：是否为与救护车和急救人员／急救机构合作的医疗人员提供外观设计不同的医疗包？如果所有医疗包都是类似的，其他团队在离开现场之前很容易拿错包。

在伦敦奥运会上提供了以下三种类型的医疗包。

(1) 个人包（绿色腰包）——由所有医务人员携带，装有基本的简单设备和药物，用于立即进行医疗救治。

(2) 医疗包（红色背包）——装有紧急医疗设备和药物（每个赛场医疗队配备一个）。

(3) 高级治疗医疗包（橙色背包）——装有高级紧急医疗设备和药物（每个赛场配备一个）。

每个背包内再分成许多个隔层，以便快速找到单独的物品。诊断、复苏、呼吸、静脉注射、急救和附加设备的隔层安装在 Velcro 魔术贴上，可以从背包上拆下来。赛场医疗队必须每天检查每个隔层，以确保设备的完整性以及增加他们对个别物品放置位置的熟悉度。检查后，将每个隔层和背包快速密封好。

高级创伤包中的物品与医疗包内的物品非常相似，但包括进行气道和创伤高级护理所需的设备和治疗药物。

在医疗包和高级治疗医疗包的外面有一个单独密封的隔层，里面装有医疗药物（存放在盒子里），外面有一个倒计时物品检查清单。根据英国法规，受管制的药物（如吗啡）由个别赛场医生单独携带。在医用包和创伤包外面安装了一个便携式氧气瓶。

无论选择什么款式的医疗包，所有队员必须熟悉包内的物品及其位置。在大型赛事中，有必要准备一个相同的备用医疗包，以便在补充完备第一个医疗包时，能够对第二个患者做出快速救治。

每个医疗包都有一个内装物品清单，上面注明了物品的位置和数量。这个清单可以在重新补充或检查医疗包时作为质询和救护的依据。检查之后，密封医疗包并且在上面注明最早的失效期，这样在检查医疗包时会节省很多时间。关于如何在医疗包中增加新物品和更改物品清单，应该有一个约定的程序。

二、固定和搬运

事件风险评估应确定赛场医疗队是否需要进入赛场以及转移患者。在小型赛事或训练场地中，可能呼叫救护车以及由赛事的医务人员在原地稳定患者病情。这种情况允许赛事工作人员使用救护车的固定和搬运设备。

建议应急医疗队和转运救护车使用类似的设备。救护车可以携带赛场设备离开赛场，将车内设备交换给场内医疗队，例如使用铲式担架将患者转移到救护车上时，将车内铲式担架留给赛场医疗队。类似的政策对于救护车服务和急诊科也很有用。考虑使用一次性设备，例如正确使用的夹板通常会保持原位直到手术固定。

三、担架或手推车床

基本上，救护车服务使用手推车床来移动平躺的伤员。可以推拉手推车床，不用远距离搬运患者。然而，手推车床在粗糙地面上使用时可能不稳定，车轮在草地或泥泞的地面上则很难转动。

四、脊柱板

多年来，脊柱板或救援板一直是院前急救的支柱。目前它被认为只适用于转运。它有一个坚硬的表面便于运送患者，并且与硬颈托、头部固定器和身体固定带结合使用，以固定患者的脊柱。如果患者平躺，需要对患者进行圆木翻滚法，将长背板滑到患者身体下方，然后将患者的位置调整到长背板的中心。这个过程可能造成脊椎和其他身体结构相当大的移动，这对于多发伤患者来说可能是一个问题，可能破坏血凝块的形成。脊柱板有一定的局限性，尤其是在运送体型较大的患者时。所有患者应绑在脊柱板上，以便安全转移。在将患者从水中转移出来时，选用可漂浮的脊柱板是一个有用的辅助设备。

五、铲式担架

该设备既可用于抬起患者，也可与头部固定器和硬颈托结合使用，作为脊柱固定的平面。将担架一分为二，并将半张担架分别滑到患者身体下方，这样可以减少所需的身体滚翻程度。更现代化的塑料铲式担架减少了让患者躺在冰冷金属担架上的不适感。应该注意的是，如果铲式担架被用作运载设备，在运送一段距离后，它可能会弯曲。真空担架也是一样。理想情况下，在搬运之前，应将这个担架放置在另一个不易弯曲的设备中（如篮式担架）。爱丁堡皇家外科医学院院前急救学院已经就这一主题达成共识，制订了一个有用的共识指导建议。

六、篮式担架

该设备是对铲式担架和真空担架的补充，被抬起的患者可以放在篮式担架内，以帮助搬运和移动。应该注意的是，除非患者被放置在铲式担架／真空担架／软担架上，否则很难将患者从篮式担架中移出。

七、软担架

软担架是一种使用简单的设备，可以帮助抬起不需要脊柱固定的患者。需要注意确保不要将患者从软担架上滑落或滑出。许多军用担架在软担架上增加了固定带，并且有一个坚固的底座，以便在需要时拖动患者。这种装备可以提供一种快速有用的患者移动方法，尤其在大众参与的赛事中需要快速移动许多患者时。

八、半刚性颈托

这些是脊柱固定装置的一部分。市场上有许多品牌和款式。可调节的伸缩颈托可以改变尺寸，好处在于减少了医疗队需要携带各种颈托尺寸的数量。颈托前部应该有一个开口，以便观察气管和颈动脉血管。它们应该在不压迫颈部结构的情况下支撑下颌、枕骨和耳郭周围区域。对于一些体型较小的成人，使用儿童尺寸的颈托可能比成人尺寸的颈托更合适。许多颈托上都有小挂钩，以便氧气罩可以很容易地安装在颈托上。

九、头部固定器

有许多专门设计的头部固定器可以固定在铲式担架和脊柱板上。虽然对于铲式担架来说，一些宽7.5cm的弹性胶布绷带是有效的，但是一次性头部固定器是一种廉价的替代品，无须清洗和担心产品丢失。用一个卷着的毯子固定是一种有效的应急选择。

十、身体固定带

放置在铲式担架或脊柱板上的患者需要有效地固定在该设备上。身体固定带可以帮助脊柱固定，限制身体移动，同时也能让患者呕吐时侧倾。固定带有多种款式，包括横穿固定患者的简单带子和整体式"蜘蛛带"。固定带很难清洗，市场上有很多一次性固定带。

十一、真空担架

脊柱板和铲式担架的表面都是坚硬的，当脱臼骨折的骨骼与担架表面之间的组织受到挤压时，可能存在组织缺血的风险。脊髓损伤患者也有类似的风险。使用真空担架可以减少这种组织压力，特别是在送往医院的时间延长的情况下。真空产品容易被刺穿造成泄漏，使用时一定要小心。重要的是要检查床垫/夹板是否配备了正确的适配器和泵，以及工作人员是否知道如何锁紧和打开阀门。

十二、肢体夹板（参见第 20 章）

市场上有许多不同类型的肢体夹板。

1. 轻质铝内衬泡沫夹板提供了一种方便的方式固定不同的解剖部位。

2. 箱形或 Loxley 夹板提供了一种将肢体固定在解剖位置的方法。通常需要各种尺寸。目前也提供一次性的夹板。

3. 真空夹板提供了固定处于异常解剖位置肢体的方法，尽管容易刺穿，并需用真空泵和适配器来放气。通常需要配备各种尺寸的产品。

4. 充气夹板不再受欢迎，因为它们限制了骨折膨胀的空间，以及增加了压力性缺血的风险。

5. 牵引夹板主要用于治疗股骨骨折，有许多不同的款式和类型。值得考虑的是使用方便性、携带夹板的能力；有些夹板的体积非常大，是否可用于同一肢体的并发骨折或疑似骨盆损伤尚不清楚。"帐篷杆"式夹板是一种轻便、方便的牵引夹板。重要的是，近端固定带不会压迫骨折部位。

6. 可塑夹板：有一些现成的夹板可用。一些是预硬化的，另一些适用于背板石膏铸造样式，材料按尺寸裁剪长度，弄湿，然后敷在患者身上，几分钟后变硬。操作人员需要熟练掌握背板的应用。

十三、骨盆夹板（参见第 18 章）

这些夹板是治疗骨盆骨折的基础，市场上有很多款式。需要考虑所需的尺寸范围：单一型号或一系列型号。正确使用骨盆夹板是必要的。同样值得考虑的是，随着介入放射学治疗在骨盆骨折出血治疗中的应用越来越广泛，要考虑如何使用夹板时保留腹股沟的通路，或者如何在夹板固定在原位时便于腹股沟区穿刺。

十四、复苏（参见第 4 章）

（一）自动体外除颤器

当风险评估确定需要提供高级生命支持时，应提供带心律显示的手动模式自动体外除颤器。应考虑到设备的坚固性和耐用性。设备经常会被移进和移出储存空间，不使用时会将其放置在赛场的一边，可能会受到恶劣天气的影响。

AED 包所含物品如下。

1. 成人除颤垫，包括一套备用设备，以防出现故障或二次心搏骤停。

2. 胸毛剃须刀，要设计成不会被毛发堵塞，利于自动体外除颤器的使用。

3. 一个小毛巾，用来擦干患者胸部和辅助护垫的使用。

4. 一把创伤剪刀，用来快速剪开衣服。

5. 应该考虑是否需要备用电池。

（二）便携呼吸面罩

这样就可以有效地进行人工呼吸，特别是在只有一名急救员的情况下。

（三）简易呼吸器

一种人工通气的方法，需要熟悉、掌握技巧和反复实践才能使用。紧急情况下，双人操作是最佳的方法。应携带各种型号的面罩和防折氧气管。

（四）其他面罩

1. 如携带氧气，需要高流量氧气面罩（储气袋）。

2. 如携带氧气，需要雾化面罩。

（五）气道设备

1. 全套成人口咽通气道。

2. 含润滑凝胶的 6 号和 7 号鼻咽通气道。

（六）手动吸引装置

手动吸引装置最好是一次性的。

（七）高级气道设备

事件风险评估应确定是否需要高级气道管理设备。虽然气管插管仍被认为是气道管理的最佳方式，但是声门上气道工具的使用显著地提高了院前环境下的紧急气道管理。掌握这两种技术需要专门的训练。医疗队必须在移动患者时能保护气道。考虑以下几个方面。

1. 需要携带的气管插管型号。大多数救护车避免使用半号的气管插管。

2. 固定气管插管的方法（如专门设计的固定器）。

3. 喉镜：确保有多种型号的镜片可用。镜片和手柄必须是兼容的。市场上有各种电源和灯泡类型，并不是所有电源和灯泡是可互换的。

4. 用来给插管套囊充气的注射器。

5. 导管接口。

6. 一次性插管探条。

7. 用于清除上气道阻塞的 Magill 镊子。

8. 如果建议插管，必须有一种可靠、确凿的方法来监测和记录呼气末二氧化碳水平，这在插管时是必须要监测的。

9. 医疗废物袋提供了一个有用的表面，使用前将设备放置在其干净的表面上，使用后用于收纳丢弃的物品。

根据风险评估和赛场医疗队的技能，可能有必要准备环甲膜切开术急救包（手术刀、气管钩和气管造口管）。

十五、敷料和出血控制

建议使用以下几种通用敷料。

1. 纱布衬垫、纱布绷带和敷料是简单的止血材料，有各种规格型号。

2. 压力敷料和止血敷料是控制大出血的有用材料。

3. 简单的非黏性吸收性伤口垫：一些产品在敷料的两面都有不黏附的表面，有助于在照明有限的情况下准确放置。

4. 各种创可贴和胶布敷料。

5. 黏性绷带（设计成自黏功能）是一种将敷料固定在头皮和其他困难部位的有效方法。

6. 用于固定敷料、支持包扎关节的各种绷带。

7. 水疱（水胶体）敷料。

8. 纤维、纸和塑料胶带在固定敷料方面很有用。

9. 三角巾可作为悬吊带使用。

10. 如果出血风险特别大，建议使用止血敷料。赛场医疗队需要了解敷料的款式和成分，确保它能很容易地塞进伤口。许多这种敷料现在还含有不透明的 X 射线条，以便它们可以被 X 射线探测到（参见第 6 章）。

11. 如果有肢体受伤和出血的特定风险，应考虑是否配备一根动脉止血带。在民用环境使用时，这些止血带应该颜色鲜艳，以便识别（参见第6章）。

12. 如果有穿透伤的风险，应考虑是否配备一个黏性敷料的胸部密封贴，有开放性胸部伤口时使用。

确保所有设备不含乳胶，将大大降低发生医源性过敏反应的风险。

十六、给药和静脉注射通路

1. 医疗包中应配有各种静脉套管针。有必要提供安全型针头，这在一些国家是强制性的。

2. 各种静脉注射器。

3. 肌内注射针和皮下注射针。再次考虑安全型针头，因为现在许多注射器的针头在使用后可以回缩。

4. 用于消毒静脉穿刺部位的溶液，如2%氯己定。

5. 一次性静脉止血带。

6. 固定静脉套管针用敷料。

7. 备用注射器和套管塞。

8. 带过滤器的钝头抽吸针。

9. 单向阀门的三通或多端口注入装置。

在紧急情况下，建立快速和有效的静脉通路很重要。当前，英国复苏委员会针对复苏情况建议，在两次静脉穿刺失败后，应该改为使用骨髓内穿刺设备。现在可以使用带有可拆卸针头的小型电池驱动骨髓枪——首选的插入点是胫骨前内侧或肱骨头。

十七、药物

赛场医疗队必须配备足够的应急药物。还应该携带有限供应的一些常用药物。大多数应急药物将通过静脉或骨髓腔内途径给药，或者偶尔通过肌内注射给药，现已停止气管插管内给药。常见药物口服或直肠给药。

（一）警告

在给药之前，开具处方的医生必须了解世界反兴奋剂机构（World Anti-

Doping Agency，WADA）的相关规定（参见第 31 章）。然而，运动员的治疗和健康必须优先于任何反兴奋剂规定，这一点再怎么强调也不过分。这在赛场应急医学中是最重要的，及时和快速给予抢救生命的药物是至关重要的，例如根据 WADA 的规定禁止注射肾上腺素（2014 年禁止给药清单上没有禁止局部给药，例如鼻腔、眼科或与局麻药同时使用）。然而，肾上腺素是治疗心搏骤停（静脉注射 1mg）或急性过敏反应（肌内注射 0.5mg）的主要药物。在这种情况下，延迟给药可能会延迟康复，并且可能导致死亡。

在紧急情况下使用违禁药物后，必须填写和提交一份可追溯的用药豁免申请单（therapeutic use exemption，TUE），并且在患者离开赛场后，尽快提交医生临床记录的完整副本。

（二）应急药物

应急药物用于治疗心搏骤停和过敏反应。

1. 肾上腺素

(1) 心搏骤停时，静脉注射或骨髓腔内注射 1mg。1mg 的总量等于 10ml 的 1/10 000 溶液或 1ml 的 1/1000 溶液。按照心搏骤停流程重复给药（参见第 4 章）。

(2) 对于过敏性反应，肌内注射 0.5mg（0.5ml 的 1/1000 溶液）。如果过敏反应的体征和症状再次出现，或者 5min 后如无改善，则重复给药（参见第 7 章）。

(3) 有严重过敏反应史的患者可携带自行注射的肾上腺素（Epipen，Anapen）。这些设备通常提供 0.3mg 肌内注射肾上腺素，并且后续可能需要更多剂量。

注： WADA 的 2014 年禁止给药清单规定，禁止肌内注射、静脉注射、皮下注射和骨内注射肾上腺素（参见上文的警告）。

肾上腺素用于治疗心脏急症（参见第 4 章和第 5 章）。

2. 胺碘酮

胺碘酮用于难治性心室颤动和无脉性室性心动过速，单次剂量为静脉注射或骨髓腔内注射 300mg。给药可能导致心室颤动或心动过速消失，但可能导致严重的心动过缓。不宜与静脉注射利多卡因同时使用。

3. 阿托品

如果阿托品用于治疗严重的心动过缓伴严重不良迹象（心血管休克、晕厥、心肌缺血和心力衰竭），静脉注射 0.5mg，根据要求，最多重复给药 3mg。

4. 腺苷

对于室上性心动过速，在 2s 内初始快速静脉注射腺苷，单次剂量为 6mg；如果需要，在 1～2min 后注射 12mg，在相同间隔时间后，继续注射 12mg。必须在心电图控制和全面临床监测下给药。大剂量注射之后，可能出现短暂的心搏停止或严重的心动过缓，随后恢复自主循环。

腺苷用于治疗过敏 / 哮喘（参见第 7 章和第 8 章）。

5. 氯苯那敏（扑尔敏）

这种抗组胺药可以一次通过静脉注射或肌内注射 10mg。可能会导致嗜睡，影响运动技能表现。有时口服 4mg 用于缓解瘙痒或花粉热症状。

6. 沙丁胺醇

开具处方用于哮喘或可逆性气道阻塞，可通过气雾剂快速给药 100～200mg（用一个定量气溶胶吸入器吸入 1～2 次）。经临床诊断患有哮喘的运动员通常会自己携带（蓝色）吸入器。使用间隔装置将通过优化吸入剂量来辅助吸入治疗，这是轻 / 中度发作的最佳给药方法。对于急性严重或危及生命的哮喘，可以雾化给药，按照要求重复给药 5mg。在第二次雾化中加入异丙托溴铵（500μg）。如果吸入剂量不可靠，可以按照每毫升 50mg 的剂量缓慢静脉注射沙丁胺醇，最大剂量为 250mg。

注：WADA 的 2014 年禁止给药清单中，沙丁胺醇尿液浓度超过 1000ng/ml 被认为是不良的分析结果（参见 WADA 清单）。

7. 氢化可的松

静脉注射 100mg 或者口服 40～50mg 氢化可的松。很少在赛场给予此药。

注：根据 WADA 的 2014 年禁止给药清单，肌内注射、静脉注射、直肠注射或口服的氢化可的松需要 TUE。

（三）镇痛药物

提供快速、有效和适当的镇痛是赛场医疗队的一项重要任务。必须由涵盖各种不同情况的各种镇痛药物来镇痛。

镇痛可以分为初级镇痛和高级镇痛。

1. 初级镇痛

(1) 对乙酰氨基酚：一种简单的非阿片类镇痛药，无抗炎活性。每隔4～6h 口服或经直肠给药 1g，最近已经有静脉注射配方可用。

(2) 阿司匹林：不用作镇痛药，但是在胸痛的早期阶段可以服用160～325mg（译者注：原著疑有误，已修改），并且咀嚼此药可以起到抗血小板作用。给药前检查有无过敏或胃肠道出血史。

(3) 双氯芬酸：再服用过用过对乙酰氨基酚片后，可用这种非甾体抗炎镇痛药治疗轻中度创伤相关的肌肉骨骼疼痛。每 8h 给予 50mg（口服、直肠给药、肌内注射或静脉注射），每天的最大剂量为 150mg，必须遵守这个剂量要求，以免产生严重的不良反应。

2. 高级镇痛

(1) 曲马多：用于中度至重度疼痛。这是一种常用的阿片类镇痛药，因为它的不良反应比真正的阿片类药物小，携带和服用也没有真正的阿片类药那么复杂。可口服、静脉注射或肌内注射 50～100mg 的剂量。

(2) 吗啡：众所周知的阿片类镇痛药，可以通过肌内注射 1mg/kg 或者缓慢静脉注射 0.1mg/kg。如果使用静脉给药，应滴定给药来产生效果，从2.5～5mg 开始，然后增加 1～2.5mg，在不出现意识丧失或呼吸抑制的情况下达到镇痛效果。吗啡也可以在急性冠脉综合征的早期阶段使用（参见第5 章）。建议在注射吗啡后服用止吐药。

注射吗啡的运动员必须退出赛场，接受全面监控。

吗啡分类为"A 类"管制药物，因此，在如何储存及谁可以携带和使用方面必须遵守严格的规定。强烈建议征求药剂师关于吗啡供应和保管的意见。考虑到它的效力和有效性，值得努力让赛场医疗队有权使用吗啡。在竞赛中禁止使用吗啡（2014 年 WADA 禁用名单）。

(3) 氯胺酮：可以使用极低剂量的氯胺酮作为一种非常有效和快速作用的镇痛剂。静脉注射 0.1mg/kg 的剂量可提供 10～15min 的快速强烈镇痛，这个时间通常可以安装牵引夹板或进行骨折复位。根据需要，该剂量可以重复滴定使用。氯胺酮有两种规格，分别是 10mg/ml 和 100mg/ml。赛场用量建议为 10mg/ml。

氯胺酮用于麻醉诱导的剂量较高，静脉注射 2mg/kg 或肌内注射 5mg/kg，但其作为麻醉药的使用仅限于接受过麻醉培训的医疗专业人员。

有时会建议在注射氯胺酮之前给予咪达唑仑，以减少它的不良反应。使用低剂量氯胺酮时，这不会被认为是一个重大问题。

根据 1971 年英国药物滥用法案，氯胺酮已升级为 B 类物质。应寻求关于保管和给药的指南，以确保符合当地药物法规。

（四）吸入镇痛药

1. 安桃乐是一种 50∶50 的氧气和一氧化二氮的混合物，可以被创伤伤员吸入并提供快速镇痛。然而，它的作用是不可预测和不可靠的。疑似气胸或头部损伤导致颅内气体的伤员不能使用该药物。安桃乐装在气瓶中，可由伤员通过一次性导管和接口管或面罩自行吸入。在较低的环境温度下，它会分解成组成成分，不建议在 5℃ 以下使用。

2. 甲氧氟烷是在澳大利亚院前急救中常用的一种吸入麻醉药。由于它具有肾毒性，在许多国家已经停止使用该药，因此在大洋洲以外无法使用。

（五）镇静药物 / 抗癫痫药

1. 地西泮

这是治疗抽搐或癫痫的一线用药，经直肠给药，每次给药剂量为 10～20mg，必要时 15min 后可重复使用。也可以静脉注射，每分钟 1ml（5mg），滴定至起效。

2. 咪达唑仑

这种水溶性苯二氮䓬类药物因起效更快而被广泛使用，优于地西泮。滴定使用，起效快，只能由受过培训的人使用，因为它会产生强烈的镇静作用，可能需要气道管理。因为可以通过口腔途径给药，该药经常被用于治疗癫痫。

（六）拮抗药

如果医疗包中有吗啡、安定或咪达唑仑，强烈建议同时适当配备特异性拮抗药。必须仔细监测和观察使用这些拮抗药的患者，以确保药物逆转的连续性。

1.纳洛酮用于治疗呼吸抑制和阿片类镇痛药的镇静不良反应的特定拮抗药，静脉滴定剂量为 100～200mg。与大多数阿片类药物相比，它的作用持续时间相对较短，可能需要在 20min 后进行第二次注射。将初始计量分开使用并不罕见，一半剂量通过静脉注射，一半剂量通过肌内注射。

2.氟马西尼是苯二氮䓬类药物的镇静作用的特定拮抗药，静脉剂量为 200mg；如果需要，1min 后第二次剂量为 100mg。

（七）止吐药

就镇痛而言，及时处理恶心呕吐是赛场医疗队的一个重要职能。

1.赛克力嗪

一种抗组胺止吐药，常见的不良反应是嗜睡。赛克力嗪可以口服、静脉注射或肌内注射 50mg。

2.甲氧氯普胺

甲氧氯普胺（又名胃复安），可直接作用于胃肠道，尽管其镇静作用不如赛克力嗪，但可诱发面部和骨骼张力异常反应和眼部危象（需用环丙啶治疗）。这是一种有效的止吐药，剂量为 10mg，口服或静脉注射或肌内注射。

3.昂丹司琼

昂丹司琼在中枢和胃肠道中阻断 5-HT 受体。可以通过慢速静脉或肌内注射给药，剂量为 4mg。

（八）低血糖症的治疗

快速有效地诊断和治疗低血糖症是很重要的（参见第 26 章）。如果患者神志清醒，口服 10～20g 葡萄糖，可以是糖、零食糖果、葡萄糖饮料或市售产品（葡萄糖凝胶），通常就足够了。后续应该吃含碳水化合物的食物，以维持身体的恢复。

1.胰高血糖素

对低血糖昏迷患者静脉或肌内注射 1mg 多肽激素，可通过激活肝糖原提高血糖。它常用于胰岛素依赖性糖尿病患者的胰岛素诱导低血糖症。必须密切监测其效果，如果在 10min 内没有效果，则应静脉注射葡萄糖。

2.静脉注射葡萄糖

低血糖症——口服葡萄糖或胰高血糖素无反应，应通过大静脉注射 50ml

20% 葡萄糖，或者可以使用更大容量的 10% 溶液。一些权威机构建议使用 50% 的葡萄糖溶液，但给药困难，而且外渗造成组织损伤的风险很高。在治疗期间和治疗后必须密切监测血糖水平。

十八、静脉输液

静脉输液可供选择的范围广。创伤急救复苏时，需要 250ml 生理盐水，使收缩压达到 90mmHg，并且几乎没有指示说明可以直接在赛场使用含葡萄糖液体。此外，重要的是要考虑医疗包中液体袋的重量（参见第 6 章）。建议将赛场医疗包中的急救液体限制为一袋 0.9% 氯化钠注射液 500ml，因为这有最广泛的治疗用途。

上述药物清单只是对赛场医疗队提供和携带的基本药物的建议。赛场医疗队应确保完全了解医疗箱中所有药物的现行药物指南和 WADA 规定。他们应该有机会查阅当地 / 国家药典（美国药典国家处方集、英国国家处方集、澳大利亚药物处方集、Felleskatalogen 等）和 WADA 违禁物质名单：www.list.wada-ama.org。在奥运会和残奥会期间，医疗服务部门会公布奥运会期间使用的具体处方。

根据当地规定和协议，如果赛场医疗队有高级气道管理或快速麻醉诱导技能，那么他们可能配备更多的药物，包括麻醉诱导剂（依托咪酯、氯胺酮和异丙酚），肌肉松弛药（琥珀酰胆碱、泮库溴铵和罗库溴铵）和替代镇痛药（芬太尼和瑞芬太尼）。

赛场医生必须对他们处方的药物全权负责，并仔细记录所有处方药物以及出现的症状和体征、处方 / 用药原因和药物效果。运动员转移到医院时，应随身携带记录，场馆医生保存一份副本，以备可能的 TUE 查询。在使用指定药物后，应尽快填写并提交具有追溯效力的 TUE 申请单及适当的医疗证明。

参考文献

[1] Faculty of Pre Hospital Care – Consensus statement on Patient Handling: http://www.fphc.co.uk/content/Portals/0/Documents/2013–12%20Consensus%20Handling%20v8.pdf

[2] Faculty of Pre Hospital Care – Consensus statement on pre–hospital Spinal Immobilization: http://www.fphc.co.uk/content/Portals/0/Documents/2013–12%20Spinal%20Consensus%20COMPLETE.pdf

第31章 急症用药和世界反兴奋剂机构禁用清单

Emergency Medications and the WADA Prohibited List

Alan Vernec　Eduardo de Rose　著

刘海洋　译

凌　琳　黎檀实　校

对运动员健康和公平竞赛的关注促成了反兴奋剂规则的制订。国际单项体育联合会开创了这些规则，包括禁止使用特定物质，尽管许多运动会最终效仿了国际奥委会（International Olympic Committee，IOC）的做法，国际奥委会在1967年首次公布了《IOC禁药清单》。世界反兴奋剂机构（World Anti-Doping Agency，WADA）成立于1999年，到2004年WADA接管了禁用清单的管理。《世界反兴奋剂条例》有600多个签约方，从而确保全世界大多数运动项目接受《WADA禁用清单》。极少数运动项目（如美国职业联赛）的规则可能与《世界反兴奋剂条例》略有不同，因而它们不遵守《WADA禁用清单》。这些规则适用于其项目自身，还有待于医生来加以验证。

任何负责处理运动员的队医或医疗保健专业人员的首要职责是了解当前的《禁用清单》包括了哪些药物。每年1月1日WADA网站会公布一份新的清单。也可以在许多体育联合会或国家反兴奋剂组织（National Anti-Doping Organization，NADO）的网站上找到。清单中既包括禁用药物也包括禁用方法，最新版本可查阅WADA网站：www.wada.ama.org。

清单上的大多数药物很少会由运动医学医生或急诊医师开出。实例包括蛋白同化雄性类固醇类药物、其他蛋白同化制剂（如克伦特罗）、红细胞生成刺激剂、血液或血液组分，以及人生长激素或生长因子。

然而，在严重危及生命的情况下，医生可能不得不使用以下可能救命的药物，其中许多药物都在《WADA 禁用清单（2014 年）》上。

- 肾上腺素（肾上腺激素）：用于严重过敏反应或过敏症。
- 氢化可的松：用于严重过敏反应或过敏症。
- 沙丁胺醇 * 或特布他林：用于哮喘发作或呼吸成分出现严重过敏反应或过敏性反应时。
- 胰岛素：用于酮症酸中毒，有症状高血糖，在头部受伤时可能存在高血糖的适应证——通常使用快速作用人胰岛素。
- 利尿药：用于紧急情况中的肺水肿。
- β 受体拮抗药 †：用于症状性心动过速。

在紧急情况下，医生应该关注运动员安全处理的适当治疗，而不是药物是否禁用。即使在治疗过敏性反应、急性哮喘或进行紧急静脉输液时，医生有时也会担心是否违反了反兴奋剂规则。运动员的健康不应因为拒绝或拖延必要的药物或治疗而受到威胁，主要目标是保全生命和防止出现其他伤害或疾病。危及生命的情况得到解决后，运动员不应返回赛场。使用了这些紧急药物的运动员需要在一个能用于仔细监控的环境接受持续的医疗治疗，并很可能还需要住院治疗。

事件发生后，应该尽快申请具备追溯性的 TUE。医生应该充分记录医疗状况，包括体检的所有要素和任何辅助测试结果。在使用禁用药物或禁用方法后，应该尽快将全部文件送交适当的反兴奋剂机构。因为运动员在紧急情况下服用了禁用药物，所以主治医生有责任将必要的干预措施告知相应的反兴奋剂机构，并申请 TUE。

需要重申的是，必须根据 WADA 条例第 4.1 条的规定证明 TUE 的必要性，并且可以拒绝追溯性 TUE（反兴奋剂），但可能会导致运动员兴奋剂违规。例如，肌内注射或口服糖皮质激素来治疗疲劳是不被接受的。

---

*. 在体育运动中允许使用沙丁胺醇。但在 24h 内收集的尿液中，含量不得超过 1600μg。在使用常规剂量的情况下，很少会超过这些含量；但如果哮喘发作并且超过了正常剂量，则应申请追溯性治疗用药豁免（Therapeutic Use Exemption，TUE）。

†. 在某些运动中禁止使用 β 受体拮抗药。

　　幸运的是，其他重要药物并不在《WADA 禁用清单（2014 年）》上。这些药物不是上述违禁药物的替代品，而是其附属品。这些常见的药物及适应证有以下几种。

- H_2 受体拮抗药：治疗胃部的严重过敏 / 过敏性反应。
- 硝酸甘油和水杨酸：治疗缺血性心脏疼痛。
- 葡萄糖：治疗低血糖症。
- 地西泮：治疗癫痫发作。
- 胺碘酮：治疗危及生命的异常心律。

　　有些药物在任何时候都被禁止使用，而有些药物只在赛时被禁止使用。赛时通常被定义为比赛前 12h 直到比赛结束。但是，对某一赛事具有管辖权的组织可能对这一时段做出不同的定义。例如，国际奥委会认为赛时是指从奥运村开放直到奥运会结束这段时间。

- 《WADA 禁用清单（2014 年）》第 S_0～S_5 节和第 M_1～M_3 节列出了在任何时候都被禁止的药物。
- 赛内禁用的药物包括上文所述各节中的药物以及 S_6～S_9 节中提到的药物；《禁用清单》中明确列出了刺激药、麻醉药、大麻（酚）类和糖皮质激素这些类别。

　　医疗保健专业人员应始终确认所列的处方药物未被禁止；但要知道，并非所有被禁止的药物都单独列在清单上。有些部分，即麻醉药，被认为是禁用的；因此，禁止使用该部分所列的所有药物，但未提及的禁药则允许使用。许多部分，如蛋白同化制剂、肽类激素和兴奋剂，列出了一些药物，但增加了重要的一行："……以及其他具有相似化学结构或相似生物效应的药物。"

　　《禁用清单》很简单，但如果出现问题，医生应该联系他们的 NADO。许多 NADO 都有非常方便的在线数据库，可供查看非专利制剂或药物制剂是否被禁止使用，以及是否为赛时或赛前 / 后使用（例如，英国、加拿大和美国使用的 Global-DRO，日本是被许可方）。因为世界各地的药物制剂往往各不相同，所以没有单一的全球在线数据库。

　　许多 NADO 提供的另一项服务是提供一份允许使用的常用处方药物的候选名单，包括该产品在其特定国家的商品名称。这些药物通常包括抗生素、非甾体类抗炎药，主要作用是解充血药（不含兴奋剂）。这些清单尽管常以方便的袖珍卡片形式提供给运动员，但也让处方医生感到放心。

一、治疗用药豁免

人们一致认为，运动员可能存在的一些医疗状况，需要使用禁用物质。在这些情况下，运动员可以向他们的 NADO 或国际单项体育联合会申请 TUE。为获得 TUE，制订了一个具体的行政程序，可在 WADA 网站（www.wada-ama.org/ISTUE）上找到 WADA 颁布的《治疗用药豁免国际标准》。

在批准 TUE 之前必须解决的基本原则如下。

- 如果不使用禁用药物或物质，将对运动员的健康造成重大损害。
- 使用这种物质或方法，除了使运动员恢复到正常健康状态外，不会让其表现更佳。
- 没有合理允许的替代药物或治疗。
- 使用本属违禁药物或方法的必要性不能是以前未经授权使用禁用物质或方法的结果。

关于不同医疗状况下 TUE 申请的更多建议，可访问 WADA 网站（www.wada-ama.org/MI）查阅《不同医疗状况下医生的 WADA TUE 指南》。

一般情况下，应尽快申请 TUE。对于在比赛中禁用的药物，应该在即将到来的比赛前 30 天内申请 TUE。

然而，现实情况是，一些医疗状况和治疗方法可能会陡然出现。在这种情况下，可以根据《治疗用药豁免国际标准》第 4.3 节申请追溯性 TUE。在下列情况下，可授予可追溯的 TUE。

- 紧急治疗或处理紧急医疗状况是必要的。
- 由于特殊情况，在收集样品前，没有足够的时间或机会让运动员去提交，或让 TUE 委员会去审议 TUE 申请。

在 2015 年《治疗用药豁免国际标准》中，追溯性 TUE 的一般规则将保持不变，但将增加其他的条款以涵盖那些可能不需要提前提交 TUE 的运动员（通常低于国家级别）的情况。

静脉输液是一种禁用方法，但可以在合法的紧急情况下使用。《禁用清单》M2.2 规定："每 6h 静脉输液和（或）注射超过 50ml 的情况也被禁止，但在入院或临床调查过程中合法接受的情况除外"。这意味着在赛场上或其附近，在赛后帐篷内，甚至在诊所，静脉输液都是被禁止的。尽管如此，静脉输液也可以进行，但需要记录医疗状况和申请 TUE。在这些情况下，TUE 几乎总是可以追溯的。关于授予静脉输液或注射类 TUE 的更多信息，可以在 WADA 网站上的《WADA 不同医疗状况下医生的 TUE 指南》中找到。

二、严格责任

根据兴奋剂检查而治疗运动员的运动医学医生必须谨慎。有一项被称为严格责任的反兴奋剂原则，规定："每个运动员对在其身体样本中发现的药物负有严格责任，只要在身体样本中发现禁用物质（或其代谢物或标志物），即构成兴奋剂违规，无论运动员有意或无意地使用了禁用物质，或有疏忽或其他失误。"虽然《条例》中有规定，如果经证明没有重大过失，运动员实际上可以受到较轻处罚，但举证责任在于运动员。严格责任原则在运动会中已存在数十年，并得到了国际体育仲裁法庭的维持。

即使医生犯了错误，运动员也可能受到处罚，因为运动员在这一过程中负有一定的责任。虽然看起来很严厉，但作弊的运动员在很多情况下都从药物提高成绩的效果中获益，同时找医生来承担责任，后果很小。在最近的一个案例中，一名运动员在使用蛋白同化制剂的测试中呈阳性，在为自己辩护时，他提供了一名医生的陈述，声称他打算注射一种糖皮质类固醇，但错误地注射了一种蛋白同化制剂。该案经过复审，这名运动员受到了制裁。

三、营养品

另一个值得医生和运动员关注的领域是使用营养品。引起关注的原因是，不同的研究表明，5%～15% 的营养品中含有禁用物质。营养品可能在生产过程中不经意间受到污染，也可能被公司故意添加。由于严格责任原则，建议运动员避免使用营养品或极其谨慎地使用，以降低风险。

医生可能不参与是否使用营养品的决策过程，这可能由团队营养师或教练或助理教练负责。然而，队医通常被视为医疗团队的领导者，因此有责任确保明智的医疗和正确的反兴奋剂做法得到遵循。团队错误使用营养品的情况不止一次，给运动员和团队带来了可怕的后果，如果医生的领导力和问责

国际奥林匹克委员会运动应急医学手册
The IOC Manual of Emergency Sports Medicine

制够强的话，所有的这些都是可以避免的。

不幸的是，运动员在场边或中场休息时接受教练递来的含刺激剂的营养品的情况并不少见。这些运动员最后通常会受到制裁。如果一个产品声称具备神奇的能量补充性质，那么它要么是欺诈，要么实际上可能含有禁用物质。要有所觉察，并毫不犹豫地进行干预。注意：虽然有一些第三方公司对产品进行检测，并声称就算不能消除风险，也可以降低风险，但并不存在受到批准的营养品种类。

四、持有禁用药物与医生责任

医生（作为运动员辅助人员的一分子）应了解 2015 年修订的《条例》中的第 2.6.2 条。该条规定，持有任何禁用药物或禁用方法都可能导致受到处罚，除非特定运动员有可以接受的正当理由，并附上一份 TUE。第 2.6.2 条的注解指出："可以接受的正当理由包括，例如，队医携带禁用物质用于处理急性和紧急状况。"

因此，建议在参赛队伍或体育赛事中工作的医生应该除去任何不能正当用于运动员急症治疗的物质。

此外，建议医生以某种方式，例如用红色贴纸，在他们的医药箱中标注所有禁用物质，以提醒人们这些药物是禁用物质，不应该给运动员服用，或者如果使用了的话，随后申请 TUE。

医生和运动员应该意识到禁用物质或被允许的物质是反兴奋剂术语。有些药物可能是允许的，但在某些司法管辖区内是非法的。可能会申请禁用物质（如麻醉药或大麻）的 TUE，尽管 TUE 委员会会"批准"可以使用药物，但运动员可能会受到海关官员或地方当局的处罚。参赛队伍的随行医生也应该知道有关运送药物的规则。在没有许可证的情况下，携带药品甚至在一个国家行医都需要得到相关部门的许可。

五、总结

医生需要了解《禁用清单》的基本情况，并在开处方或提供药物之前进行定期检查。互联网上的信息并不缺乏。世界反兴奋剂机构有一个综合性网站，包括了许多关于治疗用药豁免的信息。许多国际单项体育联合会都有详尽的反兴奋剂信息，但一般第一个联络单位应该是国家（或地区）的反兴奋剂机构。他们将了解与特定药物制剂或营养品通告有关的国家规则和任何区域问题。他们还会知晓 TUE 是否及何时应该转交到一个国际单项体育联合会。

　　竞技领域的医疗保健专业人员不必受反兴奋剂规则的阻碍，但必须意识到目前精英竞技的现实：反兴奋剂规则和条例已经成为比赛的内在部分。理解反兴奋剂规则应该成为任何在赛场上或周围工作的医疗保健专业人员教育的一个重要组成部分。

第32章 受伤与患病运动员的遣送与遣返

Retrieval and Repatriation of Injured and Ill Athletes

Mark Brown Glenn Brown **著**

刘海洋 **译**

史 迪 黎檀实 **校**

一、概述

受伤或生病的运动员的安全转移总是有很多挑战，但如果加上远程和（或）国际位置等因素时，情况会更复杂。有些时候，法律问题和保险物流联系在一起可能会严重影响转运过程，因此，必须将其作为最佳可用医疗决定的一部分来认真考虑。

从严重受伤或疾病发作到受影响运动员安全返回家中或转送至适当的医疗机构接受进一步治疗，这一过程有许多阶段，每一阶段都需要认真考虑涉及的医疗问题和可能的法律因素。

在本章，"医学遣送"这一术语为通用术语，虽然许多从业者和作者也会用"医疗遣返"或"医疗后送"这两个术语。有趣的是，虽然这些术语还存在，且可以交换使用，对这个术语的严格解读表明，与转送至另一个可能适合做进一步医学管理的先进医疗机构相比，医疗遣返这一术语应仅用于涉及返回原籍或目前国籍所在地的医学运送。

二、预先计划

对于所有转运的运动员和团队来说，遵守制订完善的、经证实的流程，并且医疗人员和辅助人员都能对该流程有良好的理解，可以提高转运成功的可能性。在所有情况下，对医疗遣送的可能性进行预先规划至少应包括以下因素。

1. 根据对运动性质和转移环境的评估（环境、社会、法律等），合理预见所需的医疗技术，包括与可能的医疗后送和遣返有关的各种因素。

2. 考虑为安全转移患者最可能需要使用到哪些设备，以及这些设备是否容易转移或者在目的地能否更换。

3. 调查和确认拟前往目的地的医疗运输选择以及现有急症医疗设施，包括获取联系详情和有关其通行安排的信息。

4. 确立恰当的医疗保险，应包含相应的医学后送或遣返服务条款，包括用救护飞机转送的可能性。

5. 制订因健康原因需要特殊运输安排时应遵循的程序，包括与队医、团队管理人员、运动员家属等的沟通程序。

虽然不应认为上述清单是详尽无遗的，但它可作为预先规划阶段所需步骤的开始。当然，应该根据形势的变化进行调整。

三、医疗团队技能

如果运动员受重伤或生重病，需将其进行医疗救护并遣送，应首先判断医疗团队成员是否能安全转移运动员，或者是否需要寻找额外的帮助。

这一点尤其适用于没有多学科医疗团队或医生随行的运动队。在医疗支持有限的团队中，应考虑随行医疗人员的类型（如医生、急救人员或理疗师）及其所擅长的领域和培训等级。例如，理疗师可能擅长监测肌骨骼受伤患者的转运，也确实可能对于急救有较高的培训等级，但可能无法为需要静脉输液或给药的队员提供相应的转运服务。随之产生的问题是，医疗队人员在专业上和法律上是否能在运送过程中提供所需的照护，尤其是在不同国家的医疗执业及法律执业的范围都不一样的情况下。特别是在理疗师作为医疗陪同人员进入到那些法律明确规定理疗师不能作为初级诊疗医务人员的国家时，这一点很重要。

虽然任何专业的医生都能为需要救治的运动员提供良好的治疗，但需要转送受伤或生病运动员进行更高级治疗时，急症医学或麻醉方面的专业训练，以及运输医学方面的特别训练，可能会更可取。在一些国家，如澳大利亚，医疗遣送作为急诊医学、麻醉和重症监护的一个独特的亚专业，具有特定的培训模块。

　　统计数据支持这一论点，即护送高治疗需求的患者时，医疗人员应接受适当的高级生命支持培训，要有充足的经验和合适的性情，以便在复杂且多变的情况下保持冷静控制。

四、所需设备

　　所有生病或受伤的患者都需要在适当的监护下运送或遣返，这是很有必要的。患者在医疗机构间的转送不应影响对其的护理或观察。在运送途中，重病或重伤患者要进行生理参数监测，最基本的监测应包括心电图（ECG）、脉搏血氧仪和无创血压（如果给患者进行了镇痛或机械通气，还需要监测呼气末二氧化碳浓度）。维持患者的核心温度并全程监测也很重要。这可能需要采取主动加热法来对抗寒冷。额外的电子设备可考虑输液泵（而不是依赖重力静脉输液）、负压吸引器及除颤仪。

　　与前述的医疗保健专业人员要求一样，所有转运的相关设备要可用，团队接受过设备使用的相关培训，所有的电子设备必须与航空医疗服务兼容并得到航空医疗服务的批准。每一个设备都有特定的注意事项，这些都要考虑到。例如，便携式呼吸机、心电监护仪和其他电子设备必须坚固耐用，能够承受艰苦的旅行，包括温度和压力的变化，有足够的电池寿命，在操作过程中不容易受到道路或颠簸振动的影响，具有可在飞机噪声或道路噪声中听到的警报器，并具有可调节的显示屏，以便在明亮的阳光下也看清屏幕。

五、医疗转送选择

　　医疗后送或遣返的转运包括地面或航空转送，选择包括公路救护车、直升机和固定翼飞机等均包含不同等级的运输所需设备。

　　考虑到运动员返回其国家通常需要乘飞机，可能还需要确定是否需要商业航空公司或空中救护车。如果所需护理等级不需要使用空中救护车，则仍有必要在飞机上安排多余的座位空间，以满足转送运动员的医疗需要，尤其是要用到额外的医疗设备的时候。因为许多运动员身材都很高，这可能会带来其他的困难。要考虑到运输时的温度变化，以保证不会忽视体温调节；对于残疾运动员，例如有脊髓损伤，这可能会更复杂。医疗陪护应坐在相邻的座位，以方便监测患者的病情。

在决定什么样的运送方式是最合适的时候，还需要考虑与受伤或生病运动员病情相关的具体医疗问题。然而，在某些情况下，实际操作或管理的指导方案会有变化。例如，回顾32名由商务航班转送的气胸患者病历，可发现随着诊断后天数不同、胸管是否拔除以及护送时医护人员是否在场的变化，医生推荐和遵守的治疗方案也大有不同。

六、专科医师陪同的医疗遣送与遣返服务

如果运动员的医疗支持人员没有安全转移伤患所需的必要医疗技术和设备，那么可能需要运动员旅行保险指定的医疗援助机构协调医疗遣送。因此，团队医务人员必须随时准备好运动员或团队旅行保险供应商的联系方式和相关保单号，以减少延误。遣送团队必须接受这一过程中固有的商业现实，并将其纳入规划阶段。

当用常规商业手段进行医疗运输不合适时，一方面是因为病情的严重性，另一方面是因为乘客之间会有交叉感染的风险，基本上需要使用其他医疗救援人员。因此，在选择旅行保险时，值得检查的是保险公司所指定的医疗救助人员是否有权使用受过适当培训的医务人员陪同患者，以及是否配备适当的重症监护及其他设备的空中救护车。

旅行保险公司也可以协助医疗人员提供有关外国当地的医疗服务信息。例如，有些旅行保险公司有全球医院评级系统，可以帮助确定当地医疗机构是否能适当满足受伤或生病的运动员的医疗需求。

七、保险 / 遣返流程

如果运动员病情所需要的护理超出了队医能提供的范围，应提前联系旅行保险公司，由其指定的医疗援助机构安排转送。

队医通过获得旅行保险保单号码等可用信息，并提供运动员当前的医疗状况、所处位置和住院医师的联系方式（如果已进入地方医院），可以加快将医疗服务转介给医疗救援机构。医疗救援机构随后会整理可用的医疗数据，并决定是否需要将患者送往其他地方，尽管通常会根据病情的类型和严重程度在当地启动紧急治疗。

关于是否需要提前或推迟将运动员送回本国的决定也可能取决于赛事主

办国提供的医疗水平，也可能取决于受伤运动员或其代理决策者的意愿。

在将受伤或生病的运动员转移至第三方医疗救援机构进行护理时，会涉及复杂的治疗责任问题。应提前讨论和考虑这些问题。医疗服务提供者应确保他们受到适当和专业起草的合同保护，以防由第三方医疗人员的行为而造成的损伤或疾病，导致这些医疗服务人员受罚，承认可能有要外包相关治疗，并列出需要外包的可能原因和情形。所列相关治疗应注意，清单是有包容性的，并非详尽无遗，以免出现不可抗力的情况。

八、其他程序性考虑因素

1. 全套的患者记录、X 线片和影像学资料都应随诊。这些文件要准备好，并在出发时提供，如果有任何其他的临床和监护参数的相关资料，应作为补充。旅行保险机构要求高级临床医生提交转院报告，并附上这些病历资料的副本，这种情况并不少见。

2. 应告知运动员家属（或其他指定人员）他 / 她的病情，以及所使用的医疗救治及运送安排。

3. 告知接受医院 / 机构预计到达的时间，在整个遣返过程中随时更新。

4. 联系运动员比赛当地的大使馆或领事馆以寻求帮助可能会有用。

5. 在奥运会期间，奥组委（OCOG）会一直要求报告运动员的行踪信息！

6. 确保所有受伤运动员和随行医务人员的所有必要旅行证件正确无误，以尽量减少交通枢纽的延误。

参考文献

[1] Dewhurst, A., Farrar, D., Walker, C., Mason, P., Beven, P. & Goldstone, J. (2001) Medical repatriation via fixed–wing ambulance: a review of patient characteristics and adverse events. Anaesthesia, 56 (9), 882–887.

[2] Duchateau, F., Legrand, J., Verner, L. & Brady, W. (2013) Commercial aircraft repatriation of patients with pneumothorax. Air Medical Journal, 32 (4), 200–202.

[3] Hearns, S. & Shirley, P. (2006) Retrieval medicine: a review and guide for UK practitioners. Part 2: clinical guidelines and evidence base. Emergency Medicine Journal, 23, 937–942.

[4] Shirley, P. & Hearns, S. (2006) Retrieval medicine: a review and guide for UK practitioners. Part 1: safety in patient retrieval systems. Emergency Medicine Journal, 23, 943–947.

附录 A 奥林匹克运动医学准则

International Olympic Committee Executive Board

刘海洋 **译**

周建新 黎檀实 **校**

国际奥林匹克委员会执行委员会
自 2009 年 10 月 1 日起生效

导语

"奥林匹克主义的基本原则"

1. 奥林匹克主义是一种生活哲学，将身体、意志和心灵的品质提升，结合成一个平衡的整体。将运动与文化和教育相结合，奥林匹克主义寻求创造一种以努力为乐，以良好榜样作为教育的意义，遵循普遍的基本道德原则为基础的生活方式。

2. 奥林匹克主义以让体育为人类的和谐发展服务为目标，旨在促进一个关心维护人类尊严的和谐社会。

奥林匹克宪章（2007 年 7 月）

1. 奥林匹克运动在完成其使命时，应鼓励所有的利益相关方采取措施保证在体育运动中不危及运动员的健康，尊重公平竞争和体育道德。为实现这一目标，鼓励采取必要措施来保护参赛运动员的健康，把身体受伤和心理伤害的风险降到最低。同时鼓励采取措施保护运动员与其他健康护理提供者的关系。

2. 这一目标主要通过基于体育道德价值观和每个人保护自身与他人健康的个人责任持续教育来实现。

3. 本准则支持关于体育领域最佳医疗实践和保障运动员权利和健康的基本规则。支持和鼓励采取专门措施来实现这一目标。它补充和完善世界反兴奋剂法则以及国际医学伦理法规中所承认的一般原则。

4.《奥林匹克运动医学准则》针对奥林匹克运动会、国际联锦赛和国际奥委会（International Olympic Committee，IOC）给予其赞助或支持的比赛，以及所有在奥林匹克运动会训练和比赛期间的所有运动。

第Ⅰ部分　运动员与医疗专业人员的关系

1. 总则

(1) 运动员享有与所有患者与医生和医疗专业人员关系相同的基本权利，尤其要注意以下几个方面。

① 尊重他们的人格尊严。

② 尊重他们的身心完整性。

③ 保护其健康与安全。

④ 尊重他们的自主决定权。

⑤ 尊重他们的隐私。

(2) 应保护运动员与私人医生、团队医生和其他医疗专业人员的关系，要相互尊重。运动员的健康、福利优先于竞争利益和其他经济、法律或政治因素。

2. 信息

应当以清楚、恰当的方式充分告知运动员的健康水平和诊断、防护性措施、建议的医疗干预措施、每一种干预措施的好处和风险、建议干预措施的替代方法等，包括不接受治疗对健康以及返回运动的后果及治疗和康复措施的预后和进展。

3. 知情同意

(1) 任何医疗干预都应询问运动员的意愿及知情同意。

(2) 询问时应注意方式方法，科学、合理、客观的给出治疗方案，避免给随行人员（如教练、领队、家属等）和其他运动员增加压力，这样运动员就

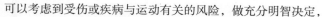

可以考虑到受伤或疾病与运动有关的风险，做充分明智决定。

(3) 运动员可能会拒绝或干扰医疗干预。应仔细解释拒绝或干扰医疗干预的后果。

(4) 鼓励运动员指派一名人员，在运动员无行为能力时可以代表他们做决定。他们也可以书面形式界定所想要的治疗方式，给出认为需要的任何其他方式。

(5) 除紧急情况外，当运动员无法亲自同意医疗干预时，在接收到必要的信息后，应要求其法定代表人或运动员指定的人员来做决定。

当法定代表人必须被授权做决定时，无论运动员是未成年人还是成人，都应在其能力范围内同意进行医疗干预。

(6) 收集、保存、分析和使用任何生物样本时需征得运动员的同意。

4. 保密和隐私

(1) 即使在运动员去世后，所有有关运动员健康状况、诊断、预后、治疗、康复措施的信息和所有其他个人信息也应保密，并尊重所有适用的法律。

(2) 只有在运动员明确同意或法律明文规定的情况下，才应披露机密信息。如果对于运动员治疗是必要的，则可向直接为运动员提供医疗服务的人员透露信息，此时为运动员预先的知情同意。

(3) 应保护所有可识别的运动员医疗数据。资料保护通常适用于资料的储存方式。同样，应保护可从中获得可识别数据的生物样本，以免不当披露。

(4) 运动员有权查阅其完整的医疗记录，并获得一份副本。查阅内容通常排除有关第三方或由第三方提供的数据。

(5) 运动员有权要求纠正其档案中任何错误的医疗数据。

(6) 如果是诊断、治疗和护理所必需的，只有在征得运动员同意的情况下，或在法律明文规定要求的情况下，才允许干涉运动员的私人生活。根据《世界反兴奋剂条例》的规定，也允许进行这种干涉。

(7) 任何医疗干预都应尊重隐私，并在仅有那些需要介入的人员在场时进行，除非运动员明确同意或另有要求。

5. 治疗和方案

(1) 运动员应获得适合其需要的医疗保健，包括预防性保健，旨在促进健康的活动和康复措施。根据可用于此目的的财政、人力和物资等资源，向所有人持续提供医疗服务，人人平等、无歧视。

(2) 运动员应享有以高技术标准和医疗专业人员的专业和尊重的态度为标志的优质护理。这包括治疗的连续性，其中包括所有参与诊断、治疗和护理的医疗专业人员和机构之间的合作。

(3) 在国外训练和比赛期间，运动员应接受必要的医疗保健，如有可能，应由私人医生或队医提供医疗保健。并接受返回前的适当紧急护理。

(4) 运动员应该能够选择和更换自己的医生、医疗专业人员或医疗保健机构，前提是要与医疗保健系统的运作相兼容。他们有权请求另一种医疗意见。

(5) 在诊断、治疗、护理和康复方面，应根据运动员的文化、传统和价值观给予他们尊严。在治疗和护理的过程中，他们应得到家人、亲友的支持，并得到精神上的支持和指导。

(6) 根据最新公认的医学知识，应该在一定程度上减轻运动员所受伤病的痛苦。只有在认真考虑并且与运动员和其他医疗专业人员协商之后，才能对运动员进行镇痛治疗，使其可以在受伤或生病的情况下进行运动。如果对运动员的健康有长期风险，则不应给予这种治疗。

不得实施仅仅为了掩盖疼痛或者其他保护性症状以便使运动员在受伤或生病的情况下进行运动的程序，如果没有这样的程序，他或她的参赛在医学上是不明智的或不可能的。

6. 医疗专业人员

(1) 适用于当前医学实践的相同伦理原则也应该同样适用于运动医学。医生和其他医疗专业人员的主要职责包括：首先考虑运动员的健康；无伤害。

(2) 为运动员提供治疗的医疗专业人员应接受过运动医学方面必要的教育、训练并且有相关的经验，以及不断更新自己的知识。他们应该了解运动员在训练和比赛中的身体和情绪需求，以及支持体育运动所要求的非凡的身体和情绪耐力的义务和必要能力。

(3) 运动员的医疗专业人员应按照最新公认的医学知识和循证医学(若有)行事。即使运动员、其随行人员或其他医疗专业人员要求，他们也应避免进行任何没有医疗指示的干预。医疗专业人员还必须拒绝提供有关运动员适合参加训练或比赛的虚假医疗证明。

(4) 当运动员的健康受到威胁时，医疗专业人员应强烈劝阻他们继续训练或比赛，并告知他们风险。

在对运动员造成严重危险的情况下，或者当第三方（同一队的比赛选手、对手、家人、公众等）面临风险时，根据适用的法律，即使违背了运动员的意愿，医疗专业人员也可能通知主管人员或当局他们不适合参加训练或比赛。

(5) 医疗专业人员应反对任何不适合儿童生长、发展阶段、总体健康状况和训练水平的运动或体育活动。他们的行为应符合儿童或青少年健康的最佳利益，而不考虑其他利益或来自随行人员（如教练、管理人员、家人等）或其他运动员的压力。

(6) 医疗专业人员在代表第三方（如俱乐部、联合会、主办方、IOC 等）行事时应公开。他们应亲自向运动员解释检查的原因和结果，以及提供给第三方的信息的性质。原则上，运动员的队医也应该知道。

(7) 在代表第三方行事时，医疗专业人员应将信息的传递限制在必要的范围内。原则上，它们只能表明运动员适合或不适合参与训练或比赛。经运动员同意，医疗专业人员可以以与他或她的健康状况相符的方式提供与运动员参加运动有关的其他信息。

(8) 在体育场馆，队医或赛事医生有责任决定受伤运动员是否可以继续参加比赛或返回比赛。不得委托其他专业人员或人员做出这个决定。在主管医生没有在场的情况下，这些专业人员或人员应严格遵守他或她的指示。在任何时候，保障运动员的健康和安全是重中之重。比赛结果绝不能影响这些决定。

(9) 必要时，队医或赛事医生应通过组织公认专家进行医疗随访，以确保受伤运动员获得专业治疗。

第 II 部分　在训练和比赛期间保护和促进运动员的健康

7. 总则

(1) 任何对运动员构成任何形式的身体或心理伤害的练习都是不可接受的。奥林匹克运动成员应确保运动员的安全、健康和医疗护理状况有利于其身心平衡。他们应该采取必要的措施来实现这一目标,并将伤害和疾病的风险降到最低。最好有运动医学医生参与起草这些措施。

(2) 在每一项体育运动中,应确定并适用最低限度的安全要求,以便在训练和比赛期间保护参赛者和公众的健康。根据运动项目和比赛水平,就体育赛场、安全环境条件、获准或禁止使用的运动器材,以及训练和比赛项目制订具体规则。每个运动员类别的特殊需求应该被识别和尊重。

(3) 为了所有人的利益,应宣传推广保障运动员的健康以及尽量减少身体损伤和心理伤害的措施。

(4) 保护和促进运动员健康的措施应基于最新公认的医学知识。

(5) 鼓励进行运动医学和运动科学方面的研究,这些研究应该按照公认的研究伦理原则进行,尤其是世界医学协会通过的《赫尔辛基宣言》(于 2008 年在首尔最后一次修订)和适用法律。不得以损害运动员的健康或危及他(或她)的表现的方式进行。运动员自愿和知情同意参加这类研究是至关重要的。

(6) 不得限制运动医学和运动科学的进步,而是要公布和广泛宣传进步。

8. 适合性运动测试

(1) 除非有症状或有明显的家族病史,全民运动实践不需要进行适合性测试。私人医生有责任建议运动员接受此测试。

(2) 对于竞技运动,运动员必须提供医疗证明,确认没有明显的禁忌证。适合性测试应基于最新公认的医学知识,并由受过专门训练的医生进行。

(3) 建议高水平运动员在参赛前进行体检。应由受过专门训练的医生进行体检。

(4) 任何试图衡量从事某项运动的特定能力的基因检测是由受过专门训练的医生负责进行的医疗评估的一部分。

9. 医疗支持

(1) 在每一项运动学科中,应根据体育活动的性质和竞赛水平,制订有关必要的医疗支持的适当准则。

这些指导方针应讨论,但不限于以下几点。

① 训练和赛场的医疗保障以及如何组织。

② 必需的资源(供应品、房屋、车辆等)。

③ 紧急情况下的程序。

④ 医疗支持服务部门、主办方和主管卫生当局之间的通信系统。

(2) 如果在训练或比赛期间发生严重事故，应该有向受伤人员提供必要支持的程序，必要时将他们送至主管医疗服务部门。运动员、教练员和与体育活动有关的人员应被告知这些程序，并接受必要的实施培训。

(3) 为加强体育活动的安全，应建立一种机制，允许收集有关训练或比赛期间受伤的数据。在可识别的情况下，此类数据的收集应得到有关人员的同意，并按照公认的研究伦理原则保密。

第Ⅲ部分　适用、遵守和监督

10. 适用

(1) 该准则旨在指导奥林匹克运动的所有成员，特别是 IOC、国际体育联合会和国家奥林匹克委员会（以下简称"签署方"）。各签署方根据自己的程序规则采用该准则。

(2) 该准则首先由 IOC 通过。虽然不强制性要求奥林匹克运动的所有成员都采用这一准则，但建议最好采用。

(3) IOC 将公布所有签署方的名单。

11. 遵守

(1) 各签署方凭借各自的职权，在各自的职责范围内，通过政策、法规、规则或条例执行本准则中的适用条款。并且，他们承诺以积极和适当的方式广泛宣传本准则的原则和规定。为此，他们应与相关医生和医疗护理提供者协会以及主管当局密切合作。

(2) 各签署方鼓励在其职责范围内照顾运动员的医生和其他医疗护理提供者按照本准则行事。

(3) 除了本准则中的适用条款之外，医生和其他医疗护理提供者仍然有义务尊重他们自己的道德和专业规则。如有任何差异，应以保护运动员健康、权力和利益的最有利规则为准。

12. 监督

(1) IOC 医学委员会监督本准则的实施情况，并接收与之相关的反馈。此外，它还负责监督道德和最佳医疗实践领域的变化，并提出对本准则的修改建议。

(2) IOC 医学委员会可发布建议和最佳实践模式，以促进本准则的实施。

第Ⅳ部分　范围、生效及修正案

13. 范围

(1) 本准则适用于各签署方所管理的体育活动的所有参与者，无论是否在比赛期间。

(2) 各签署方可以自由地给其运动员更广泛的保护。

(3) 本准则的适用应不影响更有利于保护运动员健康、权力和利益的国家和国际道德、法律和监管要求。

14. 生效

(1) 本准则于 2009 年 10 月 1 日对 IOC 生效。它适用于从 2010 年温哥华冬奥会开始的所有奥运会。

(2) 在此日期之后，奥林匹克运动的其他成员可采用本准则。各签署方可决定此类采用何时生效。

(3) 各签署方在向 IOC 提交其退出意愿的书面通知后，可不再继续遵守本准则。

15. 修正案

(1) 运动员、签署方和奥林匹克运动的其他成员可参与本准则的改进和修正事宜。此外，他们也可提交修正案。

(2) 根据 IOC 医学委员会的建议，IOC 发起对本准则的拟议修正案，并确保协商过程，以接收和回应建议，并促进运动员、签署方和奥林匹克运动成员对拟议修正案的审查和反馈。

(3) 经适当协商后，IOC 执行委员会批准了本准则的修正案。除另有规定外，自批准之日起 3 个月后生效。

(4) 各签署方必须在收到修正案通知后一年内，采纳 IOC 执行委员会批准的修正案。否则，该签署方不得再声称自己已遵守奥林匹克运动医学准则。

本准则于 2009 年 6 月 16 日由 IOC 执行委员会在洛桑市通过。

附录B　运动性损伤简况和设备指南

Sport-Specific Injury Profile and Equipment Guide

杨　丽 **译**

刘海洋　黎檀实 **校**

以下概述了各国际单项体育联合会要求的常见事故类型、损伤模式、基本技能和设备清单。请访问联合会网站或联系当地国家联合会当局获取一份确定的列表。

所有赛场应至少配有一个专用除颤仪 / 自动体外除颤器（automated external defibrillator，AED）。

一、冬季奥运会单项体育联合会

（一）冬季两项

事故类型	摔倒
损伤简况	肢体损伤
基本技能	心肺复苏
	运动医学背景
基本设备	复苏设备，带辅助供氧装置的简易呼吸器，建立静脉注射（IV）通路用品，颈部、脊柱、四肢固定装置，滑雪车 / 雪橇担架
联合会具体要求	建议合格的运动医学医生

（二）雪车雪橇项目

事故类型	雪橇撞击伤（高速损伤）
	起步区域事故
损伤简况	头部、颈部、脊柱损伤
	背部擦伤
	挫伤、扭伤、骨折
	眼部异物
基本技能	心肺复苏术、头盔的安全去除、雪橇救援，颈部、脊柱、四肢固定所需技能和伤口处理
基本设备	复苏设备、带辅助供氧装置的简易呼吸器、建立静脉注射（IV）通路用品
	颈部、脊柱、肢体固定装置
联合会具体要求	无，但规定医生"应能胜任紧急医疗护理"

（三）冰壶项目

事故类型	偶尔在冰面上摔倒，但很少发生
损伤简况	上肢和头部损伤
基本技能	全科医疗技能
基本设备	无
联合会具体要求	无

（四）冰球项目

事故类型	因铲球、摔倒、球杆或冰球击打而受伤
损伤简况	挫伤、扭伤、拉伤、割伤
	骨折
	头部、颈部损伤
基本技能	高级创伤和心脏处理技能，院前急救医学，运动医学技能
基本设备	复苏设备、带辅助供氧装置的简易呼吸器、建立静脉注射（IV）通路用品
	脊柱固定、夹板、缝合等用品，伤口护理用品
联合会具体要求	无，建议有运动医学和院前急救护理经验的医护人员

（五）雪橇项目

事故类型	雪橇撞击伤（高速损伤）
	起步区域事故
损伤简况	头部、颈部、脊柱损伤
	背部、肘部擦伤
	足部、踝关节骨折
	挫伤、扭伤
基本技能	心肺复苏术，头盔的安全去除，擅长颈部、脊柱、四肢固定和伤口护理
基本设备	复苏设备、带辅助供氧装置的简易呼吸器、建立静脉注射（IV）通路用品
	脊柱固定、夹板、缝合等用品，伤口护理用品
联合会具体要求	无，医生必须精通院前紧急医疗护理

（六）滑冰项目

事故类型	在花样滑冰中，从高处坠落；在所有其他溜冰项目中，溜冰鞋或撞击伤可能会造成严重损伤
损伤简况	颈椎和脊柱损伤、脑震荡
	冰刀裂伤，主要血管撕裂伤
	哮喘加重
	挫伤、扭伤
基本技能	良好的急救技能，如气道开放与维持、止血、建立静脉注射（Ⅳ）通路、颈椎和脊柱固定、神经系统评估、震荡伤的处理、头盔的安全去除、鼻出血的止血、缝合技能
基本设备	建立气道的相关设备（初级和高级）、脊柱/肢体的固定装置、建立静脉注射（Ⅳ）通路用品、伤口护理与缝合等用品
联合会具体要求	医生必须精通院前创伤治疗、脊柱固定和高级气道管理技能

（七）滑雪项目

FIS 包含以下几个滑雪项目，如高山滑雪、越野滑雪、跳台滑雪、北欧两项、单板滑雪、自由式滑雪。尽管有各种各样的滑雪项目，但损伤往往是相似的。医生必须精通院前创伤治疗。

（八）高山滑雪项目

事故类型	撞击伤（高速损伤）
损伤简况	头部、颈部、脊柱、胸部、腹部、骨盆、四肢损伤
基本技能	气道管理、止血、建立静脉注射（Ⅳ）通路、斜坡上的颈椎/脊柱/肢体固定、神经系统评估、头盔的安全去除、伤口管理
基本设备	复苏设备、带辅助供氧装置的简易呼吸器、建立静脉注射（Ⅳ）通路用品
	颈部、脊柱、肢体固定等装置，夹板、缝合、伤口护理等用品

（九）越野滑雪项目

事故类型	摔倒、扭伤、体温过低、呼吸系统问题
损伤简况	肌肉损伤、关节损伤、关节拉伤
基本技能	运动医学技能
基本设备	复苏设备、带辅助供氧装置的简易呼吸器、建立静脉注射（Ⅳ）通路用品
	颈部、脊柱、肢体等固定装置，夹板，缝合、伤口护理等用品

（十）跳台滑雪项目

事故类型	摔伤（高速损伤）
损伤简况	头部、颈部、脊柱、四肢损伤
	肌肉、韧带、关节损伤
基本技能	头盔的安全去除，颈部和脊柱固定、四肢固定、伤口护理、急救医疗程序中的心肺复苏术
基本设备	复苏设备、带辅助供氧装置的简易呼吸器、建立静脉注射（Ⅳ）通路用品
	颈部、脊柱、肢体等固定装置，夹板，缝合、伤口护理等用品

（十一）北欧两项项目

事故类型	同"跳台滑雪项目"和"越野滑雪项目"

（十二）自由式和单板滑雪项目

事故类型	摔伤（高速损伤）
损伤简况	头部损伤、颈部、脊柱损伤
	肌肉／韧带／关节损伤
基本技能	头盔的安全去除、颈部和脊柱固定、四肢固定、伤口护理、心肺复苏术、紧急医疗救治
基本设备	复苏设备、带辅助供氧装置的简易呼吸器、建立静脉注射（IV）通路用品
	颈部、脊柱、肢体等固定装置，夹板、缝合、伤口护理等用品

二、夏季奥运会单项体育联合会

（一）水上项目

水上项目包含游泳、花样游泳、跳水、水球和公开水域游泳。从医学角度来看，水上项目通常是相对安全的。然而，在所有水上项目中，溺水都极有可能发生。

事故类型	游泳：过劳性损伤
	花样游泳：杂技表演造成的创伤
	水球：接触性损伤
	潜水：外伤很少见
	公开水域游泳：浸泡伤、体温过低、咬伤
损伤简况	手臂、肩、膝损伤
	头部、颈部、面部、手指损伤

（续　表）

基本技能	掌握水上救援程序
	FINA 医疗规则 • FINA 竞赛医疗指南 • FINA 规则手册中的 FINA 运动医学道德准则
基本设备	参见 FINA 竞赛医疗指南
	公开水域游泳所需的特殊医疗设备可参阅《公开水域游泳手册》
联合会具体要求	治疗医生必须是"合格的医疗官"
	水球项目，赛场需要牙医

（二）射箭项目

　　射箭比赛包含多个项目，基本涉及在不同的环境中用不同的器材从不同的距离射击。这些项目包括室外射箭、室内射箭、野外射箭、滑雪射箭、3D射箭、射远射箭、越野射箭和地靶射箭。

事故类型	热损伤相关问题，手 / 手指烧伤
	轴穿透伤
损伤简况	热损伤相关问题：烧伤、创伤
基本技能	全科医学技能
	能够治疗肌肉骨骼损伤
	能够清除蜱、碎片
基本设备	温度计、静脉输液装置和液体、血压计、伤口护理用品
联合会具体要求	无

（三）田径项目

田径运动可分为四个主要领域，即径赛、田赛、组合赛和公路赛。

事故类型	摔倒、扭伤、拉伤
	热损伤相关问题
损伤简况	关节扭伤／脱位／骨折
	肌肉／肌腱损伤
	脑震荡
	热相关疾病
	心搏骤停
	急性哮喘
	代谢紊乱
基本技能	心肺复苏术、脊柱和四肢固定
	擅长处理急性和慢性肌肉骨骼损伤、热相关疾病
	处理急性内科疾病
基本设备	复苏设备、带辅助供氧装置的简易呼吸器、建立静脉注射（IV）通路用品
	颈部、脊柱、肢体等固定装置，夹板，缝合、伤口护理等用品
	诊断性设备，如心电图（ECG）、血糖监测设备等
联合会具体要求	无

（四）羽毛球项目

事故类型	球拍、羽毛球击打
	扭伤、拉伤
	擦伤
损伤简况	眼伤、撕裂伤（球拍）
	肌肉（肩部、下背部）及腿后腱损伤、腓肠肌损伤、跟腱损伤
	膝和踝扭伤
	创伤
基本技能	意外事件处理和急救医学
基本设备	复苏设备、带辅助供氧装置的简易呼吸器、建立静脉注射（IV）通路用品
	颈部、脊柱、肢体固定装置，夹板，缝合、伤口护理等用品
	担架、轮椅
联合会具体要求	获得运动医学／急诊医学文凭的注册医生

（五）篮球项目

事故类型	撞击伤、摔伤、拉伤、扭伤、震荡伤、口腔损伤
损伤简况	头部损伤（如脑震荡）、关节和肌肉损伤
基本技能	无
基本设备	无
联合会具体要求	骨科医生优先
	赛场需要牙医

（六）拳击项目

事故类型	割伤、擦伤、头部撞伤、扭伤		
损伤简况	面部割伤、鼻伤、脑震荡、手部骨折、膝/踝扭伤		
基本技能	拳击经验		
	赛前：确定运动员是否适合参加拳击项目		
	安全拆卸护头和护口装置		
	治疗严重的头部、胸部、腹部损伤		
	高级急救技能和气道管理技能		
基本设备	复苏设备、带辅助供氧装置的简易呼吸器、建立静脉注射（IV）通路用品		
	颈部、脊柱、肢体固定装置，夹板、缝合、伤口护理等用品		
	赛前体检设备		
联合会具体要求	拳击经验		
	必须认证为拳击比赛医生		

（七）划艇项目

划艇的分项目多种多样，所涉及的事故类型也非常多样。

事故类型	因与杆、桨、划艇壁撞击而受伤		
	浸泡伤		
损伤简况	头部损伤		
	任何外伤/LOC 都可能导致溺水		
	挫伤、肩部和上肢损伤		

（续 表）

基本技能	掌握水上救援程序
	静水比赛：急救，评估过劳性损伤
	障碍比赛：一般急救医学技能
基本设备	复苏设备、带辅助供氧装置的简易呼吸器、建立静脉注射（IV）通路用品
	高级急救设备
联合会具体要求	无

（八）自行车赛

自行车赛包含许多项目，如公路赛、场地赛、山地自行车、公路越野赛、自行车越野赛（BMX）。

事故类型	高速损伤、摔倒、撞伤
	烧伤、跑道碎片
损伤简况	头部、颈部、脊柱损伤
	胸部损伤
	四肢损伤，即挫伤、烧伤、扭伤、骨折
基本技能	头盔的安全去除，擅长颈部、脊柱、四肢固定，伤口护理，心肺复苏术
基本设备	复苏设备、带辅助供氧装置的简易呼吸器、建立静脉注射（IV）通路用品
	颈部、脊柱、肢体等固定装置，夹板，缝合、伤口护理、碎片清除、烧伤护理等相关用品
联合会具体要求	具有运动医学和（或）急诊医学或创伤医学经验的医生
	具有山地救援经验（MTB 山地车下坡赛）的医生

（九）马术联合会项目

公认的竞赛项目包括花式骑术比赛、组合赛、耐力赛、三项赛、勒马、场地障碍赛和马上技巧等。有些项目要求运动员穿戴专门的防护装备（合格的头盔、背部保护装置等）。

事故类型	因摔倒、与围栏或马匹撞击、从马上跌落而受伤
损伤简况	多创伤，可能导致头部、脊柱、胸部、腹部、骨盆和四肢损伤
基本技能	马术运动经验
	急救创伤管理、初级和高级气道管理、液体复苏、骨折管理、头部损伤评估
基本设备	马术救护车、复苏设备、带辅助供氧装置的简易呼吸器、建立静脉注射（IV）通路用品
	颈部、脊柱、肢体固定装置，夹板、缝合、伤口护理等用品
联合会具体要求	建议学习过马术院前创伤课程的医生

（十）击剑项目

击剑包含三个项目，即花剑、重剑和佩剑。运动员佩戴头部和身体保护装备。事故很少发生，但存在（极少）发生严重损伤的可能性。

事故类型	刀片折断造成致命的穿透伤
	摔倒、坠落、扭伤、拉伤、浅表割裂伤
损伤简况	头部、颈部、胸部、腹部穿透伤
	踝、足、膝损伤、肌肉拉伤、擦伤
基本技能	高级生命支持
	具有处理急性和慢性运动损伤的能力和经验

（续　表）

基本设备	复苏设备、带辅助供氧装置的简易呼吸器、建立静脉注射（IV）通路用品
	有专门的赛场救护车在场或最多 10min 车程；合适的急救设备、冰块、绷带、敷料、担架、轮椅
联合会具体要求	医生、护理人员、理疗师，高级生命支持是国际击剑联合会（FIE）所有项目所要求的

（十一）陆上曲棍球

事故类型	运动员被球或棍子击中、撞击伤、草皮烧伤 / 皮肤擦伤
损伤简况	骨折、关节扭伤、撕裂伤、牙损伤
基本技能	脊椎固定和肢体夹板使用
基本设备	脊椎固定装置、肢体夹板、伤口治疗设备
联合会具体要求	无
	通常是骨科医生、身体康复专家或基础医疗医生（全科医生）

（十二）足球

事故类型	因铲球和与其他球员接触造成的接触性损伤
	摔伤、扭伤、拉伤
损伤简况	肌肉拉伤和挫伤、肌腱损伤、肌肉撕裂、头颈部损伤、四肢骨折；70% 的损伤涉及下肢（最常见的足部和脚踝损伤，其次是腹股沟和大腿损伤），30% 涉及上肢和背部
基本技能	在赛场上处理头部和颈部损伤，并正确地将昏迷或头部受伤的运动员从赛场移走；受伤后的四肢固定，赛场的复苏，软组织损伤的初步处理

（续　表）

基本设备	参见国际足联（FIFA）手册
联合会具体要求	所有 FIFA 比赛都需要装备齐全的应急团队，包括训练有素的医生；FIFA 关于人员和基础设施的所有要求都详细列在为准备比赛而向当地各组织委员会提供的"FIFA 锦标赛医疗服务"文件中；从国家层面看，目前运动医学在各成员协会和比赛水平中的作用和水平差距较大
	目前，FIFA 的目标是要求队医接受足球医学培训，涵盖所有相关的医疗损伤、主诉和疾病

（十三）体操项目

体操包含许多不同的项目，如男子和女子自由体操和跳马项目。男子项目包括单杠、双杠、鞍马、吊环、个人全能和团体艺术体操。女子项目包括不对称单杠、平衡木、个人全能和团体艺术体操。

事故类型	跌倒、摔倒、与器械撞击伤
损伤简况	头部、脊柱、四肢、手和足趾损伤、骨折、脱臼，肌肉、韧带损伤
基本技能	脊柱固定、脱臼和骨折复位、骨折夹板固定、伤口处理、心肺复苏术
基本设备	复苏设备、带辅助供氧装置的简易呼吸器、建立静脉注射（IV）通路用品
	颈部、脊柱、肢体固定装置，夹板、伤口处理用品
联合会具体要求	无

（十四）手球运动

事故类型	摔倒，与其他运动员撞击伤

（续　表）

损伤简况	肩、肘、膝、踝的关节脱位 / 扭伤 / 骨折
	震荡伤
	面部损伤
基本技能	心肺复苏术、脊柱固定、伤口治疗
基本设备	复苏设备、带辅助供氧装置的简易呼吸器、建立静脉注射（IV）通路用品
	颈部、脊柱、肢体的固定装置，夹板，缝合、伤口处理用品
联合会具体要求	无，创伤学家、骨科医生或运动医学专家优先

（十五）柔道项目

事故类型	摔倒、扭伤、拉伤、与其他运动员撞击伤
损伤简况	肩、肘、膝、手指、足趾关节脱位 / 骨折
	肋骨骨折
	面部损伤，如眼周围的割伤
	由合法钳制导致的窒息
基本技能	脊柱、四肢的固定，伤口处理，心肺复苏术
基本设备	复苏设备、带辅助供氧装置的简易呼吸器、建立静脉注射（IV）通路用品
	颈部、脊柱、四肢固定装置，夹板，缝合、伤口处理等用品
	运动员专用救护车
联合会具体要求	必须有柔道经验

（十六）现代五项运动

现代五项包括击剑、游泳、场地障碍赛、跑步和射击。

事故类型	一系列潜在性损伤（见"击剑项目""马术联合会项目""水上项目"等）
损伤简况	可能造成多部位创伤
基本技能	脊柱、四肢固定，伤口处理，心肺复苏术
基本设备	复苏设备、带辅助供氧装置的简易呼吸器、建立静脉注射（IV）通路用品
	颈部、脊柱、肢体固定装置，夹板、缝合、伤口处理等用品
联合会具体要求	建议有马术经验

（十七）划艇项目

事故类型	在赛船项目的撞击伤、脱水
损伤简况	头部、上肢、背部损伤
基本技能	参见国际赛听联合会（FISA）规则
	掌握水上救援程序
基本设备	参见 FISA 规则
联合会具体要求	无

（十八）七人橄榄球项目

事故类型	摔倒、扭伤、拉伤、与其他运动员和门柱撞击
	割伤

（续　表）

损伤简况	震荡伤
	颈部和脊柱损伤（尤其是颈部损伤）
	膝、踝、肘部、腕、手扭伤 / 脱臼 / 骨折
	肌肉破裂挫伤
	撕裂伤，通常是面部和头部
基本技能	擅长运动创伤管理、脊柱固定，能够复位脱位、急性骨折处理
	震荡伤评估、心肺复苏术
基本设备	复苏设备、带辅助供氧装置的简易呼吸器、建立静脉注射（IV）通路用品
	颈部、脊柱、肢体固定装置，夹板，缝合、伤口处理等用品
联合会具体要求	急救医疗技能

（十九）帆船项目

男子与女子通用的帆船项目包括激光级单人艇、帆板、470 级双人艇、龙骨艇及男子单人艇、芬兰人级和托纳多 / 龙卷风级。帆船比赛未设立医疗委员会。安全救援至关重要。由于距离陆地太远，可能需要用直升机进行紧急海上空运。

（二十）射击项目

男子与女子射击包含标靶射击、飞靶射击、国际射击、奥林匹克空中射击、猎枪射击和边缘发火射击等。

事故类型	重复性应力损伤通常是由于保持射击姿势造成的肌肉骨骼损伤
	粉末、颗粒、碎片反吹对眼睛造成伤害；自从推出射击安全眼镜以来，这种情况实属罕见

（续　表）

损伤简况	肌肉拉伤
	眼部异物
基本技能	推拿 / 脊疗，因为大多数射手不愿意采用经口用药
	全科医学知识 / 实践，适用于罕见的意外情况，如新发癫痫、心搏骤停、灼伤、摔伤
基本设备	通用医疗设备、理疗设备、按摩设备
联合会具体要求	无

（二十一）乒乓球项目

事故类型	扭伤和拉伤
损伤简况	肌肉 / 肌腱 / 关节损伤
基本技能	全科医学技能
基本设备	通用医疗设备、物疗设备、按摩设备
联合会具体要求	无

（二十二）跆拳道项目

事故类型	摔倒
	与其他运动员撞击
	扭伤
损伤简况	肌肉 / 肌腱 / 关节拉伤
	头部、颈部、胸部和背部损伤
基本技能	创伤和全科医学技能

（续　表）

基本设备	复苏设备、带辅助供氧装置的简易呼吸器、建立静脉注射（IV）通路用品
	颈部、脊柱、肢体固定装置，夹板，缝合、伤口处理等用品
联合会具体要求	无

（二十三）网球项目

事故类型	扭伤和拉伤、摔倒、球或球拍击打、与器械撞击
损伤简况	肌肉／肌腱／关节拉伤
基本技能	心肺复苏术、建立静脉注射（IV）通路用品、肢体固定、肌肉骨骼检查
基本设备	复苏设备、带辅助供氧装置的简易呼吸器、建立静脉注射（IV）通路用品
	颈部、脊柱、肢体固定装置、夹板，缝合、伤口处理等用品
联合会具体要求	无

（二十四）铁人三项

事故类型	跌倒
	与路边物体撞击（参见"水上项目"和"自行车赛"）
损伤简况	头部损伤、眼面部创伤、气压伤
	肩部、臀部、手腕损伤
	下背痛
	急性和过劳性损伤
	中暑

（续　表）

基本技能	擅长急性和过劳性损伤、热相关损伤、伤口处理，心肺复苏术
基本设备	复苏设备、带辅助供氧装置的简易呼吸器、建立静脉注射（Ⅳ）通路用品
	颈部、脊柱、四肢固定装置，夹板，伤口处理用品
	毛毯和冰
联合会具体要求	无，必须有 2 名医生在场（每增加 200 名运动员，增加 1 名医生）

（二十五）排球

事故类型	摔倒
	与运动员或器械撞击
	扭伤和拉伤
损伤简况	踝、膝、手指扭伤、脱臼、骨折
	沙滩排球：脱水、体温过高
基本技能	心肺复苏术
	沙滩排球：补水和降温
基本设备	复苏设备、带辅助供氧装置的简易呼吸器、建立静脉注射（Ⅳ）通路用品
	颈部、脊柱、肢体固定装置，夹板，伤口处理用品
联合会具体要求	必须经过运动医学培训并获得国家颁发的合格证书

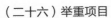

（二十六）举重项目

事故类型	肌肉／关节损伤造成的平衡问题，或放下杠铃时失控
损伤简况	四肢、脊柱损伤
	急性髌腱断裂
	肩、肘脱位
	晕厥
	手掌和胫骨擦伤
基本技能	掌握竞赛规则和脊柱固定
	脱臼和骨折复位、肢体固定、肌肉损伤护理
	伤口处理
	心肺复苏术
基本设备	复苏设备、带辅助供氧装置的简易呼吸器、建立静脉注射（Ⅳ）通路用品
	颈部、脊柱、四肢固定装置，夹板，伤口处理用品
	专用运动员救护车
联合会具体要求	无

（二十七）摔跤项目

事故类型	摔倒
	与其他运动员撞击
损伤简况	颈部和脊柱损伤（尤其是颈部损伤）
	关节（膝、踝、肘部、手腕）拉伤
	肩、肘脱位

（续　表）

损伤简况	鼻出血
	挫伤、擦伤
基本技能	运动创伤管理、脊柱固定、脱臼复位，掌握整骨术、心肺复苏术
基本设备	复苏设备、带辅助供氧装置的简易呼吸器、建立静脉注射（IV）通路用品
	颈部、脊柱、肢体固定装置，夹板，缝合用品、伤口处理用品
联合会具体要求	具有急救医疗技能的运动医学专家

附录 C　医疗专业人员技能库

Healthcare Professional Skillbase

刘海洋　黎檀实　**校**

赛场医疗站

1. 赛场医疗站的职责如下。

(1) 即时响应（医疗站主管）：医生和急救人员或护士。

(2) 转运：多达 4 名医疗专业人员可以在赛场将受伤运动员包扎并进行转运。

2. 技能库应该建立在"通用团队"的基础上，并在大多数运动及场馆中是通用的。一些运动需要额外的技能（如马术）或补充专家团队（如山地自行车）。

3. 团队成员必须对竞赛规则和条例有很好的了解和理解，尤其是与他们特定运动的赛场准入和转运相关的规则和条例。

4. 所有团队成员必须具备以下技能。

(1) 基本生命支持，包括气道管理。

(2) 高级生命支持（团队响应）。

(3) 伤员处理。

(4) 沟通技巧（无线电和电话）。

5. 急救医生。

(1) 诊断技能：①急性损伤评估和管理；②运动创伤；③医疗事件，包括体温过低或过高。

(2) 高级生命支持技能：①高级气道管理；②高级静脉通路；③药物

和除颤。

(3) 创伤管理：①镇痛药的提供和维持；②骨折脱位的处理和夹板固定；③脊柱损伤的诊断和治疗；④心血管稳定技能。

(4) 指挥与控制：①医疗站主管；②医疗站成员；③高级沟通技巧；④了解多部门协作，并明确各自责任；⑤了解医疗指挥和控制；⑥转运程序。

6. 院前急救人员或护士。

虽然以下技能可能看起来与急救医生应具备的技能相同，但它们应该是对"医生"技能库的补充，并且适合医疗专业人员。

(1) 诊断技能：①急性疾病评估和管理；②运动创伤；③医疗事件，包括体温过低或过高。

(2) 高级生命支持技能：①高级气道管理；②高级静脉通路；③药物和除颤。

(3) 创伤管理：①镇痛药的提供和维持；②骨折脱位的处理和夹板固定；③脊柱损伤的诊断和治疗；④心血管稳定技能。

(4) 指挥与控制：①团队组长；②团队组员；③高级沟通技巧；④了解多部门协作，并明确各自责任；⑤了解医疗指挥和控制；⑥运输程序。

7. 赛场医疗转运队人员。

(1) 高级生命支持技能：①高级气道管理；②高级静脉通路；③药物和除颤。

(2) 创伤管理：①镇痛药的提供和维持；②骨折脱位的处理和夹板固定；③脊柱损伤的治疗；④心血管稳定技能；⑤指定团队组长；⑥良好的沟通技能。

(3) 指挥与控制：①团队组长（视情况而定）；②团队组员（视情况而定）；③良好的沟通技能；④了解多部门协作，并明确各自责任；⑤了解医疗指挥和控制；⑥运输程序。

转运队将由不同的医疗专业人员组成，并应支持即时反应团队。他们将负责在赛场将受伤运动员包扎好，并转运至运动员医疗站。

8. 场馆团队应与医疗队、队医和救护车部门密切合作，提供一流的即时医疗救治。

附录 D　治疗规范简明图解

Treatment Algorithms at a Glance

成人基本生命支持

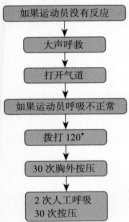

成人异物气道阻塞治疗流程

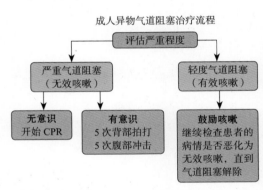

*. 或拨打国家紧急电话号码

经许可，引自 European
Resuscitation Council-
www.erc.edu-2014/012.

经许可，引自 European Resuscitation Council-www.
erc.edu-2014/012.

自动体外除颤流程

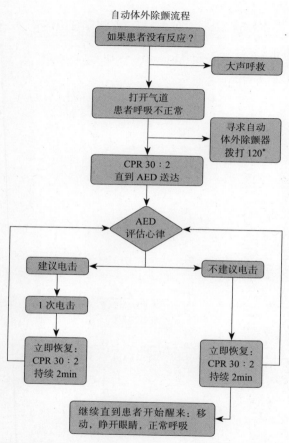

*. 或拨打国家紧急电话号码（经许可，引自 European Resuscitation Council-www.erc.edu-2014/012.）

高级生命支持

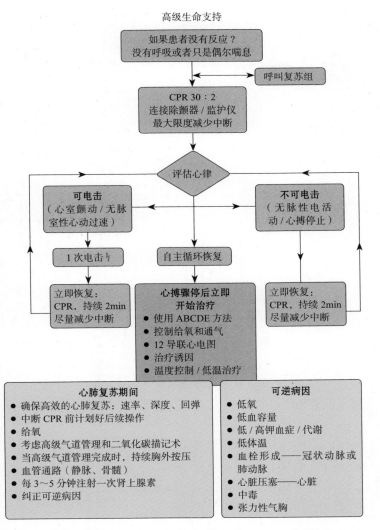

如果患者没有反应？
没有呼吸或者只是偶尔喘息

呼叫复苏组

CPR 30 : 2
连接除颤器 / 监护仪
最大限度减少中断

评估心律

可电击
（心室颤动 / 无脉
室性心动过速）

不可电击
（无脉性电活
动 / 心搏停止）

1 次电击

自主循环恢复

立即恢复：
CPR，持续 2min
尽量减少中断

心搏骤停后立即
开始治疗
● 使用 ABCDE 方法
● 控制给氧和通气
● 12 导联心电图
● 治疗诱因
● 温度控制 / 低温治疗

立即恢复：
CPR，持续 2min
尽量减少中断

心肺复苏期间
● 确保高效的心肺复苏：速率、深度、回弹
● 中断 CPR 前计划好后续操作
● 给氧
● 考虑高级气道管理和二氧化碳描记术
● 当高级气道管理完成时，持续胸外按压
● 血管通路（静脉、骨髓）
● 每 3～5 分钟注射一次肾上腺素
● 纠正可逆病因

可逆病因
● 低氧
● 低血容量
● 低 / 高钾血症 / 代谢
● 低体温
● 血栓形成——冠状动脉或
肺动脉
● 心脏压塞——心脏
● 中毒
● 张力性气胸

经许可，引自 European Resuscitation Council-www.erc.edu-2014/012.

急性冠脉综合征（ACS）的诊断流程

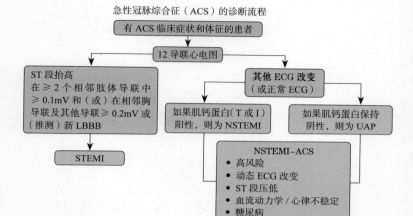

经许可，引自 European Resuscitation Council-www.erc.edu-2014/012.

急性冠脉综合征（ACS）的治疗流程

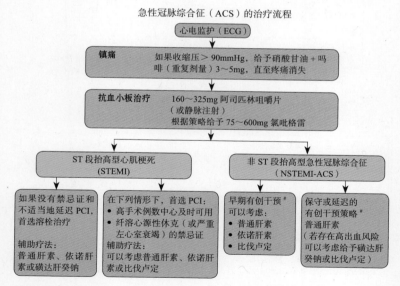

\#. 根据风险分层（经许可，引自 European Resuscitation Council-www.erc.edu-2014/012.）

心动过缓的处理流程

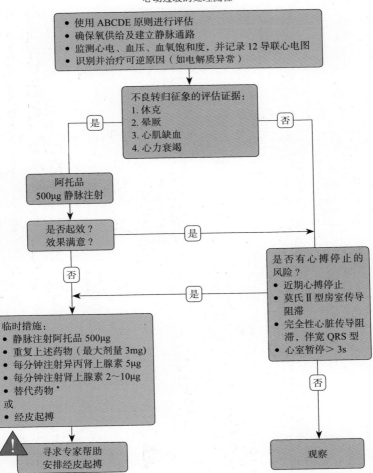

* . 替代药物包括氨茶碱、多巴胺、胰高血糖素（如果 β 受体拮抗药或钙通道拮抗药过量），可以用格隆溴铵替代阿托品（经许可，引自 European Resuscitation Council-www.erc.edu-2014/012.）

心动过速的处理流程（有脉搏）

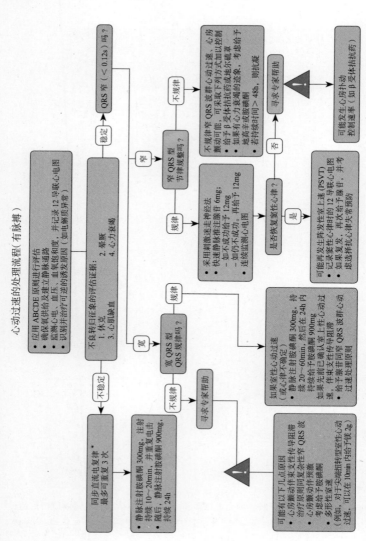

- 应用 ABCDE 原则进行评估
- 确保氧供给及建立静脉通路
- 监测心电、血压、血氧饱和度，并记录 12 导联心电图
- 识别并治疗可逆的诱发原因（如电解质异常）

不良转归征象的评估证据：
1. 休克　　2. 晕厥
3. 心肌缺血　4. 心力衰竭

不稳定

同步直流电复律* 最多可重复 3 次

静脉注射胺碘酮 300mg，注射持续 10～20min，并重复电击；随后，静脉注射胺碘酮 900mg，持续 24h

可能有以下几点原因
- 心房颤动伴束支传导阻滞
治疗原则同窄复杂 QRS 波
- 心房颤动伴预激
- 多形性室速
（例如，对于尖端扭转型室性心动过速，可以在 10min 内给予镁 2g）

稳定

QRS 窄（<0.12s）吗？

窄

宽

宽 QRS 型
QRS 规律吗？

规律

如果室性心动过速
（或心律不确定）
- 静脉注射胺碘酮 300mg，持续 20～60min，然后在 24h 内持续给予胺碘酮 900mg
- 如果先前已确认室上性心动过速，伴束支性传导阻滞，给予窄复杂 QRS 波群心动过速处理原则

不规律

寻求专家帮助

窄

窄 QRS 型
节律规整吗？

规律

采用刺激迷走神经法
快速静脉推注腺苷 6mg；
- 如不成功给予 12mg
- 如仍不成功，再给予 12mg
- 连续监测心电图

是否恢复到窦性心律？

是

可能有生阵发性室上速（PSVT）
- 记录窦性心律时的 12 导联心电图
- 如果复发，再次给予腺苷，并考虑选择抗心律失常药预防

否

寻求专家帮助

不规律

不规律窄 QRS 波群心动过速，心房颤动可能，可采取下列方法加以控制
- 给予 β 受体拮抗药或地尔硫䓬
- 如果有心力衰竭的证据，地高辛或胺碘酮
- 若持续时间 >48h，则抗凝

可能发生心房扑动
控制速率（如 β 受体拮抗药）

引自 European Resuscitation Council-www.erc.edu-2014/012.

*. 尝试电复律应在患者镇静或麻醉下进行（经许可，引自 European Resuscitation Council-www.erc.edu-2014/012.）

欧洲复苏委员会（UK）

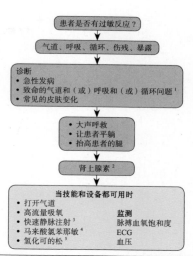

患者是否有过敏反应？

气道、呼吸、循环、伤残、暴露

诊断
- 急性发病
- 致命的气道和（或）呼吸和（或）循环问题[1]
- 常见的皮肤变化

- **大声呼救**
- 让患者平躺
- 抬高患者的腿

肾上腺素[2]

当技能和设备都可用时
- 打开气道
- 高流量吸氧
- 快速静脉注射[3]　　　　　**监测**
- 马来酸氯苯那敏[4]　　　　脉搏血氧饱和度
- 氢化可的松[5]　　　　　　ECG
　　　　　　　　　　　　　血压

1. 致命问题
气道：肿胀、嘶哑、喘鸣
呼吸：呼吸急促、喘息、疲劳、发绀、$SpO_2 < 92\%$、意识模糊
循环：面色苍白、湿冷、低血压、昏厥、昏昏欲睡／昏迷

2. 肾上腺素
（除非先前有过静脉注射肾上腺素，否则采用肌内注射）
肌内注射 1 : 1000 肾上腺素（若效果不明显，5min 后再次注射）
成人：500μg（0.5ml）
12 岁以上儿童：500μg（0.5ml）
6—12 岁儿童：300μg（0.3ml）
6 岁以下儿童：150μg（0.15ml）
仅经验丰富的专业人员才可静脉注射肾上腺素
滴定：成人 50μg/kg；儿童 1μg/kg

3. 快速静脉注射：
成人：500～1000ml
儿童：晶体 20ml/kg

如果导致过敏反应，
停止静脉注射胶体

	4. 马来酸氯苯那敏 （肌内注射或慢速静脉注射）	5. 氢化可的松 （肌内注射或慢速静脉注射）
成人或 12 岁以上儿童	10mg	200mg
6—12 岁儿童	5mg	100mg
6 月龄至 6 岁儿童	2.5mg	50mg
6 月龄以下儿童	250μg/kg	25mg

经许可，引自 Resuscitation Council（UK）.